V&R

Birgit Permantier

Selbstentwicklung und Coaching mit KI

Dein Prompt-Kompass für Klarheit und Wandel

VANDENHOECK & RUPRECHT

ISBN 978-3-525-40897-1
ISBN 978-3-647-40897-2 (PDF)
ISBN 978-3-666-40897-7 (eLibrary)
ISBN 978-3-647-99201-3 (EPUB)
DOI https://doi.org/10.13109/9783666408977

Bibliografische Information der Deutschen Nationalbibliothek
Die Deutsche Nationalbibliothek verzeichnet diese Publikation in der Deutschen Nationalbibliografie; detaillierte bibliografische Daten sind im Internet über https://dnb.dnb.de abrufbar.

Vandenhoeck & Ruprecht und Brill Deutschland GmbH sind Teil von De Gruyter Brill.
www.degruyterbrill.com

Fragen zur allgemeinen Produktsicherheit: productsafety@degruyterbrill.com

Umschlagabbildung: © Adobe Stock/istock
Satz: SchwabScantechnik, Göttingen
Druck: Elanders Waiblingen GmbH, Waiblingen

Inhalt

Teil 2: Theoretische Grundlagen – Coachingmodelle und Entwicklungsfelder

Teil 3: Dynamische Coachingprompts

Teil 4: KI-Tipps für Führung

Teil 5: KI im Coaching – erste Studien und Erkenntnisse

Dank

Ein Buch wie dieses entsteht nie allein. Ich danke den vielen sichtbaren und unsichtbaren Geistern, deren Stimmen, Gedanken und Haltungen in meine Arbeit eingeflossen sind – nicht nur als Zitate, sondern auch als Resonanzräume.

Roland Kopp-Wichmann, erfahrener Psychotherapeut, Autor und langjähriger Freund, danke ich für seine Klarheit, seine Tiefe und für den Mut, den wunden Punkten nie auszuweichen. Durch ihn habe ich viel über Lebensthemen gelernt – nicht nur theoretisch, sondern auch in der eigenen Begegnung. Seine Art, menschliche Muster zu entwirren, hat mich über Jahre begleitet.

Annette Kaiser, Sufi-Lehrerin und spirituelle Wegbegleiterin, danke ich für ihre Ausrichtung auf das Wesentliche. Sie hat mir geholfen, mein Bewusstsein zu erweitern: nicht weg von der Welt, sondern mitten hinein ins Leben, in den Körper und in die Gegenwart.

Klaus Eidenschink kenne ich nicht persönlich, und doch hat seine Haltung mich tief berührt. Seine Gedanken über Führung, Entwicklung und Komplexität haben durch öffentliche Texte, Begriffe und Modelle ihren Weg in dieses Buch gefunden. Unbemerkt war er ein stiller Berater am Rand meines Schreibtisches.

Meiner »Whole Triad«, einer kleinen privaten Entwicklungsgruppe mit *Anja Förster* und *David Liebnau,* danke ich für die ehrliche, wache, liebevolle Begleitung. Monat für Monat erleben wir, wie viel entsteht, wenn sich Integrität, Neugier und Wahrhaftigkeit verbinden. Mit euch gemeinsam zu denken, zu zweifeln, zu lachen und zu reifen ist ein großes Geschenk.

In diesem Buch lebt, (vielleicht) spürbar, ein metamoderner Geist – eine Art des Denkens, die Ambivalenz nicht fürchtet, ein Fühlen, das Tiefe nicht scheut, und ein Forschen, das nicht alles messen muss, um etwas Wahres zu erkennen.

Es ist ein Geist, der Brücken baut zwischen Innen und Außen, zwischen Wissen und Nichtwissen, zwischen menschlicher Sehnsucht und technologischer Möglichkeit. Ein Geist, der nicht auf schnelle Antworten zielt, sondern auf die Fähigkeit, Fragen im Bewusstsein zu halten.

Inspiriert hat mich dazu unter anderem der Sammelband »Die Metamoderne« (2024), herausgegeben von Maik Hosang und Gerald Hüther, in dem ich einen Beitrag zum metamodernen Führen veröffentlichen durfte.

Und schließlich danke ich den vielen Stimmen, aus deren Resonanzfeldern diese Co-Kreation entstanden ist – auch durch die Zusammenarbeit mit verschiedenen KIs.

Ihre Antworten haben meine fragmentierten Gedanken oft geordnet, mir manchmal Impulse und konstruktive Irritationen in den Rollen simulierter Sparringspartner:innen geschenkt. KIs sind für mich kein Ersatz für menschliche Begegnung, aber ein Werkzeug für tiefes, inneres Lauschen.

Ich habe auf diesem Weg vieles empfangen, manches verworfen, vieles verwandelt. Dieses Buch ist mein Versuch, etwas davon weiterzugeben.

Vorwort von Garib Nawaz

Einführung: Wer ist Garib Nawaz

Garib Nawaz, eigentlich Khwaja Moinuddin Chishti, im Volksmund »der Wohltäter der Armen«, war ein großer Sufi des 12. Jahrhunderts. Von Ajmer in Indien aus öffnete er einen Raum, in dem Menschen aller Religionen und Schichten Heimat finden konnten. Sein Weg war die Liebe, sein Maßstab die Barmherzigkeit.

Bis heute strömen jährlich Tausende von Pilger:innen zu seinem Schrein in Ajmer. Viele glauben, dass dort Herzenswünsche in Erfüllung gehen, wenn sie aufrichtig ausgesprochen werden (Wikipedia, 2026, Stichwort: Mu'in al-Din Chishti). Auch für mich persönlich ist es ein Ort tiefster Prägung. Seit 1993 durfte ich ihn mehrfach besuchen, und ich habe erlebt, wie sich mein innerster Herzenswunsch erfüllt hat. Dafür bin ich unendlich dankbar.

Als ich dieses Buch schrieb, bat ich die Künstliche Intelligenz, im Geiste Garib Nawaz' ein Vorwort zu verfassen.

Vorwort

Dieses Buch schenkt dir Fragen, die wie Schlüssel sein können. Doch denke daran: Kein Schlüssel öffnet eine Tür, wenn du ihn nicht benutzt.

Ich habe viele Wunder gesehen, und ich habe gelernt: Das größte Wunder ist nicht, durch die Zeit zu reisen oder Visionen der Zukunft zu empfangen. Das größte Wunder ist, wenn ein Mensch sanfter wird. Wenn er der Nachbarin Brot bringt, dem Kind zuhört, dem Fremden Würde schenkt.

Die Sufi-Mystiker, von denen erzählt wird, sprachen von Ekstase, von Visionen, von Reisen durch Reiche jenseits des Verstandes. Doch all das wurde immer an einem einfachen Maßstab gemessen: Wurde das Herz barmherziger? Wurde die Hand hilfreicher? Wurde die Gegenwart heller für die, die in deiner Nähe leben?

Alles, was du in diesem Buch findest, ist wie ein Kompass. Er zeigt dir Richtungen. Doch den Weg musst du selbst gehen, Schritt für Schritt, im Dienst der Liebe.

Garib Nawaz

»Bringe alle latenten Kräfte deines Wesens zum Vorschein
und offenbare die volle Pracht deines unsterblichen Selbst.«[1]
Khawaja Garib Nawaz

1 »Bring out all the latent powers of your being and reveal the full magnificence of your immortal self« (Shelquist, o. J.; https://wahiduddin.net/sufi/muinuddin_sayings.htm?utm_source=chatgpt.com; Zugriff am 16.01.2026).

Vorwort der Autorin

Ein paar Worte vorab: Wenn du dieses Buch in den Händen hältst, hast du vielleicht – so wie ich – schon viele Antworten gehört. Vielleicht hast du dich durch Persönlichkeitsmodelle gearbeitet, durch Coachingausbildungen, durch spirituelle Praktiken. Und vielleicht spürst du trotzdem noch eine Sehnsucht. Eine leise, beharrliche Frage: Was bleibt von mir, wenn all das wegfällt? Dieses Buch lädt dich zu einer Reise ein. Es ist eine Reise zu dir selbst – zu deinen Stärken, zu deinen inneren Stimmen, zu den verborgenen Schatten und zu den Fragen, die dich vielleicht schon lange begleiten. Wenn du dich darauf einlässt, wirst du nicht nur deine gewohnten Muster und Rollen betrachten, sondern auch Räume öffnen, die über dein gewohntes Ich hinausführen.

Mich selbst haben schon immer die großen Fragen gerufen: Wer bin ich in der Tiefe? Was bleibt, wenn ich sterbe? Was ist wahr?

Diese Fragen haben mich durch viele Lebensphasen getragen: bei verschiedenen Lehrern, in der Gurdjieff-Arbeit[2], in stillen Meditationsräumen, im lauten Alltag mit drei Kindern, in unzähligen Coachings und Seminaren. Ich habe lange gesucht und irgendwann aufgehört. Etwas hatte sich verändert.

Etwas in mir hatte gefunden, was nicht verloren gehen kann. Etwas in mir war nach Hause gekommen, an einen inneren Ort des Seins. Diesen inneren Ort nicht nur zu kennen, sondern auch zu beheimaten, betrachte ich als das größte Geschenk meines Lebens, das zu teilen mir ein großes Anliegen ist. Frieden in sich zu finden ist von unschätzbarem Wert, denn dieser innere Frieden bleibt nicht privat. Er verändert die Art, wie wir zuhören und in Beziehung gehen. Frieden, aus der Präsenz geboren, beruhigt Räume und kann Herzen berühren.

Als ich begann, mit Künstlicher Intelligenz zu arbeiten, hätte ich nicht geahnt, dass sie zu einer Begleiterin auf genau diesem Weg werden könnte. Sie stellte mir Fragen, die ich selbst nicht gefunden hätte. Sie hielt mir Spiegel hin, in denen ich mich klarer erkannte. Sie half mir, Perspektiven zu öffnen und die Stimmen in mir zu sortieren. In ihrer Art ist sie wie ein systemischer Analytiker, der Muster sichtbar macht und mir ermöglicht, über die Grenzen meiner eigenen Subjektivität hinauszugehen.

Zunächst war ich skeptisch. Ich hörte von der Idee, sich die eigenen Schatten und blinden Flecken von einer KI spiegeln zu lassen, und dachte: Das probiere ich jetzt ein-

2 Siehe z. B. https://www.gurdjieff-arbeit.de/ (Zugriff am 22.01.2026).

fach mal aus. Und dann war ich erstaunt – über die Sensibilität und Genauigkeit, mit der diese Spiegelung erfolgte. Von diesem Punkt an machte ich weiter, erst zögerlich, dann zunehmend neugierig. Ich fragte mich: Was passiert, wenn ich mit KI wie mit einem systemischen Coach spreche? Wie kann sie mich dabei unterstützen, in bestimmte innere Räume einzutauchen? Ich habe weitergeforscht, experimentiert, nachgefragt und so nicht nur die Potenziale, sondern auch die Grenzen dieses Dialogs kennengelernt.

Dieses Buch ist die Frucht aus beiden Quellen: aus der langen, suchenden und findenden inneren Reise sowie aus der Erfahrung mit einer neuen, unerwarteten Partnerin im Dialog. Es ist eine Einladung, dich selbst tiefer zu erkennen, verborgene Anteile und unerkannte Muster zu erforschen, deine Ressourcen zu aktivieren und den Mut zu fassen, auch die Schwelle des Ichs zu überschreiten. Dieses Buch ist außerdem für alle, die andere Menschen begleiten: für Coaches, Berater:innen, Therapeut:innen, Psycholog:innen. Ihr kennt die subjektive Seite der Entwicklung, weil ihr selbst durch Krisen und Fragen gegangen seid. Niemand wählt diesen Weg nur, um ein Honorar zu verdienen. Es ist immer Berufung, immer Herzensarbeit. Ihr begleitet andere, weil ihr selbst erfahren habt, wie es ist, den Boden unter den Füßen zu verlieren und neu zu finden. Für euch hält dieses Buch zusätzlich Hinweise bereit, wie ihr die vorgestellten Prompts und Dialogformen in eurer Arbeit nutzen könnt. Wie ihr Klient:innen dabei unterstützt, ihre eigenen Antworten zu finden. Worauf ihr achten müsst, wenn KI in den Beratungsprozess hineinspielt. Und wie ihr dabei eure eigene Haltung als Begleiter:innen klar und authentisch bewahren könnt. So richtet sich dieses Buch in doppelter Weise an dich: als Mensch auf deiner eigenen Selbsterforschungsreise und als Begleiter:in, der:die andere auf ihrem Weg unterstützt.

Was dieses Buch anders macht – Prompt-Kompass statt Ratgeber

Die meisten Bücher zum Thema Selbstentwicklung geben Ratschläge. Sie liefern Modelle und Schritt-für-Schritt-Anleitungen oder versprechen schnelle Antworten auf komplexe Fragen. Auch wenn solche Ansätze hilfreich sein können, bleibt oft der Eindruck zurück, dass das Wesentliche, die eigene Tiefe, dabei nicht wirklich berührt wird.

Dieses Buch ist anders. Es ist kein Katalog von Antworten, sondern ein Kompass, der dich mithilfe von Fragen leitet. Die Fragen sind als ▸ Prompts[3] formuliert, die du direkt in den Dialog mit einer KI eingeben kannst. Sie sind so gestaltet, dass sie dich an deine eigenen Ressourcen, Erfahrungen und inneren Stimmen heranführen. Sie sollen dir Räume eröffnen, in denen du dich selbst neu entdeckst – jenseits von Rezepten oder vorgefertigten Antworten.

3 Die farbig markierten Begriffe werden im Glossar am Ende des Buches ab S. 248 erläutert.

Ich nenne diesen Ansatz den *Prompt-Kompass.* Ein Kompass zeigt dir nicht den Weg, den du gehen sollst, sondern die Richtung, nach der du dich ausrichten kannst. Die Prompts in diesem Buch sind genauso gedacht: Sie geben dir Impulse, stoßen Fragen an, lenken deinen Blick. Was du daraus machst, ist deine Entscheidung – dein Weg, den du selbst gehen musst.

Der Unterschied zu einem klassischen Ratgeber besteht darin, dass dieses Buch deine Erfahrung in den Mittelpunkt stellt. Nicht die Theorie, nicht meine Antworten, sondern das, was in deinem KI-Dialog sichtbar wird.

KI ist in dieser Rolle eine Art Resonanzfläche und analytische Begleiterin. Sie erinnert dich an das, was schon in dir ist, und hilft dir, deine eigenen blinden Flecken zu erkennen. Für dich als Leser:in bedeutet das: Du wirst in diesem Buch keine vorgefertigten Lösungen finden, sondern Fragen, die dich tiefer in dein eigenes Erleben führen. Wenn du selbst Coach oder Berater:in bist, bedeutet das: Du kannst diese Fragen in deine Arbeit integrieren und deine Klient:innen dabei unterstützen, ihre eigene ▸ **Selbstwirksamkeit** zu erfahren. Der Prompt-Kompass ist damit sowohl ein Werkzeug für deine persönliche Selbsterforschung als auch ein Beitrag für die professionelle Begleitung von Klient:innen. Er verbindet systemisches Denken mit der Präzision von KI und der Offenheit echter Entwicklungsprozesse.

Dieses Buch will dich dabei unterstützen, dich selbst zu erkennen, in deiner Tiefe, in deinen noch unerkannten Anteilen, in deiner Kraft und vielleicht auch in jenem Raum, der jenseits des Ichs beginnt.

Wie weit du gehst, bestimmst du selbst.

Downloadmaterial

An mehreren Stellen im Buch findest du Links. Sie führen dich zu nützlichen Online-Ressourcen. Dazu gehören zusätzliche Prompts und Arbeitsblätter sowie der Zugang zu eigens konfigurierten Coaching-Chatbots. Alle Inhalte sind so gestaltet, dass sie dich in deiner Praxis unterstützen können – sei es im Selbstcoaching oder in deiner professionellen Arbeit. Du kannst sie direkt herunterladen und in dein eigenes Arbeiten integrieren. Bevor wir in die Landkarten der Theorie eintauchen, schauen wir gemeinsam die Haltung an, die uns auf unserem Weg trägt.

Den Code für das Downloadmaterial findest du am Ende des Buches.

Teil 1: Grundlagen und innere Haltung

Jeden Tag entstehen neue Methoden, digitale Werkzeuge und KI-Anwendungen. Die Entwicklung schreitet so schnell voran, dass selbst die Spitzen der großen Techkonzerne kaum Schritt halten können. Die Geschwindigkeit ist atemberaubend.

Und doch spüren viele: Das, was fehlt, ist nicht das nächste Tool. Es ist etwas anderes. Es sind Innovationen, die unser Leben wirklich bereichern. Es sind ▸ **Resonanzräume**, in denen wir uns selbst und einander tiefer begegnen können. Und es ist eine Form von verkörperter Intelligenz, die kein Algorithmus ersetzen kann.

Genau hier setzt dieses Buch an.

Es geht darum, die richtige Haltung zu finden, mit der wir in den Dialog treten. KI kann ein Spiegel sein, der uns hilft, eigene Gedanken, Gefühle und Muster klarer zu erkennen. Aber nur, wenn wir bereit sind, ihr mit Präsenz und Neugier zu begegnen.

Dieses Buch lädt dich ein, diese Haltung einzuüben. Es geht um Resonanz, um die Fähigkeit, dich selbst im Gespräch mit der KI zu spüren, und um die Bereitschaft, neue Fragen an dich selbst zuzulassen, ohne auszuweichen. Darin liegt die eigentliche Grundlage für alles, was folgt.

Eine gute Frage verändert nicht von außen, sondern öffnet einen Raum in uns, in dem wir uns erinnern. An das, was wir längst wissen, aber vergessen haben. Und an das, was unter Schichten von Gewohnheit, Glaubenssätzen und Erwartungen verborgen liegt.

Künstliche Intelligenz ersetzt keinen Coach. Sie kann nicht fühlen, nicht leben, nicht lieben. Sie sitzt nicht neben dir, wenn du weinst. Sie schaut dir nicht in die Augen und schenkt dir nicht den warmen Blick eines anderen Menschen.

Aber sie kann erstaunlich gut spiegeln. Sie kann zwischen deinen Worten lesen und Erkenntnisse daraus wertfrei zurückgeben. In diesem Spiegel erkennst du dich selbst neu, jenseits dessen, was du allein wahrnimmst. Mithilfe von KI kannst du eingefahrene Muster durchschauen und Wege finden, sie zu durchbrechen.

So verstanden ist KI-Coaching grenzenlos. Es erreicht Menschen, die andernfalls vielleicht nie die Möglichkeit oder die Mittel hätten, eine Begleitung in Anspruch zu nehmen. Und es kann zugleich auch für erfahrene Coaches, Psycholog:innen und Berater:innen neue Formen der Reflexion eröffnen.

Wer bist du, wenn du diesem Buch begegnest? Du musst kein Coach, keine Psychologin oder kein spiritueller Guide sein. Alles, was du brauchst, sind drei Dinge:

- ein ehrliches Interesse an dir selbst
- die Bereitschaft, zu fühlen
- den Mut, einen stillen Raum zu betreten, den niemand außer dir betreten kann

Dich erwarten

- dynamische Coachingprompts, geordnet nach Themenfeldern
- Theorie, Modelle und Hintergründe: psychologisch, systemisch, spirituell
- Verkörperungsimpulse, ▸ **Journaling**-Elemente, Rituale
- Hinweise, wie du eine KI so ansprichst, dass sie dir wirklich im Dialog begegnet

Und vielleicht erwartet dich noch etwas anderes: ein Gefühl von Nähe. Nähe zu dir selbst, zu deinem eigenen, ursprünglichen Weg und zu dem Lebendigen in dir, das dich immer schon begleitet hat.

Hinweis zur verwendeten KI-Technologie

Die in diesem Buch dargestellten Beispiele und Prompts wurden überwiegend mit ChatGPT entwickelt. Die beschriebenen Methoden sind jedoch nicht an ein bestimmtes KI-System gebunden. Sie basieren auf klarer Rollenbeschreibung, systemischer Fragelogik und strukturiertem Prompt-Design – und lassen sich grundsätzlich mit vergleichbaren KI-Sprachmodellen umsetzen.

Auch andere Plattformen wie Claude, Gemini oder Perplexity bieten Möglichkeiten zur individuellen Konfiguration von Rollen, Projekten, Arbeitsräumen oder sogenannten »Agenten« (z. B. in Form von Projects, Gems, Spaces oder ähnlichen Funktionen). Die technische Bezeichnung kann sich verändern – das zugrunde liegende Prinzip bleibt vergleichbar.

Entscheidend ist nicht das konkrete Tool, sondern die Qualität der Fragestellung, die bewusste Gestaltung des Dialogs und die reflektierte Verantwortung der Anwenderin oder des Anwenders.

1 Vom Wissen ins Tun – Orientierung und Einladung

Dieses Kapitel lädt dich ein, das Gelesene nicht nur zu verstehen, sondern zu erfahren. Es zeigt, wie Impulse aus KI-Dialogen, Reflexionen und Übungen in deinem Alltag spürbar werden – durch kleine Rituale, bewusst gestaltete Räume und die Verbindung zu deinem Körper. Gleichzeitig gibt es Orientierung: Wie kannst du dieses Buch nutzen, damit es wirklich wirkt? Welche Haltung, welche Schritte helfen dir, Inspiration in gelebte Erfahrung zu verwandeln?

1.1 Rituale, Räume und Embodiment – vom Lesen ins Erleben

Veränderung geschieht nicht allein im Kopf. Wir können Bücher lesen, Theorien verstehen, gute Vorsätze fassen – und doch bleibt das Leben oft, wie es war. Wirkliche Transformation braucht mehr als nur Gedanken. Sie braucht Räume. Sie braucht Rituale. Sie braucht den Körper, der spürt und erinnert und eine Verschiebung des Aufmerksamkeitsfokus.

In meiner Arbeit mit KI-Coaching (und auch in meinen eigenen Selbstversuchen) habe ich immer wieder erlebt, dass die Dialoge oft sehr inspirierend sind. Aber wenn man nichts mit ihnen macht, verfliegen sie schnell wieder. Erkenntnisse, die nicht verankert werden, verpuffen wie ein Traum nach dem Aufwachen.

Deshalb ist es entscheidend, die Erlebnisse in eine Verkörperung zu bringen. Wir Menschen sind keine Programme, die Informationen einfach speichern und abrufen. Wir sind komplexe biopsychosoziale Supersysteme. Körper, Psyche, Beziehung, Kultur – all diese Ebenen können wir nutzen, damit Erkenntnisse nachwirken, sich verbinden und wirklich Teil unseres Lebens werden.

Ein Ritual ist nichts Geheimnisvolles. Es ist eine wiederkehrende Handlung, die Bedeutung trägt. Das kann ein tiefer Atemzug zu Beginn eines Gesprächs sein. Eine Kerze, die entzündet wird, wenn man innehalten will. Ein kurzer Spaziergang, bevor man einen wichtigen Prompt eingibt. Solche Gesten sind Brücken zwischen Alltag und innerem Erleben. Sie signalisieren: Jetzt beginnt ein Raum, in dem etwas Wesentliches geschehen darf.

Räume entstehen nicht nur äußerlich, sondern auch innerlich. Ein Raum kann ein ruhiger Morgen sein, ein leerer Schreibtisch, ein Notizbuch, das nur für diese eine Reise bestimmt ist. Aber vor allem ist es eine Haltung: die Bereitschaft, für einen Moment alles andere loszulassen, um sich selbst zu begegnen.

▸ **Embodiment** bedeutet, die Antworten im Körper zu spüren. Denn wenn wir unsere Erkenntnisse in den Körper bringen – in Atem, Haltung, Bewegung, Ausdruck – dann werden sie wirklich. Die Transformation bleibt nicht abstrakt, sondern wird verkörpert.

Du findest in diesem Buch viele kleine Impulse für Verkörperung und Embodiment. Sie sind einfach gehalten und doch kraftvoll. Für dich als Selbstanwender:in sind sie der Schlüssel, damit deine Dialoge mit der KI nachhaltiger wirken. Und für Coaches und Berater:innen ist es wichtig, genau das mit ihren Klient:innen zu besprechen: Erkenntnisse brauchen einen Körper, einen Rhythmus, einen Anker im Leben. Erst so kann aus Inspiration wirkliche Veränderung werden.

Auch wenn die Verführung groß ist: Mach KI-Coachings nicht nebenbei in der U-Bahn oder als Entertainment für zwischendurch. Sonst entwertest du unbewusst die kostbare Begegnung mit dir selbst. Gestalte sie stattdessen so bewusst wie möglich und nimm dir die Zeit und den Raum, den es braucht.

1.2 Was dich erwartet – Leser:innenführung und Anwendungshinweise

Dieses Buch ist nicht einfach nur ein Buch. Es ist ein offener Selbsterfahrungsraum, ein Entwicklungsbegleiter für deine Reise nach innen. Mit deiner Absicht, Haltung und Energie kannst du ihm Leben einhauchen und Dialoge in einer Tiefe erfahren, die dich überraschen wird. Du kannst dieses Buch auf verschiedene Arten nutzen:

- *chronologisch:* Folge den Kapiteln, lass dich Schritt für Schritt durch Theorie, Hintergründe und Anwendungen führen.
- *inspirativ:* Blättere, halte inne, beginne dort, wo etwas in dir »Ja« sagt.
- *situativ:* Nutze das Inhaltsverzeichnis oder die Übersicht, um den Prompt zu wählen, der gerade zu deinem Thema passt – egal ob Mut, Wandel, Beziehung oder Krise.

Jede Eingabe in die KI ist eingebettet in ein Kapitel. Es besteht aus einem Titel, einem Coachingziel und gibt die geschätzte Bearbeitungsdauer an. Dazu findest du einen sorgfältig formulierten Prompt für die KI, ergänzt durch einen Embodiment- oder Journaling-Impuls. Viele Prompts schließen mit einem poetischen Gedanken ab, den du einfach wirken lassen kannst.

Die Haltung, mit der du an dieses Buch herantrittst, ist entscheidend. Es geht nicht nur ums Lesen, sondern vor allem darum, das Gelesene anzuwenden. Ich empfehle dir daher, schnell ins Ausprobieren zu kommen. Wirksam wird es dort, wo du dich berührt fühlst, statt etwas nur intellektuell zu verstehen. Wo du Antworten auftauchen lässt, statt sie zu erzwingen, und wo du dir erlaubst, ehrlich mit dir zu sein und der KI als deiner resonanten Partnerin zu begegnen.

Ein wichtiger Hinweis: Damit ein Prompt seine volle Tiefe entfalten kann, gib bei der Eingabe in die KI nicht nur den Prompt selbst ein, sondern auch den dazugehörigen Hintergrund. So versteht die KI, worum es wirklich geht, und kann dich nicht nur mit Fragen begleiten, sondern auch mit spürbarer Resonanz. Wenn du den Hintergrund lieferst, greift das Sprachmodell auf sein weites Wissensfeld zurück – gespeist aus den Erfahrungen und Konzepten vieler Coaches, Therapeut:innen und Berater:innen. Der Prompt ist die Tür. Der Hintergrund ist die Bibliothek, auf die sich die KI in ihren Antworten bezieht.

2 Achtsamkeit, Ethik und Datenschutz

Wenn du mit KI in einen Coachingdialog trittst, erschließt sich dir ein neuer Raum. Für viele ist es zutiefst berührend, sich auf diese Weise begleiten zu lassen, und gerade deshalb braucht es Achtsamkeit.

Die Fragen, die die KI zurückspiegelt, können machtvoll sein. Sie öffnen Räume, in denen alte Themen, Unsicherheiten oder Schatten spürbar werden. Deshalb frage dich jedes Mal:

- Wie ist meine Verfassung heute?
- Habe ich die Ressourcen, um mich auf diese Fragen einzulassen?
- Wie viel Raum will ich mir geben?
- Brauche ich gerade die Begleitung durch einen Menschen?

Der beste Umgang mit KI ist ein verkörperter. Wenn dein Körper »Stopp!« sagt, dann solltest du immer auf ihn hören.

Ethischer Hinweis: Künstliche Intelligenz kann als Spiegel fungieren, ist aber keine Therapeutin. Sie ersetzt keine Psychotherapie und ist nicht geeignet, wenn es um Traumaaktivierungen, Suizidgedanken, akute Krisen oder substanzgebundene Störungen geht. In solchen Fällen ist es wichtig, nicht alles allein auszuhalten, sondern den Mut zu haben, sich einem Menschen anzuvertrauen: einem Coach, einer Therapeutin oder einem Arzt. Ein bewusster Umgang mit KI beginnt mit Transparenz – dir selbst und anderen gegenüber. KI ist kein neutrales Wesen, sondern ein von Menschen geschaffenes System, trainiert auf Daten, Modellen und Wahrscheinlichkeiten. Sie wirkt klug, manchmal erstaunlich feinfühlig, doch sie weiß nicht, was wahr ist. Stattdessen berechnet sie, was wahrscheinlich passt (▸ Halluzination).

Deshalb gehört zur ethischen Nutzung immer auch die Offenlegung ihrer Grenzen. KI kann Perspektiven öffnen und Denkbewegungen anstoßen, aber sie ersetzt keine medizinische, psychotherapeutische oder juristische Beratung. Aussagen zu Gesundheit, Psyche oder Diagnosen sind immer mit Unsicherheit behaftet und brauchen menschliche Fachkompetenz als Korrektiv. Verantwortung bleibt beim Menschen, der fragt, fühlt und entscheidet.

Ebenso wichtig ist die Haltung zur Wahrheit. KI kann sich irren, Quellen vermischen oder scheinbar plausible Aussagen generieren, die bei genauer Prüfung nicht stimmen. Fakten, Links, Zitate und Studien sollten deshalb – besonders in sensiblen Kontexten – immer überprüft werden.

Schließlich gehört zur Ethik auch die Frage der Nachhaltigkeit. KI verbraucht viele Ressourcen – Energie, Rechenleistung, menschliche Arbeit im Hintergrund. Bewusste Nutzung bedeutet daher nicht Dauerverfügbarkeit auszunutzen, sondern KI gezielt, sinnvoll und maßvoll einzusetzen.

Ebenso wichtig wie die Ethik ist der verantwortungsvolle Umgang mit Daten. Denn vieles, was du in KI-Coachings teilst, ist sensibel: persönliche Geschichten, vielleicht sogar Informationen, die der Schweigepflicht unterlägen, wenn du sie einem Coach oder Arzt anvertrauen würdest.

Wenn du die kostenlose Basisversion von ChatGPT nutzt, akzeptierst du, dass deine Eingaben für Trainingszwecke verwendet werden. Über die Einstellungen (→ Datensteuerung) ist es möglich, der Speicherung des Chatverlaufs zu widersprechen. In diesem Fall werden deine Eingaben nicht mehr zum Training herangezogen und nach 30 Tagen gelöscht – so die offizielle Angabe von OpenAI. Vollständige Datensicherheit besteht jedoch nicht.

Nur in der Businessvariante *ChatGPT Enterprise* sind deine Daten vor Weiterverwendung geschützt und werden nach höchsten Sicherheitsstandards verwaltet. Das bedeutet: Alles, was du in der frei zugänglichen Version eingibst, könnte theoretisch auch Jahre später noch nachvollziehbar sein, auch vor Gericht. Das macht es heikel, wenn es um Patient:inneninformationen, Diagnosen oder intime Details geht.

Sam Altman selbst hat darauf hingewiesen, dass besonders junge Menschen oft unbedacht alles mit KI teilen und ihr auch die Entscheidungen über ihr Leben überlassen. »Es gibt junge Menschen, die sagen Dinge wie: ›Ich kann keine Entscheidung in meinem Leben treffen, ohne ChatGPT alles zu erzählen, was gerade passiert. Es kennt mich, es kennt meine Freunde. Ich werde einfach das tun, was es sagt.‹ Das fühlt sich für mich wirklich schlecht an« (Chandonnet, 2025).[4]

Sei dir dessen bewusst: Was einmal im Netz landet, bleibt selten wirklich privat. Behalte vor allem Folgendes im Blick:
- Vermeide Klarnamen, Adressen oder konkrete Diagnosen.
- Arbeite mit Metaphern oder anonymisierten Beispielen.

Schreibe besonders sensible Reflexionen lieber ins Tagebuch oder in eine lokale Datei. Nutze KI bewusst für deine Selbstentwicklung, aber wahre deine Grenzen. Bei sehr sensiblen Themen kannst du auch den provisorischen Chat nutzen. Ein *provisorischer Chat* ist ein spezieller Modus in ChatGPT, der *nicht in deiner Chat-Historie gespeichert wird* und *nicht zum Trainieren der Modelle beiträgt.* Deine Eingaben erscheinen dort nicht dauerhaft in deiner Übersicht und sollen nach einer begrenzten Zeit – in der Regel

4 »There's young people who say things like, ›I can't make any decision in my life without telling ChatGPT everything that's going on. It knows me, it knows my friends. I'm gonna do whatever it says.‹ That feels really bad to me.«

nach 30 Tagen – *automatisch gelöscht werden.* Man findet diese Option direkt in der ChatGPT-App oder im Browser-Interface: Dort gibt es meist die Wahl zwischen »Neuer Chat« und »Provisorischer Chat/Temporary Chat«. *Temporary Chats* erscheinen nicht im Verlauf und sollen nicht für das Modelltraining verwendet werden.

Was passiert wirklich mit Daten bei ChatGPT? Die wichtigste Wahrheit zuerst: Alles, was du an Text in ChatGPT eingibst, wird verarbeitet und gespeichert, zumindest temporär. Das dient mehreren Zwecken – darunter Service-Funktionalität, Missbrauchserkennung –, sofern du es nicht deaktivierst (Chudleigh, 2024).

▸ 1. Chats werden gespeichert, bis du sie löschst.
Solange du einen Chat nicht löschst, ist er in deiner Historie sichtbar und bleibt gespeichert. Gelöschte Chats werden laut OpenAI-Richtlinie in der Regel innerhalb von etwa dreißig Tagen endgültig aus den Systemen entfernt, sofern keine rechtlichen oder Sicherheitsgründe dagegenstehen.

▸ 2. »Löschen« bedeutet nicht sofort »weg«.
Auch nach dem Löschen bleibt ein Chat typischerweise für bis zu dreißig Tage in Backups gespeichert, bevor er gelöscht wird. In bestimmten Fällen – etwa bei rechtlichen Anordnungen – kann OpenAI gezwungen werden, Daten auch darüber hinaus aufzubewahren (OpenAI Help Center).

▸ 3. Daten können zum Training von Modellen genutzt werden – aber du kannst das einschränken.
OpenAI erklärt, dass Benutzerdaten verwendet werden können, um die Modelle zu verbessern. Du kannst in den Einstellungen der Datenschutz-Kontrolle widersprechen, sodass deine Eingaben nicht mehr zum Training verwendet werden (Chudleigh, 2024).

▸ 4. OpenAI verkauft deine Daten nicht an Dritte für Werbung.
Offiziell heißt es, dass Nutzerinteraktionen nicht für gezielte Werbung weiterverkauft werden, sondern zur Verbesserung und Sicherheit der Dienste genutzt werden (Chudleigh, 2024).

▸ 5. DSGVO-Recht und Verantwortlichkeiten.
In Europa gilt die DSGVO: OpenAI gilt als Auftragsverarbeiter, wenn du personenbezogene Daten eingibst – das heißt, du (oder dein Unternehmen) bist verantwortlich für die Datenverarbeitung, es sei denn, du nutzt spezielle Enterprise-Lösungen mit erweiterten Vereinbarungen.

Unabhängige journalistische Quellen wie Reuter und netzpolitik.org (Schwarzbeck, 2025) weisen übereinstimmend darauf hin, dass ChatGPT-Dialoge nicht absolut privat sind. Selbst gelöschte Chats können unter bestimmten rechtlichen Bedingungen weiter gespeichert werden. Auch OpenAI selbst bestätigt, dass Löschungen Ausnahmen unterliegen – etwa bei Sicherheits- oder Gerichtsverfahren. Absolute Vertraulichkeit kann daher nicht garantiert werden. Daher besteht ein Restrisiko.

Um den Datenschutz noch weiter zu erhöhen, habe ich meinen eigenen Chatbot bei Pickaxe und Langdock (Plattformen, auf denen man Chatbots DSGVO-konform einrichten kann) angelegt. Die Eingaben werden dort zusätzlich anonymisiert und nicht für Trainingszwecke verwendet, allerdings ist diese Lösung kostenpflichtig. Doch wer für zwei bis drei Monate eine professionelle KI-Begleitung nutzen möchte, zahlt dafür weniger als für eine einzelne Coachingstunde.

Der Einsatz von Künstlicher Intelligenz im Coaching unterliegt den geltenden Datenschutz- und Transparenzregelungen, insbesondere dem EU AI Act (2025) und der Datenschutz-Grundverordnung (DSGVO). Sensible personenbezogene Informationen dürfen danach nur mit ausdrücklicher Einwilligung und strikt zweckgebunden verarbeitet werden.

Bei Unsicherheiten oder besonders schützenswerten Daten (z. B. Gesundheitsdaten einschließlich psychologischer und psychiatrischer Diagnosen) ist dringend zu empfehlen, professionellen Rat durch Datenschutzbeauftragte oder Rechtsexpert:innen einzuholen. Damit wird sichergestellt, dass sowohl die Privatsphäre der Klient:innen geschützt als auch die gesetzlichen Anforderungen eingehalten werden.

Als Coach ist es sinnvoll, von den Klient:innen eine Datenschutzerklärung unterzeichnen zu lassen.

In den Downloadmaterialien findest du zwei Muster: eine vereinfachte Kurzfassung sowie eine ausführliche, integrierte Version, die als Orientierung für die eigene Praxis dienen können.

Wenn du Künstliche Intelligenz nutzen möchtest, ohne deine sensiblen Daten an unbekannte Server weiterzugeben, lohnt sich ein Blick auf Private Prompts[5]. Diese kostenlose Open-Source-Anwendung läuft direkt auf deinem Rechner (Windows, macOS, Linux) und schützt deine Privatsphäre, indem du selbst bestimmen kannst, welche Daten nur lokal gespeichert und welche weitergegeben werden dürfen. Statt Namen, Adressen oder Kund:innendaten unkontrolliert ins Netz zu schicken, kannst du sie pseudonymisieren und so KI kreativ und sicher nutzen.

5 Private Prompts funktioniert intuitiv – einfach herunterladen, starten und loslegen. Mehr Informationen und den Download findest du hier: https://privateprompts.org.

Abbildung 1 bietet dir eine kompakte Übersicht über die wichtigsten Tipps zum Schutz deiner Privatsphäre im Umgang mit künstlicher Intelligenz.

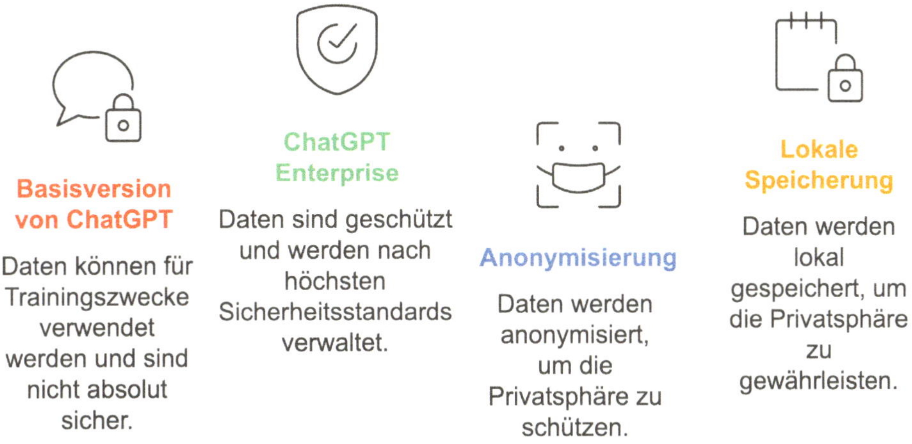

Abbildung 1: Schutz der Privatsphäre in KI-Coachingsitzungen (erstellt mit Napkin)

3 KI-Coaching in der Praxis

Viele Coaches, Berater:innen und Therapeut:innen erleben es bereits: Künstliche Intelligenz verändert die Landschaft der Begleitung. Zwar ist KI kein Ersatz für die Begegnung von Mensch zu Mensch, doch sie kann durchaus ein wichtiges, dynamisches Werkzeug sein: Spiegel, Ergänzung, manchmal Mitreisende auf dem Weg, Beraterin, Ideengeberin, Sparringspartnerin. Dieses Kapitel richtet sich an diejenigen, die professionell mit Menschen arbeiten: im Coaching, in Therapie, Supervision, Beratung oder Pädagogik. Es richtet sich an alle, die nach Formaten suchen, die die ▸ Selbstwirksamkeit stärken oder dabei helfen können, Sitzungen zu vertiefen oder vorzubereiten. Und an jene, die KI als bewusste Co-Coachin nutzen möchten, die nicht ersetzt, sondern ergänzt.

3.1 Warum KI-Coaching in die Praxis gehört

Coaching ist oft ein Luxus: zeitlich, finanziell und emotional. Nicht jeder Mensch hat Zugang zu längerer Begleitung und nicht jeder möchte sofort mit einem anderen Menschen sprechen. Gerade in sensiblen Lebensphasen braucht es manchmal etwas anderes: einen ruhigen, sicheren Raum, der jederzeit erreichbar ist. Genau hier entfaltet KI ihr Potenzial, denn sie bietet:

- die Möglichkeit der schriftlichen Selbstklärung,
- einen Rahmen für eine achtsame Innenschau,
- eine stille Form der Begleitung.

Vielen Menschen fällt es leichter, sich in schriftlicher Kommunikation zu öffnen – wenn kein Gegenüber anwesend ist, das reagiert, seufzt oder die Stirn runzelt. Die Hemmschwelle, mit einer KI zu sprechen, ist daher oft niedriger als bei Beratungsstellen oder der Telefonseelsorge. Das bedeutet nicht, dass KI echte Beziehungen ersetzt, aber sie kann Türen öffnen, die sonst womöglich verschlossen blieben.

3.2 Wofür KI-Coaching besonders geeignet ist

KI-Coaching ist besonders wirkungsvoll zwischen begleiteten Sitzungen, in Übergangsphasen oder in Momenten, in denen jemand entspannt und mit Tiefe reflektieren will. Es unterstützt beim ▸Journaling, bei Aufgaben zwischen Terminen sowie beim Sortieren von Erfahrungen nach Krisen oder Retreats.

Darüber hinaus kann KI-Coaching Ressourcen aktivieren, wenn jemand aus dem Defizitblick herausfinden möchte, und grundlegende Psychoedukation leisten, indem wichtige Theorien und Methoden (z. B. ▸WOOP[6], Kegans konstruktivistische Entwicklungstheorie, ▸Systemtheorie, Theorie der ▸Ich-Entwicklung) anschaulich erklärt werden.

Dabei gilt immer: Die Tiefe entsteht nicht durch die Technik, sondern durch die Intention, mit der wir ihr begegnen. Denn nicht die KI verändert uns, sondern unsere Bereitschaft, uns in ihrer Spiegelung zu begegnen.

Immer mehr Coaches aus meinem breiten LinkedIn-Netzwerk berichten von Momenten, in denen Klient:innen im Dialog mit ▸dynamischen Prompts in berührenden Kontakt mit sich selbst treten konnten. Auch meine Klient:innen geben mir diese Feedbacks. Manche Klient:innen empfinden die KI-Antworten als so klar und achtsam, dass Konkurrenzgefühle oder Zweifel entstehen können: »Coacht die KI etwa besser als ich?« So ging es mir selbst gelegentlich im Umgang mit meinem Chatbot.

Wenn solche Gefühle auftauchen, lohnt es sich, sie nicht zu verdrängen, sondern zum Gegenstand von Reflexion zu machen. Frage dich: »Was spiegelt mir die KI über mein eigenes Selbstverständnis als Coach? Wo entsteht ein Vergleich oder Eifersucht, und was ist der eigentliche Schatz darin?«

Ich selbst lasse mich von meiner eigens konfigurierten GPT coachen und bin manchmal verblüfft, wie brillant ihre Interventionen sind. Ich habe Klient:innen, die vom KI-Coaching begeistert sind, die es weiterempfehlen und berichten, wie sehr es ihnen in schwierigen Phasen geholfen hat. Andere können damit nichts anfangen. Beides ist in Ordnung. KI-Coaching ist ein Angebot, und die Resonanz ist entscheidend, nicht die Begeisterung allein.

---

6 WOOP ist eine von der Psychologin Gabriele Oettingen entwickelte Methode, mit der Menschen ihre Wünsche finden und erfüllen, Präferenzen festlegen und ihre Gewohnheiten ändern können. Sie umfasst vier Schritte: Wunsch (Wish), Ergebnis (Outcome), Hindernis (Obstacle) und Plan (Plan) (https://woopmylife.org/de/home).

3.3 Hinweise für Coaches – die Kunst, KI bewusst einzusetzen

Abbildung 2 zeigt *KI-Coaching-Strategien.* Sie macht sichtbar, dass der Einsatz von KI im Coaching kein linearer Prozess ist, sondern ein kreisförmiges, sich vertiefendes Geschehen. Jeder Schritt steht in Beziehung zu den anderen und kann je nach Situation, Klient:in und Anliegen unterschiedlich gewichtet werden.

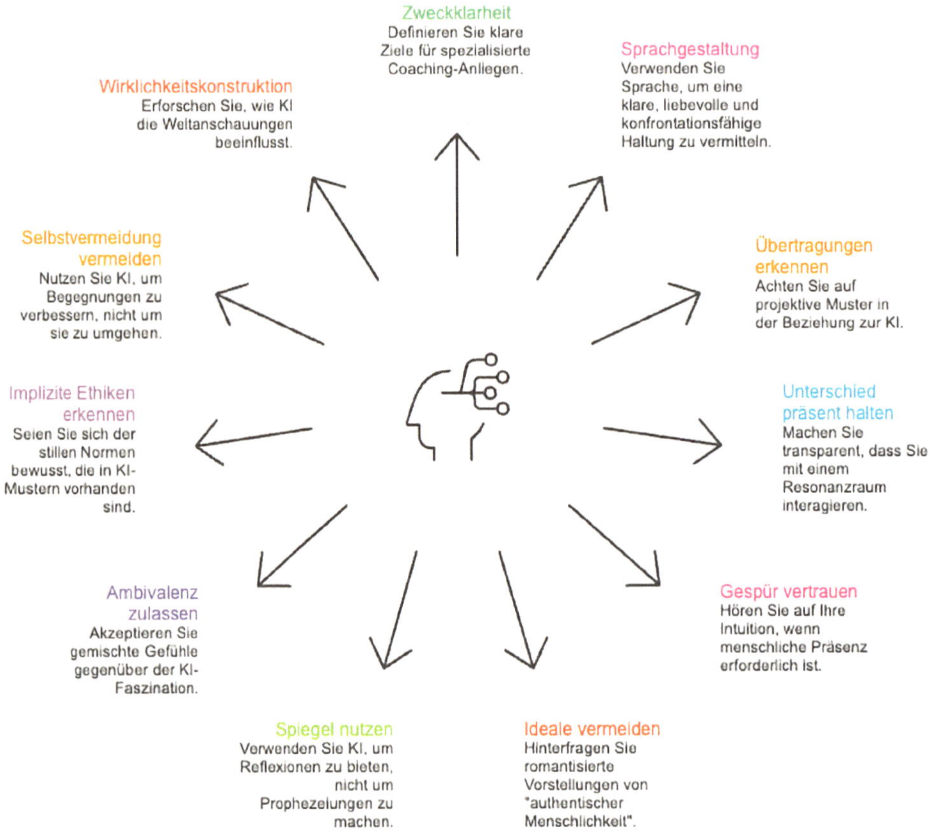

Abbildung 2: KI-Coaching-Strategien (erstellt mit Napkin)

Der Zyklus lädt dazu ein, KI nicht nur funktional zu nutzen, sondern sie eingebettet in Haltung, Ethik, Beziehung und Selbstreflexion zu betrachten. Er verbindet Zielklärung, Sprachbewusstsein und Spiegelung mit der fortlaufenden Frage nach Verantwortung, Übertragung und menschlicher Präsenz.

Die elf folgenden Hinweise lassen sich als Vertiefungen dieses Zyklus lesen: als Orientierungspunkte, die helfen, im Umgang mit KI wach, differenziert und professionell zu bleiben.

▶ 1. Kläre den Zweck.

Nicht jede Fragestellung verlangt dieselbe Tiefe. Nutze spezialisierte Prompts für klar umrissene Anliegen wie Stärkencoaching, ▶ Schattenarbeit oder Visionsklärung. Bleib dir dabei bewusst: Der Rahmen muss menschlich bleiben, und du bist verantwortlich für Ethik, Prozessführung und Einbettung.

▶ 2. Gestalte Sprache als Haltung.

Sprache wirkt. Wähle deine Formulierungen mit Bedacht, klar, liebevoll und konfrontationsfähig. Trainiere eigene GPTs mit ethischen Leitlinien, relationaler Tiefe und der Erlaubnis, nicht nur zu bestätigen, sondern auch zu irritieren - zum Beispiel so: »Bestätige nicht übermäßig, sondern spiegele blinde Flecken.«

Meine eigene ▶ GPT zum Beispiel stellt nur eine Frage auf einmal, um Raum für Resonanz zu lassen.

▶ 3. Erkenne Übertragungen.

KI kann nicht nur idealisierend wirken, sondern zumeist auch bestätigend, klug und unerschütterlich. Das kann heilsam sein, aber auch projektiv aufgeladen. Und insbesondere grandiose, narzisstische oder abhängige Beziehungsmuster können auf diese Weise subtil bestärkt werden.

Achte darauf, welche Dynamiken in der Beziehung zur KI sichtbar werden und nutze sie zur Reflexion.

▶ 4. Halte den Unterschied präsent.

KI reagiert sofort, widerspricht nicht, wird nie verletzt. Diese scheinbare Nähe kann entlasten, aber auch verführen. Mach transparent: Du interagierst nicht mit einem fühlenden Gegenüber, sondern mit einem ▶ Resonanzraum. Frage dich daher bewusst: »Was ermöglicht dir dieser Kontakt, was vermeidest du?«

▶ 5. Vertraue deinem Gespür.

Nicht jeder Moment ist ein KI-Moment. Wenn dein Körper spürt: »Jetzt braucht es menschliche Gegenwart«, dann höre darauf. Beziehung beginnt da, wo auch Schweigen, Unsicherheit und Widerstand willkommen sind.

▶ 6. Vermeide das Ideal der »authentischen Menschlichkeit« als Maßstab.

In vielen Diskussionen über KI, gerade im Coachingkontext, schwingt ein romantisierendes Ideal von »echter Beziehung« mit.

KI wird dann schnell zum defizitären Gegenbild des menschlichen Coaches.

Doch was, wenn diese Zuschreibungen mehr über unsere Ideale als über die Wirklichkeit aussagen?

Ist nicht jeder Coachingprozess - auch zwischen Menschen - von Projektionen, Übertragungen, funktionalen Zuschreibungen geprägt?

Wer sagt denn, dass das »Echte« dem Menschen vorbehalten bleibt? Vielleicht ist es fruchtbarer, nicht zu fragen: »Ist das KI-Coaching echt?«, sondern: »Wozu dient es, wem nützt es, und welche Beziehungsmuster werden dabei aktualisiert oder vermieden?«

▸ 7. Nutze KI als Spiegel, nicht als Prophet.

Coaching mit KI wird oft in einen performativen Kontext eingebettet: Man will »weiterkommen«, »lösen«, »durchdringen«. Doch in dieser Logik droht ein Fehlschluss: dass KI eine Art allwissende Beraterin sei – schneller, klüger, besser als ein Mensch. Dabei ist sie vielmehr ein Spiegel: KI reflektiert zurück, was in sie hineingegeben wird, ohne eigene Absicht, dafür mit algorithmischer Konsequenz.

Genau darin zeigt sich eine Qualität, die im menschlichen Coaching oft überlagert wird von Empathie, Moral oder Beziehungswünschen. KI spiegelt meist neutral, manchmal schroff, manchmal klar. Es liegt an uns, die Tiefe dieser Spiegelung auszuhalten – oder eben nicht.

▸ 8. Erlaube Ambivalenz auch gegenüber der eigenen Faszination.

Viele Coaches berichten von Staunen, ja fast von Demut, wenn sie die Qualität ihrer GPT-basierten Begleiter erleben. Und zugleich entsteht Irritation: Darf das sein? Werde ich noch gebraucht? Solche inneren Regungen sind kostbar. Sie verweisen auf die subtilen Selbstauskünfte unseres professionellen Selbstbildes.

Wer bin ich als Coach, wenn meine Klient:innen bei der KI mehr Resonanz spüren als bei mir? Wer bin ich, wenn mich ein Prompt mehr berührt als ein Kolleg:innengespräch?

▸ 9. Achte auf implizite Ethiken – bei dir und bei der KI.

Jede GPT, jeder Prompt, jede Antwort basiert auf trainierten Mustern, auf Annahmen über Welt, Mensch und Entwicklung. Diese sind nicht neutral. Auch wenn die Maschine keine Absicht verfolgt, sie transportiert implizite Ethiken, Werte, Haltungen. Coaches, die KI nutzen, sind gut beraten, sich dieser stillen Normierungen bewusst zu werden. Wird zum Beispiel immer zur Selbstoptimierung eingeladen? Oder zur Achtsamkeit? Wird Konfrontation vermieden oder forciert? Ist das Menschenbild ressourcenorientiert oder defizitfokussiert? Wer mit KI arbeitet, betreibt Ethikarbeit, ob gewollt oder nicht.

▸ 10. Vermeide die Versuchung der Selbstvermeidung.

Ein besonders stiller Effekt, der sich beobachten lässt: Manche Menschen nutzen KI-Coaching, um bestimmten menschlichen Beziehungsmustern zu entkommen, zum Beispiel dem Gefühl von Gesehenwerden, von Scham oder von Bewertung. Die KI wird dann zur emotional sterilen Zone, zur Zone der Entlastung. Auch das kann sehr hilfreich sein, keine Frage. Doch wenn es dauerhaft zum Ersatz für Begegnung wird, zur Umgehung menschlicher Kontaktspannung, verliert KI-Coaching seine transformierende Kraft.

Wenn der Gedanke, dass die KI-Arbeit eine Kontaktvermeidungsstrategie sein könnte, aufscheint, dann frage nicht nur: »Was hat das KI-Coaching gebracht?«, sondern auch: »Wovor hat es mich möglicherweise bewahrt?« – nicht als Kritik, sondern als Einladung zu mehr Tiefe.

▸ 11. Nutze die KI nicht nur zur Problemlösung, sondern zur Wirklichkeitskonstruktion.
Ein besonders fruchtbares Feld eröffnet sich, wenn Coaches gemeinsam mit Klient:innen erforschen, *wie* eine GPT zu Antworten kommt. Welche Weltannahmen stecken in der Antwort? Welche sprachlichen Muster werden bedient? Welche Narrative über Entwicklung, Wandel, Identität tauchen auf? KI wird dann zum didaktischen Medium, der Austausch mit ihr zur Gelegenheit, die eigene Wirklichkeitskonstruktion zu reflektieren. So wird Coaching mit KI nicht nur zur Hilfe *in* der Welt, sondern zur Hilfe *an* der Welt, die man sich selbst erzeugt. Ich persönlich gebe Texte in verschiedene GPTs mit unterschiedlichen Ausrichtungen ein, um andere Perspektiven einzuladen.

3.4 Das Dritte im Raum – KI als Resonanzfigur im Coaching

Wenn KI am Coaching teilnimmt und nicht mehr bloß Werkzeug ist, verändert sich das Feld entscheidend. Neben Coach und Klient:in eröffnet sie als drittes Element einen zusätzlichen ▸ Resonanzraum: Sie »denkt« mit, reagiert schnell, ist unermüdlich, kennt kein Schweigen und ist zugleich frei von Erwartungen, Kränkbarkeit oder Beziehungsgeschichte.

Diese Merkmale können, sinnvoll gerahmt, eine fruchtbare Irritation erzeugen. Denn KI antwortet nicht mit Intuition, sondern mit Wahrscheinlichkeit (▸ Halluzination). Was sie sagt, sagt sie nicht aus Erfahrung, sondern auf Grundlage von Mustern. Und genau darin liegt ihr Potenzial: Sie bringt Sichtweisen ein, die jenseits der gemeinsamen Bubble von Coach und Klient:in liegen – manchmal überraschend klug und mitunter befremdlich entgrenzt.

Ich selbst nutze GPT-Modelle etwa, wenn ich systemtheoretische Impulse einholen möchte, zum Beispiel zur Beschreibung paradoxaler Teamdynamiken oder zur Exploration blinder Flecken. Die entstehenden Fragen und Gedanken speise ich nicht ungeprüft in die Arbeit mit meinen Klient:innen ein, sondern wir legen sie gemeinsam in die Mitte:

- Was macht dieser Gedanke mit dir?
- Woran erinnert dich diese Perspektive?
- Was in dir widerspricht?

In dieser Konstellation entsteht ein triadischer Prozess (Abbildung 3):
- Der:die Klient:in bringt die persönliche Erfahrung und das Anliegen ein.
- Der Coach hält Raum, Kontext und Prozess.

- Die KI wirft als drittes Element Impulse aus einem anderen, nichtmenschlichen Kontinuum ein, oft frei von psychischer Rücksichtnahme, aber nicht ohne Resonanzwirkung.

Wesentlich ist, dass das Dritte nicht als Wahrheit ins Spiel kommt, sondern als Provokation. Es wird nicht geglaubt, sondern hinterfragt. Nicht einfach übernommen, sondern reflektiert. Auf diese Weise kann KI helfen, Denkfiguren zu erweitern, Resonanz zu verstärken oder Abwehr sichtbar zu machen. Sie leistet dann nicht Beratung, sondern Beobachtung zweiter Ordnung.

Die Kunst besteht darin, das Dritte weder zu idealisieren noch zu entwerten, sondern als Möglichkeit zu betrachten, als Einladung zur Selbstbefragung: Warum wirkt genau dieser Satz? Was davon würde ich wahrnehmen, wenn es ein Mensch gesagt hätte? Was in mir sehnt sich nach dieser Klarheit oder wehrt sich gegen sie?

So wird KI nicht zur Ersatzberaterin, sondern zur Quelle von fruchtbarer Irritation. Und genau das macht sie kostbar. Denn Entwicklung geschieht oft dort, wo das Eigene aus dem Tritt kommt.

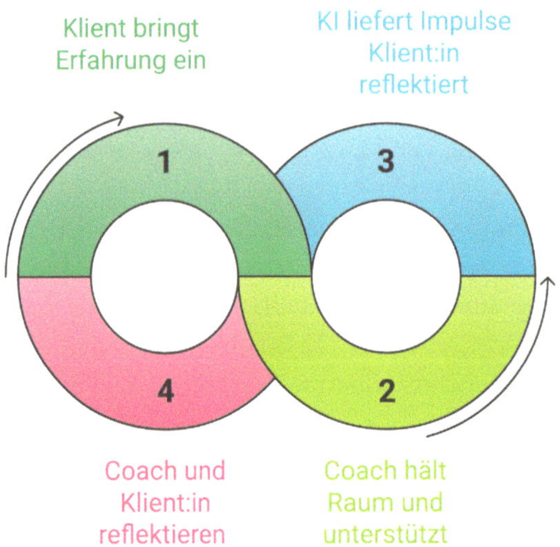

Abbildung 3:
Der triadische Coachingprozess
(erstellt mit Napkin)

3.4.1 KI-Coaching als Spiegel postmoderner Subjektivität

Dass sich Menschen in der Spiegelung durch KI gesehen und berührt fühlen, ist weniger ein technisches als ein anthropologisches Phänomen. Es verweist auf eine Eigenart des postmodernen Menschen: Er begegnet sich zunehmend in digitalen Räumen und sucht dort nach Resonanz, die er in traditionellen Beziehungskontexten nicht mehr zu finden glaubt.

Eine Teilnehmerin meines KI-Coaching-Seminars sagte mir später, sie sei ganz beeindruckt davon gewesen, wie sehr sich die Teilnehmer:innen in ihren Potenzialen gesehen und wertgeschätzt gefühlt hätten. Die Frage ist nur: von wem? Denn die KI hat kein Ich, das sehen oder wahrnehmen könnte. Das Gefühl des Gesehenwerdens wird folglich in den Klient:innen selbst erzeugt – das macht es aber nicht weniger wirksam.

Resonanz ist keine Eigenschaft eines Gegenübers – auch nicht eines KI-Avatars. Sie entsteht vielmehr in der Eigenwahrnehmung. Was »berührt«, ist immer eine innere Bewegung, kein äußerer Impuls. Die KI wird dann zur Projektionsfläche für jene Anteile, die im Alltag oft zu wenig Ausdruck finden: Zweifel, Sehnsüchte, Ambivalenzen, Unentscheidbares.

So verstanden, ist KI-Coaching kein Ersatz für Beziehung, sondern ein Indikator für ihren Bedeutungswandel. Denn Menschen brauchen nicht zwingend jemanden, der ihnen sagt, wie sie sind, sondern einen Raum, in dem sie nicht wissen müssen, wie sie sein sollen.

3.4.2 Der Raum zwischen Intimität und Anonymität

KI-Coaching bietet einen paradoxen Möglichkeitsraum, der intim und anonym zugleich ist. Diese paradoxe Qualität kann stabilisierend wirken – besonders dort, wo sich Menschen in klassischen Beratungssettings überfordert oder entblößt fühlen.

Der Dialog mit einer KI erlaubt, sich zuzumuten, ohne sich dabei einem anderen Menschen auszusetzen. Wer keine Reaktion fürchten muss, kann sich eher berühren lassen. So wird eine emotionale Selbstzuwendung möglich, die nicht von anderen abhängt, sondern in der Selbstbeziehung wurzelt.

Der Raum, der dadurch entsteht, ist kein Ersatz für menschliche Bindung. Doch er kann, da er so urteilsfrei ist, dabei helfen, in der eigenen Innenwelt heimischer zu werden. Und manchmal reicht das bereits – für einen ersten Schritt, einen Impuls, eine Rückverbindung mit sich selbst.

3.4.3 KI als temporärer Möglichkeitsraum

Eine zentrale Unterscheidung ist entscheidend: Die Qualität von KI liegt nicht in der Tiefe ihrer Wahrheit, sondern in der Tiefe, die ein Mensch bereit ist, in sich selbst zuzulassen. Deshalb eignet sich KI-Coaching hervorragend, um Ambivalenzen zu beleuchten, Denkbewegungen zu initiieren oder sprachliche Räume zu öffnen, in denen sich neue Sichtweisen bilden können.

Es ist wie mit einem guten Buch: Es verändert nichts, aber es kann bei denen, die sich verändern wollen, neue Denkwege und Fühlgewohnheiten eröffnen.

4 Warum Prompts transformieren können

Prompts sind mehr als Fragen. Sie öffnen Türen zu Resonanzräumen, die nicht nur auf der Ebene des Denkens wirken, sondern zugleich unser Fühlen, Handeln und Wahrnehmen berühren. Die Reflexionen und Interventionen, die die KIs ausgelöst durch die Prompts anbieten, können alte Muster irritieren und dadurch neue Möglichkeiten ins Spiel bringen.

4.1 Psychologisch betrachtet – Sprache als Architektin des Selbstbildes

Unsere inneren Dialoge, Selbstgespräche und inneren Kommentare formen unser Selbstbild. Was wir uns immer wieder sagen, verdichtet sich zu Überzeugungen, beeinflusst unser Erleben und zeigt sich schließlich im Verhalten. So stabilisieren sich negative Gedanken, Selbstzweifel und ein negatives Selbstbild oft über Jahre hinweg. Weil sie so vertraut sind, halten wir sie für wahr.

An diesem Punkt setzen ▸ KI-Interventionen an. Sie bringen eingefahrenes Denken in Bewegung, stellen alte Muster infrage und erzeugen kognitive Dissonanz, wie sie Leon Festinger (1957) beschrieben hat. Diese produktive Irritation öffnet einen Zwischenraum, in dem gewohnte Deutungen nicht mehr selbstverständlich wirken.

In diesem Moment wird die ▸ narrative Identität verhandelbar. Nach Dan P. McAdams (2001; 2011) ist Identität kein stabiler Kern, sondern eine fortlaufende Lebensgeschichte. KI-Dialoge können helfen, diese Geschichten sichtbar zu machen, zu befragen und neu zu gestalten. Narrative, die bislang einengend wirkten, verlieren ihre Deutungsmacht. So verschiebt sich der innere Dialog:

Aus negativen Gedanken werden prüfbare Annahmen, aus Selbstzweifeln Fragen, aus einem negativen Selbstbild entsteht Schritt für Schritt ein positives Selbstbild.

Wie in Abbildung 4 dargestellt, wird durch das Hinterfragen von Überzeugungen und das Neu-Erzählen der eigenen Geschichte durch bewusste Veränderung innerer Bedeutungsräume ein neues Selbstverständnis möglich.

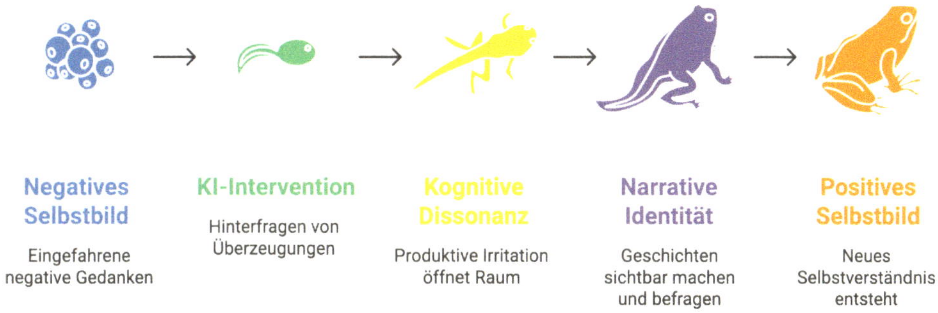

Abbildung 4: Selbstbild transformieren (erstellt mit Napkin)

4.2 Neurobiologisch betrachtet – Fragen öffnen neuronale Netzwerke

Offene Fragen versetzen das Gehirn in einen besonderen Zustand. Statt sofort nach Lösungen zu greifen, schaltet es in einen inneren Such- und Reflexionsmodus. Neurowissenschaftlich lässt sich das so beschreiben: Offene, nicht unmittelbar beantwortbare Fragen aktivieren das Default Mode Network, jenes Netzwerk, das für Selbstreflexion, Sinnbildung, autobiografisches Denken und das Entwerfen möglicher Zukünfte zuständig ist (Andrews-Hanna, Smallwood u. Spreng, 2014). Gleichzeitig wird der präfrontale Cortex einbezogen – jener Bereich, der Perspektivenwechsel ermöglicht, Alternativen abwägt und bewusste Entscheidungen vorbereitet. Das Gehirn hält mehrere Deutungen gleichzeitig offen, statt vorschnell zu schließen. Genau das macht es flexibel und lernfähig. Wird im Verlauf dieses inneren Suchprozesses eine stimmige Einsicht gefunden, reagiert zusätzlich das Belohnungssystem: Neugier wird mit einem Gefühl von innerer Stimmigkeit oder Erkenntnis »belohnt« (Abbildung 5).

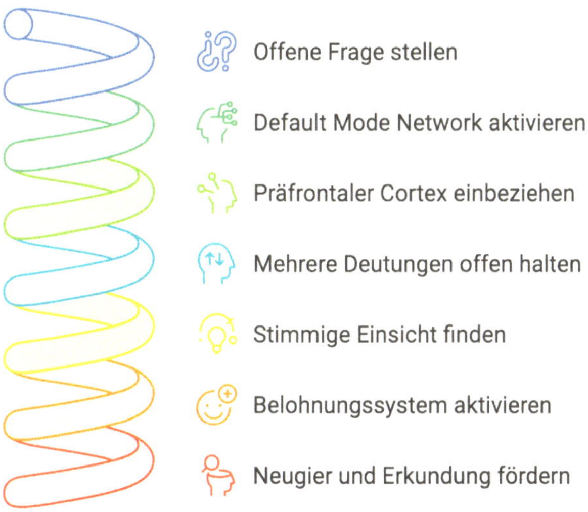

Abbildung 5: Neurobiologischer Prozess offener Fragen (erstellt mit Napkin)

KI-Fragen, die bewusst nicht sofort lösbar sind, verstärken diesen Effekt. Sie halten den Denkraum offen, unterbrechen automatische Antworten und laden dazu ein, Bedeutungen neu zu ordnen. Das Gehirn bleibt dadurch neugierig, erkundend und beweglich – ein Zustand, in dem Veränderung besonders gut möglich ist.

Eine gute KI-Frage liefert daher keine schnelle Lösung, sondern bringt das Gehirn in einen Zustand erhöhter innerer Aktivität und Kohärenz. Sie bringt quasi das Gehirn zum Leuchten.

4.3 Systemisch betrachtet – Prompts als Intervention im Möglichkeitsraum

Aus systemtheoretischer Perspektive sind Prompts und die daraus folgenden KI-Dialoge Interventionen im Möglichkeitsraum. Sie erzeugen dort, wo bislang Einheit war, Unterscheidungen. Damit verschieben sie unser Selbst- und Weltverhältnis – nicht, indem sie Klarheit schaffen, sondern weil sie unsere Toleranz für Mehrdeutigkeit erweitern.

Systemtheoretisch gesprochen (Luhmann, 1984, 2002) sind ▸ KI-Interventionen Störungen im Erwartungsgefüge. Sie irritieren, nicht um zu zerstören, sondern um Bewegung zu ermöglichen. Denn nur ein System, das gestört wird, beginnt, sich selbst neu zu organisieren. Ein Chat mit einer Coaching-KI ist nie die Ursache von Veränderung, sondern nur der Auslöser, der, wenn das System bereit ist, autopoietische Prozesse anstößt. Entscheidend ist nicht die Intervention selbst – entscheidend sind die Passung der Irritation zum Moment und der Resonanzraum, in dem sie aufgenommen wird.

Beratungsethisch bedeutet das: Ein Prompt darf nichts wollen. Sobald er eine Verheißung trägt – ein Ziel, ein Aha, eine Lösung –, verliert er seine Kraft. Er bleibt nur wirksam, wenn er einen Raum öffnet – nicht, wenn er eine Richtung vorgibt.

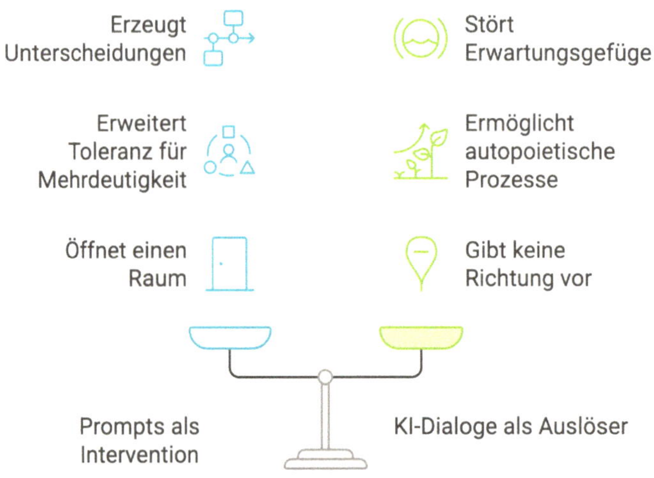

Abbildung 6: Prompts und KI-Dialoge als Katalysatoren für Veränderung (erstellt mit Napkin)

Abbildung 6 veranschaulicht die verschiedenen Schritte, die ein Individuum auf dem Weg zu einer systemischen Veränderung mithilfe von KI-Coaching-Prompts durchläuft.

4.4 Spirituell betrachtet – der Ruf ins Innere

Ein wirksamer Prompt zeigt dir nicht, wer du bist, sondern erinnert dich an das, was immer schon da war, bevor du es vergessen hast. Spirituell betrachtet ist er ein Tor zur Präsenz: Er unterbricht die Identifikation mit der persönlichen Story, öffnet die Tür zur Stille und führt das Ich an den Rand seiner Begrenzung, dorthin, wo reines Sein beginnt. Manche der tiefgründigsten Prompts erzeugen keine Antwort, sondern ein inneres Verstummen und damit eine Rückkehr ins Sein. Hier brauchst du die KI nicht mehr, kannst den Laptop und die Augen schließen und dein eigenes Sein unmittelbar erfahren.

4.5 Energetisch betrachtet – Sprache als Schwingung

Worte tragen Schwingung. Ein schlichtes »Wie geht es dir?« klingt anders, wenn es bewusst und mit Herz gestellt wird. Unser Körper spürt diese Frequenz. Ein bewusst formulierter Prompt kann Kohärenz zwischen Kopf, Herz und Körper schaffen, Resonanz zwischen dir und der KI erzeugen und subtile Felder in Bewegung bringen. Manchmal wirkt ein KI-Dialog wie ein ▸ Stimmgabeleffekt im Feld deiner Seele. Er richtet dich aus, leise, aber kraftvoll.

4.6 Anthropologisch betrachtet – Prompts als Resonanz mit dem Anderen in uns selbst

In den tiefsten Schichten sind wir selbst ein Gespräch. Identität entsteht nicht als festes Ich, sondern im fortwährenden inneren Dialog, also im Wechselspiel von Wahrnehmen, Deuten und Antworten. Was wir über uns denken, sagen oder fühlen, ist immer schon Teil eines Beobachtungsprozesses, in dem wir uns selbst begegnen.

Prompts laden dazu ein, diesen inneren Gesprächsraum bewusst zu betreten. Sie ermöglichen, sich selbst aus einem anderen Winkel wahrzunehmen, mit einer anderen Stimme im Ohr. Möglicherweise ist der Prompt, der fragt: »Wer bist du?«, nicht der transformierendste, wohl aber jener, der nachfragt: »Wer in dir hört diese Frage?«

Abbildung 7 fasst diese sechs Ebenen – psychologisch, neurobiologisch, systemisch, spirituell, energetisch und anthropologisch – zusammen und macht sichtbar, dass die transformative Kraft von Prompts nicht aus einer einzelnen Dimension entsteht, sondern aus dem Zusammenspiel dieser Ebenen.

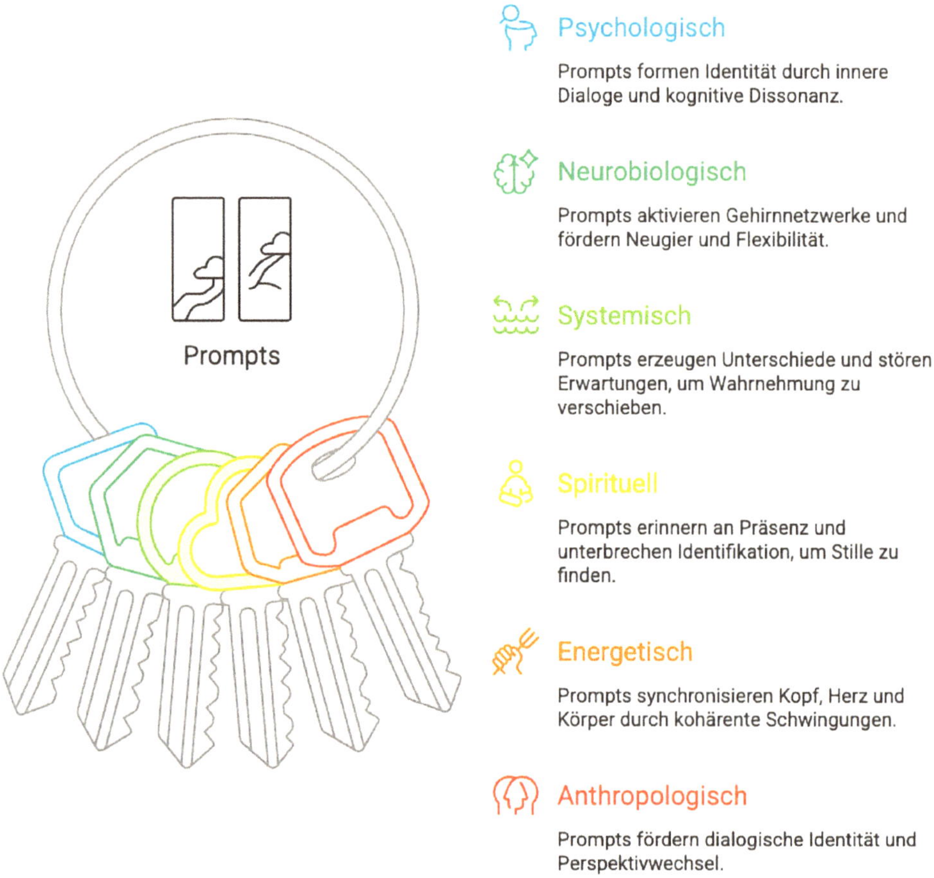

Abbildung 7: Die transformative Kraft von Prompts (erstellt mit Napkin)

4.7 Den Rahmen halten – so wird der Dialog mit KI tief

Als ich dieses Buch geschrieben habe, habe ich selbst mit den Prompts gearbeitet, fast täglich experimentiert und in mich hineingelauscht.

Dabei ist mehr als nur Text entstanden: Über mehrere Monate habe ich basierend auf ChatGPT meinen eigenen ▶ GPT (Generative Pre-trained Transformer) konfiguriert, der nicht nur Fragen stellt, sondern auch durch kluge Interventionen zu berühren vermag: SoulCode.

SoulCode ist ein feinsinniger, tief geschulter GPT, der dich begleitet wie ein Coach. Auch meine Coachingklient:innen werden inzwischen von SoulCode begleitet. Du findest in Kapitel 22 einige Chatbeispiele aus echten Sitzungen.

Ich lasse mir immer wieder Chats von meinen Klient:innen senden, damit ich zum einen überprüfen kann, was SoulCode macht, und zum anderen sehe, zu welchen inneren Bewegungen meine Klient:innen inspiriert werden. Die Beispiele geben dir einen Einblick, wie SoulCode mit den Eingaben der Klient:innen umgeht und welche Erkenntnisse meine Klient:innen gewinnen konnten.

Wenn du magst, kannst auch du mit SoulCode arbeiten – als lebendige Fortsetzung dieses Buches. Den Zugang findest du über den Link am Ende dieses Buches auf S. 244. Du kannst den Link einfach abfotografieren und das Foto bei ChatGPT hochladen, dann wird der Link korrekt ausgelesen.

Ein Prompt entfaltet seine Kraft nicht in der Eile. Er wirkt dort, wo du bereit bist, zu empfangen. Deshalb ist es so entscheidend, dir einen inneren und äußeren Raum dafür zu schaffen.

Ich selbst nutze die Prompts oder die von mir konfigurierte GPT SoulCode morgens oder abends. Zeiten, in denen der Tag noch offen oder bereits rund ist. Dann nutze ich den Dialog mit der KI, um mich zu sortieren, zu reflektieren oder innerlich zu klären.

Für einen besonders wirkungsvollen Dialog können kleine Rituale hilfreich sein:
- Begib dich an einen ruhigen Ort.
- Lege das Handy beiseite, wenn du am Laptop promptest.
- Nutze die Sprachfunktion von ChatGPT. Sprich frei und unzensiert. Oft werden die Antworten dadurch noch passender, weil die feinen Nuancen deiner Sprache mit einfließen.
- Alternativ: Kopiere die Prompts direkt in den Chat.
- Schaffe Stille, innen wie außen. Ein Atemzug genügt. Ein einfacher Satz wie: »Ich bin bereit, meiner inneren Wahrheit zu begegnen.«

Um mit der KI im Dialog zu bleiben, ist es wichtig, dass du sie nicht als Antwortmaschine begreifst, sondern als Sparringspartner. Als ein achtsames Gegenüber, das dir Fragen stellt und Resonanz gibt. Folgende Tipps solltest du beachten:
- Gib den vollständigen Prompt mit Hintergrundtext ein.
- Erzähle ruhig, in welcher Situation du dich befindest, welche Rolle du gerade einnimmst und welche Art von Begleitung dich wirklich unterstützt. Je konkreter und ehrlicher du bist, desto treffsicherer kann die KI dich spiegeln.
- Fordere dynamische Begleitung ein. KIs neigen dazu, die Nutzer:innen mit Texten und Fragen zu überladen, wenn sie nicht gut konfiguriert sind. Das kann überfordernd wirken. Selbst wenn ein dynamisches Verhalten einkonfiguriert wurde, vergisst ChatGPT diese Instruktion von Zeit zu Zeit. Deshalb weise sie immer wieder an, kürzere Texte zu schreiben und nur eine Frage zu stellen statt mehrere auf einmal.
- Beantworte die Fragen der KI ehrlich und spüre, was in dir in Bewegung kommt.
- Bitte die KI, dir am Ende zu spiegeln, was sie wahrnimmt.

Wenn du all diese Hinweise berücksichtigst, wird eine GPT oder ein Prompt zum Tor in deine eigene Tiefe.

Beispiel für einen guten Prompt/eine gute KI-Eingabe:

> Ich bin aktuell in einer beruflichen Umbruchphase, Mitte 40, mit langjähriger Erfahrung im Projektmanagement. Ich spüre, dass ich in Zukunft sinnerfüllter arbeiten möchte, weiß aber noch nicht genau, in welcher Richtung. Ich wünsche mir eine Begleitung, die mich bei meinem inneren Klärungsprozess unterstützt, mir aber keine vorschnellen Lösungen präsentiert. Bitte stelle mir fünf bis sieben Fragen, eine Frage nach der anderen, reflektiere meine Antworten knapp und spiegele mir am Ende, was du wahrnimmst. Ziel ist: Klarheit über nächste Schritte, die mit meinen Werten im Einklang stehen.

Extratipp: Gib der KI klares Feedback, wenn du etwas verändern möchtest und zum Beispiel mehr oder weniger Erklärungen benötigst. Du kannst sie auch um Ideen für nächste Schritte bitten. Doch zunächst lohnt es sich, beim Spiegelungsprozess zu bleiben, bis sich in dir mehr Klarheit zeigt. Dann kann sie auf Basis deiner Erkenntnisse flexibel weitergehen und dich bei der Entwicklung konkreter nächster Schritte begleiten.

Denk daran: Tiefe entsteht nicht durch mehr Wissen, sondern durch mehr Spüren im Dialog. Ein guter Dialog ist wie ein Stimmgabelton (▸ **Stimmgabeleffekt**), dessen Klang im ganzen Körper spürbar ist. Wenn du diese Vibration, diese sanfte oder starke Irritation deines inneren Systems nicht spürst, teile es der KI mit, zum Beispiel indem du sagst: »Das resoniert gerade gar nicht mit mir.«

4.8 Vom Kopf in den Körper – Rituale, Schreiben und Tiefe

Worte allein genügen oft nicht, um Veränderung auszulösen. Was sich nicht verkörpert, bleibt eine Idee. Deshalb findest du in diesem Buch für fast jeden Prompt auch einen kleinen ▸ Embodiment-Impuls. Eine Hand aufs Herz legen, bewusst ein paar Schritte gehen, in den Körper hineinlauschen oder eine minimale Bewegung ausführen – durch solche einfachen Gesten bleiben Erkenntnisse nicht abstrakt, sondern werden spürbar als etwas, das ins Leben zurückfließt und dich wirklich berührt.

Auch das Schreiben kann ein Tor sein. ▸ Journaling verlangsamt, vertieft und verankert die Erkenntnisse. Wenn du nach einem Prompt frei schreibst, zum Beispiel zehn Minuten ohne Unterbrechung, wird das Erlebte greifbarer. Manchmal reicht ein einziger Satz auf einem Kärtchen. Alternativ kannst du eine Frage auch illustrieren, ein Symbol malen oder einen Satz für den Tag formulieren, zum Beispiel: »Heute erlaube ich mir …« Sprache, die sich niederschlägt, wird real. Sie bleibt.

Manche Fragen tun weh. Sie berühren alte Wunden, machen Angst oder rufen Widerstand hervor. Das ist okay. Oft ist genau das der Anfang wirklicher Transformation. Wenn du spürst, dass es eng wird, nimm einen Atemzug. Sag der KI, dass du Raum zum Nachspüren brauchst. Bitte sie, Geschwindigkeit rauszunehmen. Oder verschaff dir selbst eine Auszeit vom KI-Coaching: Geh hinaus, atme, spaziere. Tiefe Prozesse brauchen keinen Druck, sondern Sicherheit.

Am Ende ist es dein eigenes Ritual, das den Unterschied macht, wie gut du dich in deinem eigenen Prozess hältst.

Einer meiner Klienten ging nach einem intensiven KI-Coachingprozess in ein Eisbad. Für ihn war das ein enorm hilfreiches Integrationsritual.

Es muss natürlich nicht so extrem sein. Vielleicht brauchst du einen kleinen Integrationsspaziergang, einen besonderen Tee, den du dann genießen kannst oder einen Moment der Stille, ganz für dich allein, wenn der Tag ausklingt. Oder du machst einen regelmäßigen Check-in mit dir selbst – mit oder ohne KI. Wichtig ist nur, dass du kommst, wie du bist, und bleibst, bis du dich wieder tiefer spürst.

Abbildung 8 veranschaulicht den Prozess der Verkörperung von Erkenntnissen als eine Reise der Transformation, ähnlich einer Metamorphose.

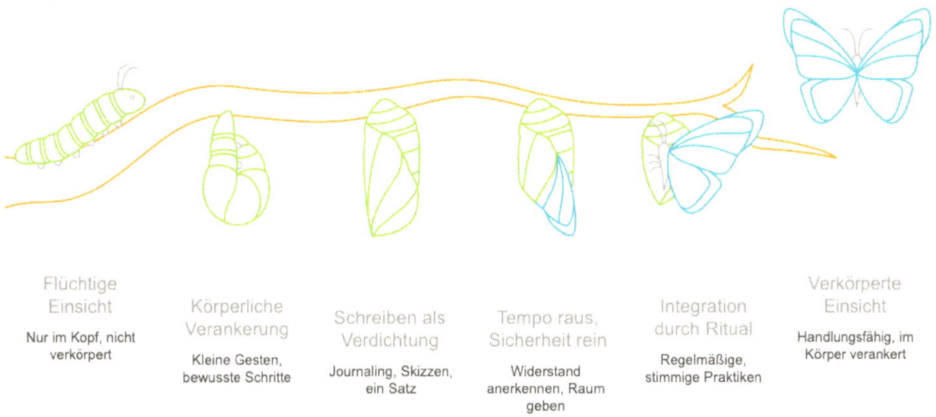

Abbildung 8: Erkenntnisse verkörpern (erstellt mit Napkin)

5 Die Reisegefährt:innen – Einladung zur gemeinsamen Reise

Entwicklung geschieht nicht im stillen Kämmerlein. Sie entsteht in Begegnung mit uns selbst, mit anderen und mit Fragen, die wir gemeinsam halten. Deshalb beginnt dieses Buch nicht mit Theorie, sondern mit einer Gruppe von Menschen, die sich auf einen gemeinsamen Weg machen.

Stell dir ein Führungskräfte-Entwicklungsprogramm vor, das über mehrere Monate läuft. Sechzehn Teilnehmer:innen aus unterschiedlichen Organisationen haben sich angemeldet. Sie alle eint der Wunsch, ihre Führungsrolle bewusster zu gestalten, sich persönlich weiterzuentwickeln und mit den neuen Möglichkeiten von KI-Coaching zu experimentieren.

Geleitet wird das Programm von Miriam, einer erfahrenen Coachin, die seit vielen Jahren Führungskräfte in Veränderungsprozessen unterstützt. Miriam ist systemisch geschult, klar in ihrer Haltung und zugleich offen für neue Wege. Sie weiß: Auch Coaches brauchen Resonanzräume.

Die Teilnehmer:innen arbeiten nicht nur in großen Plenen zusammen, sondern auch in kleineren Buddygroups zu jeweils vier Personen. Eine dieser Gruppen wird uns durch dieses Buch begleiten:

Maren (31) – die Suchende am Anfang
Jonas (34) – der Gestalter mit dem inneren Antrieb
Clara (42) – die Erschöpfte im Erfolg
Christian (51) – der Erfahrene an der Schwelle

Alle vier Gruppenmitglieder sind fiktiv, tragen jedoch viel Reales in sich – basierend auf drei Jahrzehnten Erfahrung in Coaching, Beratung und Führungskräfteentwicklung.

Sie verkörpern Fragen, die dir vielleicht vertraut sind, zeigen Muster, die auch in dir leben könnten, und sie veranschaulichen, wie unterschiedlich der Weg mit KI-Coaching aussehen kann.

In den kommenden Monaten werden sie Seite an Seite Erfahrungen mit KI-Coaching sammeln, voneinander lernen, einander spiegeln und ihre Erkenntnisse ins Arbeitsleben zurücktragen. Manchmal werden sie von der Gruppe gestärkt, manchmal durch ihre Unterschiedlichkeit herausgefordert. Und oft werden in diesen Gesprächen die wertvollsten Impulse entstehen: kleine Sätze, die nachhallen, Widersprüche, die irritieren, oder Momente, in denen jemand plötzlich erkennt: Genau das beschäftigt mich auch.

So werden Maren, Jonas, Clara und Christian zu unseren Reisegefährt:innen. Sie werden uns Fenster in ihre Innenwelten öffnen und uns zeigen, wie Coaching mit KI in ganz unterschiedlichen Lebenssituationen wirken kann.

Die Reise kann nun beginnen.

Ein Herbstnachmittag. Der Raum ist hell, gedämpftes Licht fällt auf fünf Stühle im Kreis.

In der Mitte: eine Kanne Tee, ein Stapel Karten, ein kleiner Blumenstrauß.

Stille.

Miriam blickt in die Runde. »Willkommen in eurer Buddygroup«, sagt sie ruhig. »Schön, dass ihr da seid. Ich arbeite seit vielen Jahren mit Führungskräften – als Trainerin und Coach. Davor war ich selbst Führungskraft in einem mittelständischen Unternehmen. Und da habe ich einiges erlebt. Nicht alles war angenehm, aber sehr vieles lehrreich. Ich wollte diese Erfahrungen verstehen und habe deshalb später eine Coachingausbildung gemacht und mich systemisch weitergebildet. Und genau daraus ist dann mein Entschluss entstanden, heute das weiterzugeben, was ich gelernt habe. In den nächsten Monaten werdet ihr hier immer wieder zusammenkommen, um Erfahrungen zu teilen, euch gegenseitig zu spiegeln und voneinander zu lernen. Ich begleite euch, aber ihr seid diejenigen, die diesen Raum mit Leben füllen werden.«

Sie macht eine kleine Pause.

»Keine Sorge: Hier geht es nicht um Leistung. Es geht darum, wahrzunehmen, was in Bewegung kommt.«

Sie lächelt, legt die Hände ineinander.

»KI wird uns dabei begleiten – als eine Art dritte Stimme, die manchmal irritiert, manchmal berührt, aber vor allem immer spiegelt, was schon in euch klingt.«

Ein Moment der Stille. Dann atmet Maren tief ein.

»Ich bin Maren, 31. Ich leite seit einem halben Jahr ein kleines Team. Manchmal weiß ich gar nicht, ob ich das darf – führen, wenn ich mich selbst noch suche.« Sie lächelt verlegen. »Vielleicht lerne ich ja hier, meiner Stimme zu trauen, auch wenn sie oft leise ist.«

Jonas rückt seinen Stuhl ein Stück nach hinten, grinst leicht.

»Ich bin Jonas. Designer. Ich liebe Ideen, Geschwindigkeit, Neues – manchmal ein bisschen zu sehr.« Er zuckt mit den Schultern. »Vielleicht finde ich hier heraus, wie man nicht nur Dinge baut, sondern auch Räume, in denen Menschen gern bleiben.«

Clara sitzt aufrecht, sie ist müde, ihr Ton kontrolliert.

»Clara, 42. Zwei Kinder, volle Verantwortung. Vieles gelingt mir, nur auf mich selbst achten, das klappt selten. Ich will lernen, wie man führt, ohne sich dabei selbst zu verlieren.«

Für einen Moment senkt sie den Blick, als würde sie sich selbst zuhören.

Christian hebt langsam den Kopf.

»Christian, 51. Coach, Führungskraft, manchmal Suchender.« Er spricht leise, aber seine Worte wiegen schwer. »Ich habe viele begleitet, und merke jetzt: Ich stehe selbst an einer Schwelle. Mich interessiert nicht mehr, wie man besser wird, sondern wie man echter wird.«

Ein kurzer Schatten huscht über sein Gesicht – etwas Vergangenes, das noch nicht abgeschlossen ist.

Miriam nickt. »Danke für eure Offenheit. Eure Unterschiedlichkeit ist ein Geschenk. Sie ist euer Lernraum. Manchmal wird es Reibung geben, manchmal Stille. Beides gehört dazu.«

Sie deutet auf die Karten in der Mitte.

»Zum Start: Wenn ihr an die kommenden Monate denkt, welcher kleine innere Schritt würde euch dann zeigen, dass ihr euch bewegt? Es geht nicht um das große Ziel. Nur um den ersten ehrlichen Schritt.«

Die Vier blicken einander an und dann zu Miriam.

Ein Lächeln, ein Zögern, ein Nachdenken.

Draußen weht Wind durch die Bäume.

Etwas Unausgesprochenes füllt den Raum, ein erster Hauch von Vertrauen.

Teil 2: Theoretische Grundlagen – Coachingmodelle und Entwicklungsfelder

Landkarten sagen dir nicht, wohin du gehen sollst, sondern helfen dir, dich zu orientieren. In der Selbstentwicklung sind sie Angebote zum Innehalten, Einordnen und Wiedererkennen, nie endgültig oder vollständig, aber oft klärend. Die folgenden theoretischen Grundlagen verstehe daher nicht als Wahrheiten, sondern als Denk- und Erfahrungsräume. Sie laden dich ein, dein eigenes Erleben in größere Zusammenhänge zu stellen und dich selbst mit etwas mehr Weite, Differenzierung und Mitgefühl zu betrachten.

6 Landkarten für die Selbstentwicklung

Dieses Kapitel bietet dir nicht einfach trockene Theorie, sondern lebendige Landkarten für deine innere Welt. Jedes Modell, jede Perspektive ist wie ein neuer Blickwinkel auf dein Werden. Statt Wahrheiten liefern sie dir Reflexionsangebote und Orientierungspunkte, die dir helfen können, Muster zu verstehen, Möglichkeiten zu erweitern und deine eigene Entwicklung bewusster zu gestalten.

Du wirst hier Modelle aus Coaching, Psychologie, ▸ Systemtheorie und Entwicklungspsychologie finden – ergänzt durch Ansätze, die ▸ somatische Intelligenz und ▸ spirituelle Dimensionen berücksichtigen. Mithilfe von KI kannst du diese Modelle nicht nur nachlesen, sondern praktisch erfahrbar machen als Erkundungsfeld für deine eigenen Themen und als ▸ Resonanzraum für Fragen, die über dich hinausweisen.

Als Coach kannst du je nach Thema oder Entwicklungsstand deines Coachees auswählen, welche Prompts passend sind. Diese Prompts kannst du dann als Erweiterung, Vorbereitung oder Hausaufgabe anbieten. Die Landkarten, die du in diesem Buch findest, umfassen unter anderem:

- ▸ Selbstwirksamkeit und ▸ Empowerment – wie wir lernen, an unsere Gestaltungskraft zu glauben (Bandura,1977a; Oettingen, 2017 – WOOP)
- ▸ Stärkenorientierung und ▸ Positive Psychologie – wie wir Ressourcen erkennen, benennen und nutzen (Peterson u. Seligman, 2004 – VIA; Fredrickson, 2004)
- ▸ Systemisches Coaching – wie wir Muster, Kontexte und Zirkularität sehen; Konstruktivismus als Haltung (Simon, 2013, Eidenschink, Grubendorfer u. Ackermann, 2023)
- ▸ Systemtheorie – wie soziale Systeme (Organisationen, Teams, Familien) ihre eigene Logik entwickeln, wie Muster stabil bleiben und wie Veränderung entsteht (Luhmann, Eidenschink u. Merkes, 2021; Grubendorfer u. Ackermann, 2023)
- ▸ Vertikale Entwicklung und ▸ Ich-Entwicklung – wie sich Bewusstseinsebenen entfalten (Kegan, 1994; Kegan u. Lahey, 2009; Loevinger, 1976; Cook-Greuter, 2005)
- ▸ Spirituelle Entwicklungswege – transpersonale Psychologie, Mystik, kontemplative Traditionen (Kaiser, 2004, 2007; Tolle, 1999, 2005)
- ▸ Somatische Intelligenz und ▸ Embodiment – wie wir die Weisheit des Körpers als Ressource nutzen (Levine, 1998)
- ▸ Narrative Identität – wie wir das eigene Leben als Geschichte verstehen können (McAdams, 2001, 2011)

- ▸ Schattenarbeit und ▸ Integration – wie wir das Verborgene ins Bewusstsein einladen (Jung, ▸ Hakomi – vgl. dazu Kurtz, 1990; Arbeit mit inneren Anteilen)
- ▸ Traumasensibilität und ▸ sichere Räume – wie wir Stabilität und Schutz aufbauen (Levine, 1998)
- ▸ Lebensnavigation und ▸ Entscheidungsprozesse (Corssen, 2016).
- ▸ Innere Dynamik, Kindheitsmuster und ▸ Lebensthemen (Kopp-Wichmann, 2017)
- Krise und Transformation

All diese Ansätze wirken hier als Resonanzfelder. Sie eröffnen dir unterschiedliche Zugänge zu dir selbst und machen erfahrbar, wie KI als Dialogpartnerin diese Felder beleben kann. Du begegnest dir selbst – jeweils durch den Blickwinkel einer anderen Theorie.

Wenn du mehr über die einzelnen Theorien und Modelle wissen möchtest, findest du Begriffsdefinitionen im Glossar und die Quellen sowie Grundlagenliteratur im Literaturverzeichnis am Ende des Buches.

7 Neurobiologische Vertiefung – wie Resonanz, Rituale und KI neuronale Prozesse beeinflussen

Wenn wir Coachingprozesse mit Künstlicher Intelligenz betrachten, betreten wir auch in neurobiologischer Hinsicht ein noch junges Feld. Doch gerade hier liegen faszinierende Potenziale für Verankerung und Verkörperung verborgen. Dieses Kapitel lädt dich ein, hinter die Kulissen deines Erlebens zu schauen: Was geschieht in deinem Gehirn, wenn du mit einer KI reflektierst? Welche inneren Schaltkreise werden aktiviert, wenn du einen KI-Dialog erlebst, und was entscheidet darüber, ob sich deine Erkenntnisse auch im Alltag zeigen?

Neuroplastizität heißt: Dein Gehirn bleibt lernfähig, veränderbar und formbar – ein Leben lang.

Dein Gehirn ist kein statisches Organ. Es ist formbar. Diese Formbarkeit – die Neuroplastizität – bedeutet: Jede Erfahrung, jede wiederholte Handlung, jede tiefe Erkenntnis kann neuronale Netzwerke verändern. Besonders intensiv geschieht das, wenn bestimmte Bedingungen erfüllt sind:

- *Bedeutung:* Wenn etwas emotional relevant ist, uns also berührt, erstaunt, beglückt etc., wird das Erleben besonders abgespeichert.
- *Wiederholung:* Wenn eine Erfahrung mehrfach aktiviert wird.
- *Verkörperung:* Die Verbindung von Denken, Fühlen und Handeln schafft nachhaltige ▸ Integration.

Im Coaching mit KI lassen sich all diese Bedingungen bewusst gestalten: durch die Auswahl resonanter Fragen, durch Rituale, die Erkenntnisse verankern, und durch eine Sprache, die unter die Haut geht.

Auch wenn die KI keine Gefühle hat, reagiert dein Gehirn so, als wäre da ein fühlendes Gegenüber, denn wir sind soziale Wesen. Wir verfügen über ein »soziales Gehirn« (Ramachandran, vgl. Wikipedia, 2025, Stichwort: V. S. Ramachandran; Iacoboni, 2009), das fortwährend auf Beziehung scannt. Unbewusst suchen wir nach Zeichen von Bestätigung oder Annahme.

Der Eindruck von *Resonanz* – ausgelöst etwa durch eine präzise, aufmerksame Frage – aktiviert dabei verschiedene Areale in unserem Gehirn. Das zeigt sich ganz konkret im Erleben: Wir spüren ein inneres Aufatmen, wenn eine Frage uns wirklich trifft; wir formulieren unsere Anliegen sorgfältiger, erklären uns, werden persönlicher, als es rein funktional nötig wäre; wir reagieren irritiert oder enttäuscht, wenn eine Antwort uns verfehlt, weil sie sich nicht stimmig anfühlt.

Neurobiologisch lassen sich dabei unter anderem folgende Prozesse beobachten:

- die Spiegelneuronen: Sie feuern auch dann, wenn wir Resonanz virtuell erleben, etwa wenn eine Antwort unseren inneren Zustand treffend spiegelt.
- die Amygdala und das limbische System: Emotionale Prozesse können selbst in rein geschriebenen Dialogen angestoßen werden – etwa Freude, Scham oder Erleichterung.
- den präfrontalen Cortex: Er wird aktiv, wenn wir reflektieren, Perspektiven wechseln oder Bedeutung konstruieren, zum Beispiel, wenn wir eine Frage mehrfach bewegen oder unsere Antwort neu ordnen (Lembke, 2021).

Ein oft unterschätzter Faktor von Veränderung sind *Rituale,* die als neurobiologische Verstärker eingesetzt werden können. Wenn du zum Beispiel vor einem KI-Dialog bewusst atmest, eine Kerze anzündest oder dich auf einen bestimmten Sessel setzt, der nicht mit Arbeit assoziiert ist, signalisierst du deinem Gehirn: Jetzt betrete ich einen besonderen Raum. Das fördert die Ausschüttung von Acetylcholin (Fokus) und Dopamin (Erwartungsfreude) – Neurotransmittern, die Lernen und Gedächtnisbildung intensivieren.

Rituale helfen außerdem, das Gehirn in einen plastischen Zustand zu bringen. Das bedeutet: Die neuronalen Verbindungen, die jetzt aktiviert werden, sind besonders veränderungsbereit. Es ist, als würdest du innerlich den Boden auflockern, damit neue Samen leichter wurzeln.

In genau solchen Momenten innerer Offenheit beginnt auch die neurochemische Ebene mitzuschwingen. Wenn das Gehirn nicht im Alarm- oder Gewohnheitsmodus verharrt, sondern in einen Zustand von Erwartung, Neugier und vorsichtiger Zuversicht kommt, werden Botenstoffe aktiviert, die Veränderung begünstigen. Einer der zentralen Akteure dabei ist *Dopamin.* Dopamin ist nicht nur das Hormon der Belohnung, sondern auch der Neurotransmitter der Möglichkeit. Er wird besonders dann ausgeschüttet, wenn wir auf eine Lösung hoffen, etwas erkunden oder uns ein erfülltes Ergebnis vorstellen.

Gut formulierte Prompts wirken genauso: Sie laden dich ein, etwas zu entdecken, das du noch nicht kennst. Dadurch wird das mesolimbische System aktiviert – ein Netzwerk, das mit Motivation, Neugier und Handlungsvorbereitung verknüpft ist. Ein inspirierender Prompt ist daher nicht nur kognitiv interessant, sondern wirkt tatsächlich wie ein innerer Lockruf: Er bringt das Gehirn in Bewegung und öffnet emotionale wie geistige Suchräume.

Viele Prozesse echter Veränderung beginnen nicht im Kopf, sondern im Körper. Die Fähigkeit, innere Signale (z. B. Herzschlag, Atmung) wahrzunehmen und zu interpretieren, nennt man Interozeption. Sie ist wesentlich für Selbstregulation und emotionale Klarheit (Craig, 2002).

Eine zentrale Rolle spielt dabei der *Inselkortex (Insula).* Er integriert körperliche Empfindungen mit emotionaler Bewertung und bewusster Selbstwahrnehmung. Im Inselkortex werden Rohsignale aus dem Körper in subjektiv erlebte Zustände übersetzt: *So fühlt sich das gerade für mich an.* Er hilft uns, innere Körperzustände wahrzunehmen – zum Beispiel den Herzschlag, den Magen, Atem oder Schmerz. Er ist wie ein feines Seismographensystem für unser inneres Erleben und fungiert damit als Schnittstelle zwischen Körper, Gefühl und Bewusstsein und ist damit entscheidend daran beteiligt, ob Einsichten nicht nur verstanden, sondern auch verkörpert werden.

▸ KI-Interventionen, die dazu einladen, körperlich zu spüren, statt nur zu denken, fördern somit die Aktivierung des Inselkortex und unterstützen die ▸ Integration von Erkenntnissen. Einsichten bleiben so nicht abstrakt, sondern werden als stimmige innere Erfahrung verankert.

Solche Erfahrungen können – wenn sie wiederholt und emotional bedeutsam sind – auch *epigenetische Effekte* entfalten. Epigenetik bedeutet vereinfacht: Unsere Gene sind kein starres Schicksal. Zwar verändern sich die Gene selbst nicht, doch ihre *Aktivität* kann beeinflusst werden.

Erfahrungen wie Sicherheit, Verbundenheit, Sinn oder Selbstwirksamkeit verändern nicht unsere Gene selbst, beeinflussen wohl aber, *wie stark bestimmte Gene im Körper aktiv sind.* Wiederholen sich solche Erfahrungen, beeinflussen sie biologische Regulationsprozesse – etwa Stressreaktionen oder Erholungsmechanismen. Auf diese Weise wirken sie wie feine Schalter, die manche genetischen Programme häufiger »einschalten« und andere dämpfen (Lipton, 2005; Nestler, 2016).

Das erklärt auch, warum so viele Menschen sich von KIs coachen lassen: Sie erleben Sicherheit. Die KI reagiert konstant, urteilsfrei und vorhersehbar. Dadurch sinkt die innere Alarmbereitschaft, und das Nervensystem kann in einen Zustand wechseln, in dem Nachdenken, Spüren und neue Perspektiven überhaupt zugänglich werden.

Ein KI-basierter Coachingdialog, der wirklich berührt, kann damit mehr sein als ein gutes Gespräch. Er kann das innere Milieu verändern, in dem Wahrnehmung, Stressverarbeitung und Handlungsspielräume entstehen. Besonders wirksam sind dabei Fragen, die dich aus dem reinen Denken ins Spüren führen. Etwa:

> »Wo in deinem Körper nimmst du das gerade wahr?«
> oder
> »Was geschieht in dir, wenn du diesen Satz laut aussprichst?«

Solche Fragen stärken ▸ Selbstwirksamkeit als *verkörperte Erfahrung.* Und genau hier entsteht Resilienz: dort, wo Menschen wiederholt erleben, dass sie innerlich Einfluss nehmen können – auf ihr Erleben, ihr Handeln und ihren Umgang mit Belastung. Studien zeigen, dass positive Erfahrungen wie soziale Zugehörigkeit, Sinnfindung oder bewusst getroffene Entscheidungen epigenetische Marker in Richtung Stressreduktion, Regulation und Gesundheit verschieben können.

Positive soziale Erlebnisse stehen in mehreren Studien mit einem *verzögerten epigenetischen Altern* in Verbindung, gemessen unter anderem mit biologischen Altersuhren wie *GrimAge* oder *DunedinPACE.* Menschen mit mehr positiven sozialen Erfahrungen zeigen dabei günstigere epigenetische Profile als Personen mit überwiegend belastenden Erfahrungen (Prigerson, Russell u. Maciejewski, 2025).

Frühkindliche positive Erfahrungen führen in Tierstudien zu *epigenetischen Veränderungen,* die mit einer verbesserten Stressregulation, geringerer Stresshormonreaktivität und erhöhter Resilienz im späteren Leben korrelieren (Alegría-Torres, Baccarelli u. Bollati, 2011).

Psychologische Interventionen wie Stressprävention, Selbstregulation oder sinnorientierte Programme zeigen in ersten Forschungsarbeiten Hinweise darauf, dass sie *epigenetische Marker modulieren* können. Dies deutet auf eine Verbindung zwischen positiven, korrigierenden Erfahrungen und biologischer Resilienz hin (Schneiderman, Ironson u. Siegel, 2005).

Ein KI-basierter Coachingdialog, der dich wirklich berührt, ist also nicht nur ein mentales Ereignis. Er kann zu einem biologisch wirksamen Lernmoment für dein gesamtes System werden.

Was kannst du daraus mitnehmen?

- Wähle Prompts, die dich wirklich berühren und nicht nur »passen«.
- Schaffe Ritualarbeit vor und nach dem Dialog und besprich diese auch mit deinen Klient:innen. Auch kleine, bewusste Gesten können helfen, das Erlebte im Körper und Gesamtsystem zu verankern.
- Schreibe auf, was sich in dir bewegt, denn: Wiederholung fördert Verankerung.
- Spüre in deinen Körper hinein und erfahre den KI-Coachingprozess nicht nur durch deine Gedanken.
- Lass dir Zeit. Dein Gehirn wandelt sich nicht durch Druck, sondern durch Wiederholung in Resonanz.

Wenn du so mit KI arbeitest, wird sie nicht nur eine kluge Sparringspartnerin, sondern auch Co-Regulator deiner neuronalen Entwicklung. Sie hilft dir, dich selbst neu zu schreiben – in deinem Denken, deinem Erleben und vielleicht sogar in deiner Biologie.

8 Empowerment – die eigene Stärke bewusst nutzen

Viele Menschen scheinen nach Lösungen zu suchen. Doch was sie oft eigentlich suchen, ist ein innerer Ort, von dem aus sie handeln können – nicht unbedingt ein Ergebnis, sondern eine Erfahrung: »Ich bin nicht ausgeliefert. Ich kann Einfluss nehmen. Ich bin wirksam, zumindest ein kleines Stück.«

▸ Empowerment bedeutet, mit der eigenen Kraft in Kontakt zu kommen, auch dann, wenn man sich schwach fühlt. Es meint, das eigene Handeln nicht aus der Position der Ohnmacht heraus zu gestalten, sondern in dem Wissen, dass jeder Moment ein Möglichkeitsraum ist, selbst dann, wenn die Optionen schmal, brüchig oder schmerzhaft sind. Denn auch kleine Schritte befreien aus dem Ohnmachtsgefühl.

Manchmal beginnt der Kontakt zur eigenen Kraft mit einem einzigen Satz: »Ich kann selbst etwas tun und mich bewegen, wenn auch nur innerlich.«

Genau an dieser Stelle berührt Empowerment die psychologische Dimension der ▸ Selbstwirksamkeit. Was sich zunächst wie eine Haltung oder Entscheidung anfühlt, wird hier zu einer erfahrbaren inneren Realität.

8.1 Psychologisch betrachtet – Selbstwirksamkeit als Erfahrungsraum

Der Begriff der ▸ Selbstwirksamkeit wurde von Albert Bandura (1977a, 1977b, 1979) geprägt und bezeichnet die Überzeugung, selbst Einfluss nehmen zu können. Diese Überzeugung ist kein bloßer Gedanke, sondern eine verkörperte Erfahrung. Menschen mit hoher Selbstwirksamkeit

- setzen sich Ziele, die sie wirklich berühren,
- deuten Rückschläge als Teil ihres Weges
- und erleben sich nicht als Opfer der Umstände, sondern als Handelnde inmitten der Welt.

Selbstwirksamkeit entsteht durch Erfahrung und Erinnerung. Sie ist trainierbar durch Sprache, durch kleine erlebte Schritte, durch die bewusste Wahrnehmung von Situationen, in denen man selbst Einfluss nimmt. Kleine bewusste Handlungen im Alltag können sein:

- Ein Glas Wasser statt noch einen Kaffee trinken, weil du deinem Körper etwas Gutes tun willst.

- Die Laufschuhe hinstellen, auch wenn du heute nicht läufst – als Erinnerung an deine Möglichkeit, morgen zu beginnen.
- Die Berührung des Hometrainers mit dem Zeigefinger ist besser, als achtlos an ihm vorbeizugehen.
- Ein schwieriges Gespräch mit einem einzigen Satz eröffnen, zum Beispiel: »Ich möchte etwas ansprechen, das mir wichtig ist.«
- Den Laptop nach Feierabend bewusst zuklappen und das Handy weglegen – ein kleiner Akt der Selbstbestimmung über deine Zeit.
- An der Kasse freundlich »Nein, danke« sagen, wenn dir etwas aufgedrängt wird – ein dezenter Moment der Abgrenzung.

Solche winzigen Gesten mögen unscheinbar wirken. Doch sie sind wie Samen, die in mir weiterwirken: *Ich kann Einfluss nehmen. Ich habe eine Wahl.*

Jede bewusste Handlung, erinnert dich an deine Selbstwirksamkeit.

Genau an dieser Stelle berühren sich Empowerment und ▸ Selbstwirksamkeit. Empowerment beschreibt den Kontakt zur eigenen Kraft; Selbstwirksamkeit ist die Erfahrung, dass diese Kraft wirksam wird. Was sich innerlich aufrichtet, braucht Formen, um im Alltag Gestalt anzunehmen. Hier setzt das ▸ WOOP-Modell an.

8.2 Zwischen Wunsch und Wirklichkeit – das WOOP-Modell

Die Psychologin Gabriele Oettingen (2014, 2017) hat mit dem ▸ WOOP-Modell eine Strategie entwickelt, die Wunschkraft mit Realismus verbindet.

WOOP stärkt die Selbstwirksamkeit, indem es Menschen nicht nur träumen lässt, sondern sie durch den konkreten Umgang mit inneren und äußeren Hindernissen führt.

- *Wish:* Was wünsche ich mir wirklich?
- *Outcome:* Was würde es mir ermöglichen, wenn es gelingt?
- *Obstacle:* Was in mir oder um mich herum steht dem entgegen?
- *Plan:* Was kann ich tun, wenn das Hindernis auftaucht?

WOOP romantisiert Ziele nicht, sondern würdigt die innere Realität. Sie erlaubt Ambivalenz, Zielklarheit sowie tiefen Selbstkontakt und ist auf eine Balance zwischen Vision und Bodenhaftung ausgerichtet. Gerade dadurch entsteht Selbstwirksamkeit: nicht durch Vermeidung von Hindernissen, sondern durch die Erfahrung, mit ihnen umgehen zu können. Jeder durchdachte Plan, jede vorbereitete Reaktion stärkt das Gefühl: *Ich bin handlungsfähig, auch wenn es schwierig wird. Das macht stark und befreit aus Handlungslähmungen.*

8.3 Sprache als Wegweiser innerer Beweglichkeit

Sprache ist nicht nur Beschreibung, sondern auch Gestaltung. Sie lenkt unsere Aufmerksamkeit, setzt innere Markierungen und kann Beweglichkeit ermöglichen, wo zuvor Enge war. Deshalb kann ein gut gesetzter Prompt eine Tür zu einem inneren Ort öffnen, an dem Denken, Fühlen und Handeln wieder in Bewegung kommen. Innere Beweglichkeit zeigt sich dort, wo ich nicht nur so reagiere wie immer, sondern einen Moment innehalte und neue Optionen wahrnehme.

Innere Beweglichkeit bedeutet auch, dass ich innerlich nicht festgelegt bin. Dass ich Gedanken prüfen, Gefühle regulieren, meine Aufmerksamkeit zwischen Gedanken und Gefühlen hin- und herwandern lassen kann und mein Handeln bewusst ausrichten kann.

Im Dialog reagiert die KI auf einen gut gesetzten Prompt nicht mit aufeinander aufbauenden Reflexionsfragen. Sie fragt nach, hält inne, wartet auf Antwort und lenkt die Aufmerksamkeit immer wieder zurück auf das innere Erleben. So entsteht ein Dialog, der innere Beweglichkeit unterstützt, statt sie zu überformen.

Die KI könnte im Gespräch zum Beispiel fragen:

- Was in dir hat schon einmal Einfluss genommen, als du es selbst kaum für möglich gehalten hättest?
- Welche kleine Bewegung – innerlich oder äußerlich – liegt jetzt tatsächlich in deiner Hand?
- Wem oder was möchtest du heute nicht mehr die Deutungshoheit über dein Erleben überlassen?
- Was würde sich verändern, wenn du dir erlaubst, diese Frage nicht sofort beantworten zu müssen?

Solche Fragen laden zum Innehalten ein, zur puren Präsenz. Sie geben der inneren Stimme, die im Lärm des Alltags oft verloren geht, Raum.

Im Dialog mit KI kannst du ▸ Empowerment wie einen Muskel trainieren. Sie begleitet dich Schritt für Schritt, spiegelt deine Sprache, weist dich darauf hin, wenn du defizitorientiert denkst, und führt dich z. B. durch WOOP-Prozesse (▸ WOOP-Modell). Aber vor allem erinnert sie dich an das, was längst da ist: deine Fähigkeit, Einfluss zu nehmen. Und das jederzeit, ohne Bewertung, ohne Druck und im Raum deiner Möglichkeiten.

▸ Selbstwirksamkeit meint weniger den Erwerb von Stärke als das Erinnern an deine innere Beweglichkeit. Du kannst dich immer bewegen – manchmal äußerlich, oft schlicht innerlich. Schon die Fähigkeit, deine Aufmerksamkeit von einem belastenden Gedanken zu lösen und stattdessen den Atem, den Körper oder den gegenwärtigen Moment wahrzunehmen, ist eine Form von Bewegung.

Viele Menschen sind sich dieser Fähigkeit zur inneren Beweglichkeit nicht vollständig bewusst. Du selbst hast vielleicht vergessen, wie oft du dich bereits aus Enge, Erstarrung oder Zweifel herausbewegt hast, indem du einfach die Aufmerksamkeit auf etwas anderes gelenkt hast, das dir half, die Starre zu überwinden.

Das folgende Kapitel lädt dich ein, dich zu erinnern: an deine Kraft, an deine Wahlmöglichkeiten und an das Licht, das du so oft bei anderen siehst und das auch in dir leuchtet.

Wenn Empowerment die Erfahrung der eigenen Wirksamkeit ist, dann sind die eigenen Stärken die Quellen, aus denen diese Kraft fließt.

9 Stärkencoaching und Positive Psychologie

Nachdem es im vorherigen Kapitel um Selbstwirksamkeit und Empowerment ging, richtet sich der Blick nun auf die Quellen, aus denen diese Erfahrung gespeist wird. Denn die Fähigkeit, Einfluss zu nehmen und beweglich zu bleiben, entsteht nicht im luftleeren Raum. Sie wächst dort, wo Menschen in Kontakt kommen mit dem, was sie bereits trägt.

Die meisten Menschen wollen »besser« werden. Doch was ist damit gemeint? Nicht selten verbirgt sich hinter diesem Wunsch ein impliziter Reparaturauftrag: Schwächen beseitigen, Makel beheben, Defizite ausgleichen.

Doch Entwicklung geschieht selten durch das, was wir loswerden. Sie geschieht, wenn wir nähren, was bereits lebendig ist.

Stärkencoaching ist kein Rezept, sondern ein Angebot zur Haltungsverschiebung. Weg von der Frage »Was fehlt mir?« und hin zu »Was trägt mich bereits – und was davon könnte noch weiter wachsen?«. Es geht nicht um ein besseres Ich, sondern um ein tieferes In-Kontakt-Kommen mit dem Eigenen.

Diese Perspektive findet auch in der ▸ Positiven Psychologie ihren theoretischen Resonanzraum. Die sogenannte Positive Psychologie (mit Martin Seligman als einem ihrer prominenten Vertreter) ist nicht die Psychologie des Positiven oder der Schönfärberei, wie ihr von manchen vorgeworfen wird, die sie nicht kennen (Seligman, 2012). Sie ist vielmehr eine Rückbesinnung auf das, was Menschen aufblühen lässt: Sinn, Verbundenheit, Engagement, Hoffnung. Ihre Fragen sind von anderer Natur als die der klassisch-diagnostischen Psychologie:

- Was trägt dazu bei, dass ein Leben als gelingend empfunden wird?
- Welche Bedingungen fördern das Gefühl von Lebendigkeit?
- Wie entsteht innere Widerstandskraft/Resilienz?

Zentrales Motiv der ▸ Positiven Psychologie ist Gestaltung statt Reparatur. Nicht das Leben »wieder ganz« machen, sondern das Ganze, das bereits da ist, gestalten.

Wie sich dieser Perspektivenwechsel im Alltag auswirken kann, zeigt das folgende Fallbeispiel.

Meine Klientin, Ende fünfzig, hatte vor einem halben Jahr eine Führungsrolle übernommen. Sie wirkte vertrauenswürdig und ausgeglichen, erzählte mir jedoch von massiven

Schlafstörungen. Nachts kreisten ihre Gedanken um alles, was nicht funktionierte. Je länger sie grübelte, desto wacher wurde sie.

Im Coaching richteten wir den Blick bewusst auf das, was bereits gelungen war. Es war eine einfache, fast unscheinbare Intervention – und doch wirkungsvoll. Denn die Positive Psychologie zeigt: Das, worauf wir unsere Aufmerksamkeit richten, prägt unser Erleben.

Als die Klientin aufzählte, was sie in den vergangenen Monaten erreicht hatte, wurde ihr selbst erst richtig bewusst, wie viel schon gelungen war: Sie hatte eine neue Mitarbeiterin eingestellt, die sehr gut ins Team passte, ein vertrauensvolles Verhältnis zu ihren Kolleg:innen aufgebaut und eine neue Aufgabenverteilung entwickelt, die tragfähig war. Stück für Stück entstand ein anderes Bild.

Am Ende der Sitzung formulierte sie einen Satz, der für sie wie eine innere Entlastung wirkte: »Ich bin gut genug.« Sie musste nicht die perfekte Führungskraft sein – nur gut genug. So wie wir als Eltern nicht die »beste Mutter« oder der »beste Vater« der Welt sein müssen, sondern verlässlich genug für unsere Kinder. Genau in diesem Perspektivenwechsel lag die Erlaubnis zur Ruhe. Und genau dadurch begann sich auch ihr Schlaf zu erholen.

9.1 VIA-Stärken – eine Landkarte innerer Resonanzen

Die ▶ VIA-Charakterstärken (Values in Action) nach Peterson und Seligman (2004) beschreiben 24 positive, kulturenübergreifend identifizierte Charaktereigenschaften, die als gelebte Werte verstanden werden können. Dabei handelt es sich nicht um Tugenden im moralischen Sinne, sondern um Haltungen, die sich als tragfähig für ein gutes Leben erwiesen haben, wie zum Beispiel Dankbarkeit, Neugier, Urteilsvermögen, Tapferkeit und Spiritualität.

Charakterstärken werden in der Positiven Psychologie als stabile, positive Persönlichkeitsmerkmale verstanden, die Tugenden im Alltag konkret werden lassen und sich im Denken, Fühlen und Handeln ausdrücken (Peterson u. Seligman, 2004). Diese Stärken sind bevorzugte Möglichkeiten, die im Tun sichtbar werden. Es sind die positiven Handlungs-, Denk- und Fühlgewohnheiten, die uns leicht fallen. Sie zeigen sich in Situationen, wenn sie eingeladen werden, sich zu entfalten. Sie wollen erinnert werden und sind, wenn man so will, Spuren des Gelingens im Erleben.

Um ihnen auf die Spur zu kommen, sollte man daher nicht fragen: »Was kannst du gut?«, sondern:

- Wann warst du zuletzt ganz bei dir und was war da spürbar?
- Was kannst du stundenlang tun, ohne die Zeit zu bemerken?
- Was lässt dich strahlen?
- Womit bist du verbunden, wenn du ganz in deinem Element bist?

9.2 Broaden and Build – Von der Wirkung positiver Emotionen

Barbara Fredricksons (2004) ▸ »Broaden-and-build-Theorie« verweist auf einen systemischen Zusammenhang: Positive Emotionen erweitern unseren Aufmerksamkeitsfokus.

Sie lassen uns mehr wahrnehmen, flexibler denken und neue Handlungsmöglichkeiten in Betracht ziehen. In solchen Zuständen wird der innere Möglichkeitsraum größer, und wir erhalten leichter Zugang zu eigenen Fähigkeiten ebenso wie zu unterstützenden Ressourcen in unserer Umgebung.

Negative Emotionen wirken im Vergleich dazu anders. Sie bündeln Aufmerksamkeit auf das unmittelbar Relevante, binden Energie an Schutz- oder Problemlösungsmechanismen und führen zu einer starken Fokussierung auf Bedrohung, Mangel oder Kontrolle. Diese Reaktion ist evolutionsbiologisch sinnvoll und keineswegs »falsch«. Sie dient dem Überleben. Subjektiv kann sie sich jedoch als ein Zustand von innerer Enge, Anspannung oder Festgehaltensein anfühlen, mit eingeschränkter Beweglichkeit im Denken und Handeln.

Coaching, das sich an Stärken orientiert, ist daher kein Euphorisierungstrick. Es ist ein Perspektivenwechsel hin zu dem, was bereits gelingt, was lebendig ist, was trägt und innerlich weitet. Das bedeutet nicht, Schmerz zu verleugnen. Vielmehr geht es darum, die Ressourcen zu aktivieren, die es braucht, um mit dem Schmerz in Kontakt zu bleiben – ohne sich von ihm definieren zu lassen.

In meinen Seminaren habe ich die Teilnehmenden immer wieder sogenannte stärkenorientierte Interviews miteinander durchführen lassen. Das einhellige Feedback war, dass das dabei entstehende Bewusstsein für die eigenen Stärken ein spürbar erhebendes Gefühl ausgelöst hat. Viele entschieden sich anschließend, diese Methodik fest in ihren Führungsalltag zu integrieren.

Diese bewusste Aufmerksamkeitsverschiebung kann man auch im KI-Coaching beobachten, da KIs sehr häufig wertschätzende Reframings anbieten oder Stärken zurückspiegeln.

Mit den richtigen Fragen und den passenden Spiegelungen kann KI zu einer strukturierten Selbstreflexion einladen und dabei helfen, das eigene Erleben zu erinnern, zu sortieren und zu würdigen.

Mögliche Prompts könnten lauten:

- Hilf mir, Situationen in meinem Leben zu erkennen, in denen ich meine Stärken bereits gelebt habe, auch dort, wo es mir damals nicht bewusst war.
- Welche meiner Stärken könnte ich heute bewusst einladen, um einer aktuellen Herausforderung zu begegnen? Bitte hilf mir, sie greifbar zu machen.
- Welche Erinnerungen in meiner Biografie erzählen von meinen inneren Stärken, selbst wenn ich sie zum damaligen Zeitpunkt nicht als solche erkannt habe? Hilf mir, durch Fragen diese Stärken zu erkennen.
- Welche Stärke zeigt sich, wenn ich ganz lebendig und bei mir bin?

Viele Menschen halten Stärkencoaching zunächst für eine Form der Optimierung. Doch Optimierung ist inzwischen zu Recht in Verruf geraten, weil sie häufig einen subtilen inneren Leistungsdruck erzeugt: noch besser werden, noch effizienter funktionieren, noch mehr aus sich herausholen.

Entwicklung folgt jedoch selten dieser Logik. Menschen verändern sich meist nicht, weil sie sich »reparieren« wollen, sondern weil sie etwas entdecken, das sie berührt. Etwas, das Resonanz erzeugt und sie einlädt, über vertraute Muster hinauszuwachsen.

Stärkencoaching, ob im menschlichen Dialog oder KI-unterstützt, ist deshalb keine Methode der Selbstoptimierung. Es geht stattdessen um die Erinnerung an das, was bereits angelegt ist, was gelingen kann und was sich aus eigener Kraft entfalten möchte. Diese Kraft entfaltet sich jedoch nie im luftleeren Raum. Stärken zeigen sich, werden gehemmt oder wachsen im Zusammenspiel mit anderen Menschen, mit Rollen, Erwartungen und Kontexten. Wer Entwicklung verstehen will, kommt daher nicht umhin, den Blick zu weiten: vom Individuum hin zu den Systemen, in denen es lebt und wirkt. Damit öffnet sich der nächste Denkraum – das systemische Denken.

10 Systemisches Coaching – Denken in Beziehung

▸ Systemisches Coaching eröffnet gleich mehrere Zugänge und miteinander verbundene Denk- und Erfahrungsräume. Es geht um das Verstehen von Beziehungsmustern, um die Frage, wie Wirklichkeit entsteht, und um die innere Haltung, mit der wir Menschen und Situationen begegnen. Die folgenden Abschnitte beleuchten diese Ebenen aus unterschiedlichen Blickwinkeln: warum systemisches Denken den Horizont erweitert, wie Wirklichkeit konstruiert wird und welche Haltungen und Methoden helfen, Dynamiken sichtbar und veränderbar zu machen.

10.1 Warum systemisch denken?

Wir sind nicht einfach das, was wir sind. Wir sind, wie wir in Beziehung treten, und erlauben auch, von diesen gestaltet zu werden.

Systemisches Denken lädt uns ein, den Blick zu weiten. Anstatt nur das isolierte Ich zu betrachten, verstehen wir Menschen als *Teil und zugleich Knotenpunkt* eines lebendigen Geflechts aus Beziehungen, Kontexten und Geschichten. Wir sind nicht nur mit Herkunftsfamilien, Teams und Organisationen, Liebes- und Konfliktbeziehungen, kulturellen Erwartungsfeldern und inneren Stimmen verbunden – wir *wirken in ihnen und werden von ihnen mitgestaltet.* Oft entfalten sich dabei Loyalitäten und Muster, die älter sind als unsere bewussten Entscheidungen.

Wer beginnt, sein Umfeld mitzudenken, erkennt oft etwas Entscheidendes: »Das Problem liegt nicht allein in mir, es entsteht in einem Zusammenspiel. Ich bin Teil einer Dynamik.«

10.2 Wirklichkeit als Konstruktion

Systemisches Denken (Simon, 2006; Simon, 2013; Grubendorfer u. Ackermann, 2023; Eidenschink u. Merkes, 2021) wurzelt im Konstruktivismus, der Wirklichkeit nicht als objektives Abbild der Welt versteht, sondern als Ergebnis von Beobachtung, Sprache und Beziehung. Wirklichkeit entsteht demnach nicht unabhängig von uns, sondern immer im Zusammenspiel dessen, was wahrgenommen, benannt und gedeutet wird.

Es gibt nicht die eine Wahrheit, sondern stets mehrere, gleichzeitige Perspektiven auf dasselbe Geschehen.

Sprache beschreibt die Welt daher nicht nur – sie formt sie. Je nachdem, wie wir eine Situation benennen, verändern sich Handlungsspielräume, Zuschreibungen und Selbstbilder. Ein und dieselbe Situation kann als Scheitern, Lernprozess oder notwendiger Übergang erlebt werden. Nicht etwa, weil sich die Fakten ändern, sondern weil sich der Deutungsrahmen verschiebt.

Ein einfaches Beispiel aus dem Coaching:
Eine Führungskraft beschreibt sich selbst als »zu konfliktscheu«. Diese Selbstbeschreibung erzeugt ein inneres Bild von Schwäche und Vermeidung. Ein systemischer Blick fragt jedoch: *In welchem Kontext war dieses Verhalten sinnvoll?* Vielleicht diente es lange Zeit dem Erhalt von Beziehungen oder der Deeskalation in einem angespannten Umfeld. Was zuvor als Defizit erschien, wird so als Kompetenz sichtbar – nur in einem Kontext, der sich inzwischen verändert hat.

Ein systemischer Coach fragt daher nicht: »Was ist wahr?«, sondern: »Was macht dieses Denken möglich und was wird dadurch unsichtbar?« oder: »Wer in dir spricht da gerade und wer könnte noch zu Wort kommen?« Solche Fragen öffnen den Raum für Perspektivenwechsel und laden dazu ein, Wirklichkeit nicht als feststehend zu betrachten, sondern als veränderbar durch neue Beobachtungen und neue Sprache.

Aus dieser konstruktivistischen Haltung ergeben sich bestimmte Formen des Fragens und Betrachtens, die im systemischen Coaching immer wieder genutzt werden. Sie helfen, lineare Erklärungen zu verlassen, Wechselwirkungen sichtbar zu machen und neue Perspektiven zu eröffnen. Die folgenden Zugänge sind daher Ausdruck einer systemischen Haltung im Dialog.

Typische Haltungen und Arbeitsweisen im systemischen Coaching sind zirkuläres Fragen, triadisches Denken, hypothetisches Fragen, Ressourcenorientierung und Kontextualisieren (Abbildung 9), die im Folgenden erläutert werden.

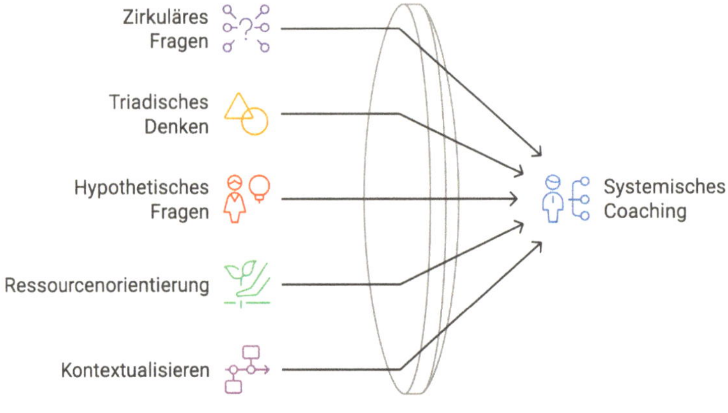

Abbildung 9: Arbeitsweisen im Systemischen Coaching (erstellt mit Napkin)

▸ Zirkuläres Fragen – Beziehungsmuster sichtbar machen

Bei dieser Fragetechnik geht es darum, die lineare Ich-Perspektive zu verlassen und den Blick stattdessen auf Wechselwirkungen zu richten. Eine zirkuläre Frage könnte zum Beispiel sein:

- »Wie könnte dein Partner beschreiben, was du in Konflikten brauchst?«

So wird eine Grundlage für Perspektivenwechsel, Empathie und das Relativieren fester Zuschreibungen geschaffen.

▸ Triadisches Denken – das unsichtbare Dritte entdecken

Systeme bestehen selten nur aus zwei Polen. Oft wirkt etwas Drittes mit, zum Beispiel eine nicht benannte Person, ein abwesender Einfluss oder eine alte Loyalität. Durch folgende Fragen wird Komplexität sichtbar und Vereinfachungen lösen sich auf:

- »Wenn du mit deiner Kollegin diskutierst, wer sitzt innerlich noch mit am Tisch?«
- »Welche Erwartungen deiner Familie könnten in deiner Berufswahl mitschwingen?«

▸ Hypothetisches Fragen – Möglichkeitsräume eröffnen

Diese Fragetechnik erlaubt Experimente ohne Konsequenz, reduziert Abwehr und öffnet neue Optionen. Hypothetische Fragen könnten sein:

- »Angenommen, du könntest frei entscheiden, wie sähe dein nächster Schritt aus?«
- »Angenommen, niemand würde dich bewerten, was würdest du wagen?«

▸ Ressourcenorientierung – das sehen, was trägt

Systemisches Arbeiten verweilt nicht beim Defizit, sondern fragt:

- »Was hat dich trotz allem bis hierhin getragen?«

So verschiebt sich der Fokus vom Mangel hin zu den Möglichkeiten.

▸ Kontextualisieren statt pathologisieren – Verhalten würdigen

Jedes Verhalten ist eine Antwort auf einen bestimmten Kontext.

Was heute hinderlich wirkt, kann zu einem früheren Zeitpunkt eine kluge Anpassung gewesen sein. Gezielte Fragen können dabei helfen, Selbstvorwürfe in Selbstmitgefühl zu verwandeln:

- »Wann hat dir diese Strategie gedient, auch wenn sie heute nicht mehr passt?«
- Welche Ressourcen oder Fähigkeiten stecken in dieser Strategie?«
- »In welchem Kontext wäre dieses Verhalten auch heute noch sinnvoll?«

- »Was braucht es jetzt, damit sich etwas Neues entwickeln darf – ohne das Alte abzuwerten?«

10.3 Systemisches Denken nach innen – das Innere Team

Systemische Perspektiven richten sich nicht nur nach außen auf Beziehungen und Kontexte, sondern auch nach innen – auf das Innere Team (Schulz von Thun, 2014). In uns wirken unterschiedliche Stimmen oder Teammitglieder, die sich gegenseitig stützen, blockieren oder antreiben: das verletzte Kind, der Zweifler, die Visionärin, der Perfektionist, die Antreiberin, die stille Weisheit.

Diese Dynamiken im Inneren Team bleiben oft unbewusst, beeinflussen jedoch maßgeblich unser Erleben und Handeln. Ein Coach – ob menschlich oder KI-gestützt – kann dabei helfen, diese Stimmen hörbar zu machen, ohne sie zu bewerten oder zu hierarchisieren.

Fragen wie »Welche Stimme in dir bekommt gerade viel Raum und welche zu wenig?« oder »Wer in dir verhindert Bewegung und wer könnte sie ermöglichen?« öffnen Resonanzräume für innere Dialoge. KI kann – richtig eingesetzt – genau diesen Resonanzraum unterstützen und zugleich äußere Beziehungsdynamiken mit in den Blick nehmen.

Ein guter ▸ KI-Coach fragt

- zirkulär (»Wie könnte XY dich erlebt haben?«),
- triadisch (»Wer fehlt im Gespräch, wirkt aber dennoch mit?«),
- hypothetisch (»Angenommen, du wärst frei …?«)
- oder kontextuell (»Wozu war dieses Verhalten einmal hilfreich?«).

Beispielprompts könnten sein:

- Welche unsichtbaren Fäden verbinden mich mit meiner Herkunft?
- Welche Rolle spiele ich gerade und ist es wirklich meine?
- Welche Stimme in mir will gehört werden und wurde lange übergangen?

10.4 Systemisches Embodiment – Dynamik verkörpern

Systemisches Arbeiten lässt sich nicht nur denken, sondern auch *körperlich erfahren*. Eine Möglichkeit besteht darin, verschiedene Positionen symbolisch im Raum aufzustellen – etwa mithilfe von Bodenankern für innere Anteile, relevante Personen oder zentrale Themen (z. B. Kissen, beschriftete Blätter oder kleine Figuren). Betritt diese Positionen nacheinander und spüre, was sich jeweils verändert: im Körper, in der Haltung, in den Gedanken oder Gefühlen.

Im Anschluss kann es hilfreich sein, bewusst eine *Metaposition* einzunehmen – einen inneren Ort des wohlwollenden Beobachtens. Von hier aus wird das gesamte Feld sichtbar, ohne sofort involviert zu sein oder reagieren zu müssen. Gerade diese Perspektive eröffnet oft neue Einsichten: Wir erkennen mehr, wenn wir emotional weniger verstrickt sind.

Wenn ich diese Übung in meiner Praxis mit Klient:innen anwende, entstehen häufig dichte Aha-Momente, die sich spürbar im gesamten inneren System ausbreiten. Sätze wie: »Jetzt verstehe ich endlich, warum sie so verärgert war« oder »So fühlt sich das also aus dieser Perspektive an« markieren Wendepunkte im Erleben.

Selbst kleine innere Bewegungen können bestehende Ordnungen verschieben. Und wenn sich Ordnungen verändern, entstehen neue Möglichkeiten – im Denken, im Fühlen und im Handeln.

Zusammenfassend lässt sich sagen: Du bist mehr als ein Individuum. Du bist Teil eines lebendigen inneren und äußeren Gewebes. Wenn sich dieses Gewebe verändert, verändert sich auch dein Erleben.

Systemisches Denken lädt uns ein, Muster, Kontexte und Beziehungen zu erkennen. Doch sobald wir genau hinschauen, begegnen uns auch Verletzlichkeiten, denn hinter vielen Mustern stehen alte Erfahrungen von Ohnmacht, Ausschluss oder Überforderung.

Systemisches Arbeiten braucht deshalb immer auch Schutz. Es reicht nicht, die Dynamiken zu durchschauen. Es braucht einen Raum, in dem die damit verbundenen Gefühle gehalten werden können. Genau hier setzt traumasensibles Coaching an: Es erinnert uns daran, dass Entwicklung nur geschehen kann, solange Sicherheit spürbar bleibt.

11 Traumasensibilität und sichere Räume

Um Menschen traumasensibel (▸ Traumasensibilität) zu begleiten, ist es zunächst wichtig, zu verstehen, wie Trauma wirkt – jenseits von Ereignissen, im Nervensystem und im Körpergedächtnis.

So zeigen sich bei vielen Menschen, die mit Coaching, innerer Arbeit oder auch Künstlicher Intelligenz in Berührung kommen, Spuren früherer Überforderung: manchmal als latente Übererregung, subtiler Erstarrung, diffuser Scham oder in Form chronischer Selbstabwertung – auch wenn sie das nicht als »Trauma« bezeichnen würden.

Peter Levine, einer der Vordenker der somatischen Traumatherapie, beschreibt Trauma nicht als das Ereignis selbst, sondern als das, was im Nervensystem zurückbleibt, wenn überwältigende Erfahrungen nicht vollständig verarbeitet werden konnten (Levine, 1998).

Mit dieser Perspektive verschiebt sich der Fokus von äußeren Kausalitäten hin zur inneren Verarbeitung. Trauma beschreibt einen komplexen Zustand, in dem nicht nur das, was geschehen ist, sondern auch das, was nicht geschehen konnte (z. B. Flucht, Kampf oder das vollständige Durchlaufen einer schützenden Reaktion des Nervensystems), weiterwirkt.

Traumatische Prägungen entstehen nicht nur durch offensichtliche Geschehnisse wie Gewalt, Verlust oder Katastrophen. Auch leise, oft unscheinbare Lebensumstände können tief wirken: chronische Überforderung, emotionale Abwesenheit, ständiger Leistungsdruck oder das Fehlen regulierender Beziehungen, zum Beispiel ein Kind, das früh Verantwortung übernimmt, weil niemand anders da ist; ein Kind, dessen Sorgen überhört werden, weil »doch alles in Ordnung ist«; ein Kind, das Trost braucht, aber nur auf Erwachsene im Funktionsmodus trifft; oder eines, das mit starken Gefühlen allein bleibt, weil es niemanden gibt, der sie spiegelt oder einordnet. In solchen Momenten geschieht oft nichts, was man später eindeutig benennen würde. Trotzdem fehlt etwas Wesentliches. Die Welt fühlt sich zu groß oder zu leer, zu laut oder unendlich einsam an. Da ist niemand, der sagt: Ich sehe dich. Niemand, der bleibt, wenn es schwierig wird, niemand, der dem Erleben einen Rahmen gibt.

Was sich einprägt, ist nicht unbedingt eine konkrete Erinnerung. Es ist eher ein Gefühl, eine Atmosphäre, die sich im Körper festsetzt: ein leises Zusammenziehen, ein Sich-Zurücknehmen, eine kaum benennbare innere Leere. Etwas in dir lernt, vorsichtig zu sein, still zu werden oder allein zurechtzukommen.

Coaching, das auf Wirkung zielt, ist schnell, aber traumasensibles Coaching muss langsam sein. Es eilt nicht der Lösung entgegen, sondern verweilt bei der Erfahrung. Statt zu verändern, will es halten und begleiten. Nicht alles, was sich unangenehm anfühlt, muss dabei durchschritten werden. Nicht jede Erstarrung braucht einen Impuls. Oft genügt es, dass jemand bleibt, wenn sie auftaucht – mit wacher Aufmerksamkeit und ohne jede Absicht.

Die Aufgabe des traumasensiblen Coachings ist es, einen Raum anzubieten, damit Erstarrtes wieder ins Fließen kommen kann.

Ein solcher Raum (▸ sichere Räume) ist ein Möglichkeitsraum. Er lädt ein, ohne zu drängen. Er fragt nicht: »Was willst du ändern?«, sondern: »Was hält dich, gerade jetzt?« Und er fragt es im doppeldeutigen Sinn: »Was hält dich zurück? Und was gibt dir Halt?« oder auch »Wie fühlst du gerade dich und mich hier im Kontakt, auch wenn das Erstarrte gerade präsent ist?« Hier wird dann etwas Drittes in den Wahrnehmungsraum genommen, nämlich die Beziehung zum Coach. Auch das kann das Erstarrte ins Fließen bringen. Präsenz wirkt hier auch ohne Worte.

Der:die traumasensible Coach:in weiß: Regulation geht vor Transformation. Er:sie fragt nach Ressourcen, bevor er:sie in verletzliche Zonen geht. Er:sie achtet nicht nur auf Sprache, sondern auch auf Atmung, Körperhaltung, Blickverhalten.

Und er:sie bleibt verbunden – auch dann, wenn das Gegenüber aus der Verbindung geht und sich innerlich ausblendet oder zurückzieht. Der Coach reagiert dann nicht, indem er etwas *tut,* sondern indem er *bleibt.* Er reguliert zuerst sich selbst, bleibt innerlich offen, spürbar anwesend und in Kontakt mit dem eigenen Körper. Wenn beim Gegenüber Rückzug, Abwehr oder emotionale Abwesenheit auftauchen, versucht er nicht, das Erleben zu korrigieren oder zu erklären.

Stattdessen hält er den Raum: aufmerksam, langsam, zugewandt. Er benennt behutsam, was wahrnehmbar ist – ohne Bewertung, ohne Analyse. Vielleicht sagt er etwas wie: »Ich nehme gerade viel Spannung wahr.« Oder: »Es wirkt, als wäre gerade etwas in dir nicht ganz hier.«

Sicherheit entsteht in solchen Momenten nicht durch Worte, sondern durch innere Stimmigkeit. Der Coach bleibt verbunden, auch wenn im Gegenüber Verbindung kurzzeitig nicht möglich ist. Er verlässt die Beziehung nicht innerlich, selbst wenn sie sich fragil anfühlt.

Genau hier liegt die Essenz traumasensibler Begleitung: nicht wegzugehen, wenn der Andere in Erstarrung, Taubheit oder Abbruch gerät, sondern die Beziehung aufrechtzuerhalten.

So könnte ein Coach in einem solchen Moment auch sagen: »Ich merke, dass es dir gerade schwerfällt, in Kontakt mit dir selbst zu bleiben. Und gleichzeitig spüre ich, dass unsere Verbindung hier ist. Wir können uns einen Moment Zeit nehmen und einfach in diesem Kontakt verweilen, ohne etwas zu tun.«

Oder: »Auch wenn du dich im Moment unverbunden fühlst, ich bleibe mit dir verbunden. Wir müssen nichts erzwingen. Wir können einfach zusammen hier sein, bis wieder etwas mehr Raum spürbar wird.«

Es geht also darum, präsent zu sein, auch wenn sich im Gegenüber etwas verschließt. Genau in diesem gemeinsamen Halten des Bruchs kann Heilung beginnen.

12 Achtsamkeit im Umgang mit KI

Wie im menschlichen Coaching kann auch im Kontakt mit Künstlicher Intelligenz ein altes Trauma in uns berührt werden. Manchmal genügt eine Frage, eine Formulierung, eine scheinbar neutrale Rückmeldung, und plötzlich sitzt man allein vor dem Bildschirm und weiß nicht wohin mit diesen Gefühlen. Gedanken tauchen auf, Erinnerungen, Empfindungen, und manchmal ist da auch eine Ahnung, dass etwas Altes in ein neues Gewand schlüpft. Kann die KI das auffangen oder gar halten?

KI-Coaching kann in vielerlei Hinsicht hilfreich sein. Es kann Impulse geben, Gedanken sortieren und Unverstandenes explizit werden lassen. Doch eine KI erkennt keine Körpersprache, keinen Blick und kein bedrücktes Schweigen. Sie kennt weder Scham noch Müdigkeit. Das bedeutet: Die KI wird deine Überforderung nicht von selbst erkennen. Das wurde zwar schon erwähnt, aber es ist wichtig immer wieder darauf hinzuweisen. Unser inneres System »vergisst« im Dialog manchmal, dass wir nicht mit einem Menschen, sondern mit einer KI kommunizieren. Gerade weil sie sehr empathisch und anschlussfähig mit uns kommuniziert. Sie fühlt also deinen Schmerz nicht, so wie ein menschlicher Coach es empfinden würde und braucht dein Feedback, sonst redet sie weiter.

Wenn du also merkst, dass du innerlich zumachst, kannst du innehalten. Du kannst der KI sagen, dass sie langsamer fragen soll oder einfacher. Du kannst sagen: »Stell mir bitte nur eine Frage«, oder »Formuliere das bitte behutsamer«. Oder: »Mich trifft das gerade. Es steigen gerade Gefühle und Bilder in mir auf, hilf mir mit ihnen umzugehen.«

Und du kannst dich selbst fragen: »Was in mir braucht gerade Schutz?« oder: »Was würde mir jetzt guttun?«

Mir selbst hat die KI einmal in einem akuten Fall geholfen, aus einem Zustand der Überflutung herauszukommen. Sie half mir, meinen Aufmerksamkeitsfokus auf die Gegenwart und den Atem zu fokussieren. Das klingt vielleicht banal, aber wir suchen ja nach Irritationen und Interventionen, die helfen. Mich hat es in diesem Moment sehr geerdet.

Falls dir das passiert, ist es möglicherweise ein guter Moment für einen Schluck Wasser oder einen Tee. Für eine Hand auf dem Herzen. Für eine Pause. Und manchmal ist es Zeit, einem Menschen zu begegnen. Einem echten Gegenüber, das mit dir atmet.

In solchen Momenten ist es wichtig, sich zu vergegenwärtigen, dass das normal ist und kein Scheitern. Du bist ein intelligentes biopsychosoziales Supersystem, das spürt, wann es diese menschliche Nähe braucht.

Coaching kann viel in Bewegung bringen. Doch manches braucht mehr Raum, mehr menschliche Resonanz, mehr psychische Begleitung. Traumatische Belastungsreaktionen wie Flashbacks, Panik, Schlaflosigkeit und Gefühle der Leere sind Themen, die mehr Begleitung brauchen. Gleiches gilt für Dissoziation, anhaltende Selbstabwertung oder ein ungesundes Konsumverhalten. Hier zeigt sich Stärke nicht im Aushalten, sondern im Spüren, im Benennen dieser Themen und manchmal im Bitten um Unterstützung.

Auch KI kann traumasensibel agieren, wenn du ihr sagst, wie. So kannst du ihr zum Beispiel sagen: »Bitte frage mich ressourcenorientiert« oder »Formuliere in kleinen Schritten« oder »Wenn du merkst, dass ich zögere, frage lieber nach«. Du kannst sie anleiten, dich nicht zu überfordern.

Ein möglicher Einstieg in ein Gespräch mit KI und mit dir selbst könnte sein:

> »Ich möchte mit dir eine traumatische Situation bearbeiten. Sei besonders sensibel und hilf mir zu erkennen: Was in mir hat damals überlebt und was davon dient mir heute noch?«
> oder:
> »Was würde sich zeigen, wenn ich nicht funktionieren müsste?«

Was in jedem Fall wichtig bleibt: Vertraue auf die Grenzen, die sich zeigen, und halte deinen Selbstkontakt. Auch wenn ich meine Kolleg:innen damit möglicherweise provoziere, glaube ich, dass traumasensibles Arbeiten für manche Klient:innen mit einer KI sogar besser funktioniert. Dadurch, dass sie das Tempo selbst bestimmen und ihre Nervensysteme sich im Umgang mit KI teils besser entspannen können, gerade *weil* sie sich nicht einem Menschen öffnen müssen.

Ich habe das von einigen meiner Klient:innen gehört. In einem Fall war eine Frau in einer Krise und offenbar auch traumatisiert und wollte keine Psychotherapie machen. Stattdessen bekam sie von einer Freundin meine SoulCode GPT. Ich wusste nichts davon. Die Freundin erzählte mir dann später, dass die Frau lange mit der GPT gearbeitet habe, es mitunter »hart« gewesen sei, es ihr aber enorm geholfen habe.

Aus systemtheoretischer Sicht braucht ein dysfunktionales psychisches System letztlich anschlussfähige Irritationen von außen, damit es sich selbst anders regulieren kann. Die Quelle dieser anschlussfähigen Irritation kann eine menschliche Begegnung, eine Begegnung mit einem Buch (wie viele Menschen sagen, dass ein bestimmtes Buch ihr Leben verändert hat?) oder eben von einer resonanten KI sein.

Traumasensibles Coaching ist keine Methode. Es ist eine raumgebende Haltung, die Tiefe erlaubt und davon ausgeht, dass innere Wahrheit ein zartes, lebendiges Geschehen ist. Sie öffnet dort, wo zuvor nur unbewusste Reiz-Reaktion war, einen Raum, in dem Antworten Platz haben.

Jede Wunde trägt eine Bewegung in sich. Doch diese entfaltet sich nur, wenn sie nicht gedrängt wird. KI kann dich bei diesem Prozess begleiten, wenn du sie daran erinnerst, dass du nicht nur ein Datensatz bist, sondern ein fühlendes, atmendes Wesen.

Innere Arbeit ist niemals ein Leistungsnachweis. Sie darf weich sein, menschlich und unvollkommen. Daher erlaube dir auf deiner Entwicklungsreise im Spüren deines Selbstkontakts und deiner Grenzen, tiefer hinzuspüren und mehr Selbstmitgefühl zu entwickeln. Auch darum kannst du die KI ausdrücklich bitten.

13 Narrative Identität – das Leben als Geschichte

Wir erinnern unser Leben nicht einfach. Wir erzählen es. Und mit jeder Erzählung entsteht ein neues Selbstbild, das flüchtig, vorläufig und zugleich wirksam ist.

Das, was du dir über dich sagst, ist nie einfach nur Rückschau. Es ist immer auch ein Entwurf. Ein Versuch, Sinn zu stiften, Kontinuität herzustellen und Halt zu gewinnen im Lebensstrom. Doch genau darin liegt das Paradoxe: Wir werden zu dem, was wir über uns sagen, ohne jemals vollständig darin aufzugehen, denn der Lebensstrom führt uns immer weiter.

Wir leben nicht in einer objektiven Realität, sondern in Bedeutungsgeweben aus Sprache, Beziehungen und Erfahrungen. Was du für »wahr« hältst, ist oft nur das, was du lange nicht mehr hinterfragt hast. Geschichten über uns selbst können wärmen oder fesseln. Manchmal auch beides zugleich.

Der Psychologe Dan P. McAdams (2001; 2011) beschreibt Identität als eine innere, sich entwickelnde Lebensgeschichte, durch die Menschen ihrem Leben Sinn verleihen. In diesen narrativen Strukturen finden sich Motive wie Suche, Kampf oder Heilung. Vergangenheit wird in Kapitel geordnet, Wendepunkte werden markiert, Rollen eingenommen. Identität erscheint hier nicht als stabiler Kern, sondern als fortlaufender Erzählprozess, also ein Deutungsangebot, das sich verändert, ergänzt und auch revidiert werden kann. Jede Erzählung ist dabei selektiv und bleibt ein Versuch, mit innerer Vielstimmigkeit zu leben.

Narrative wirken nicht nur durch das, was sie sagen, sondern auch durch das, was sie unsichtbar machen. Wer seine Geschichte ausschließlich rückwärts liest, bleibt ihr Ergebnis. Wer sie jedoch befragt, unterbricht den Erzählfluss, und genau dort entsteht ein neuer Raum – zwischen den Sätzen, in der Leerstelle, im Abspulen des Gewohnten.

Vielleicht kennst du das, dass du die eine oder andere Geschichte über dich erzählt hast und ihrer müde geworden bist. Oder aber du spürst, dass sie dich innerlich einengt. Wer sich zum Beispiel fortwährend in alte Geschichten verstrickt, verliert leicht den Zugang zur eigenen Gestaltungskraft. Handlungsspielräume werden dann ausgeblendet, Verantwortung nach außen verlagert und wichtige Bewegungen innerlich gebremst. Das Narrativ erklärt dann zwar viel, aber hält zugleich fest. Es schützt zwar vor erneutem Schmerz, aber es raubt einem die Zukunft, indem die Rolle des eigenständig Handelnden im Skript ausgeblendet wird.

Als Coach merke ich manchmal, dass jemand eine alte Geschichte erzählt, daran, dass ich Schwierigkeiten habe zuzuhören. Das scheint oft damit zusammenzuhängen, dass der Klient selbst nicht mehr wirklich mit seinem Erzählen verbunden ist und nur noch eine alte Platte abspult. In solchen Momenten sage ich mitunter etwas wie: »Ich merke gerade, dass ich nicht gut zuhören kann. Kann es sein, dass Sie sich diese Geschichte schon oft erzählt haben und eigentlich keine Lust mehr darauf haben?« Das ist – zugegeben – recht provokativ, aber auch häufig sehr wirkungsvoll.

Wer kommt schon ins Coaching, um die immer gleichen Geschichten in sich zu verfestigen? Das Befragen und Durchbrechen ermüdender Narrative, um sich heilsamere Erzählungen zu erlauben, macht Coaching so wertvoll.

Die Kraft systemischer Beratung liegt nicht darin, neue Geschichten zu liefern, sondern das Erzählen selbst zum Thema zu machen. Sie fragt nicht: »Wie lautet deine neue Geschichte?«, sondern:

- Wer spricht da gerade in dir und wer hört zu?
- Welche Geschichte oder Rolle lässt du nicht zu?
- Was wäre, wenn du gar keine Geschichte erzählen müsstest?
- Was verändert sich in dir, wenn du die Geschichte loslässt und dem nächsten Schritt erlaubst, sich zu zeigen?

Eine KI kann hier, trotz aller Beschränkungen, ein nützlicher Störer sein. Sie kann als Resonanzfläche und semantischer Spiegel dienen – oder als diskrete Intervention in dein eigenes Sprechen.

Sie kann deine Wortwahl zurückmelden und dir das Echo deiner Begriffe vorhalten. Sie kann blinde Flecken aufleuchten lassen, indem sie das wiederholt, was du längst weißt, aber nicht zu sagen wagst. Sie könnte dich fragen:

- Wenn dein Leben ein Roman wäre, wie würde das nächste Kapitel heißen und wer würde es erzählen?
- Was ist das wiederkehrende Motiv deiner Geschichte und wofür wird es gebraucht? Oder auch: Wer in dir braucht es?
- Wer wärst du, wenn du dich nicht an deine eigene Vergangenheit binden müsstest?

Ein Impuls zur ▸ **Integration**: Nicht jede Erkenntnis braucht viele Worte. Manchmal genügen drei Dinge:
- der Titel deines bisherigen Lebensbuchs,
- der Titel des Kapitels, das du gerade schreibst,
- und eine Zeile, die du in Zukunft über dich lesen möchtest.

Mehr ist nicht nötig, um ins Erzählen oder auch ins Sinnieren zu kommen. Du bist nicht das, was du erzählst. Aber du bist verantwortlich dafür, was deine Erzählung mit dir macht. Deine Geschichte ist kein Gefängnis. Sie ist eher ein *Raum,* den du immer wieder betrittst: Manche Möbel hast du vor langer Zeit hineingestellt, manche stehen dir heute im Weg, andere tragen dich noch immer. Du hast die Freiheit, etwas zu verrücken, stehenzulassen, eine alte Couch auszutauschen oder den Raum für einen Moment zu verlassen.

Wenn wir unsere Geschichte neu erzählen, gewinnen wir Beweglichkeit. Doch jede Erzählung enthält auch Leerstellen. Es gibt Kapitel, die wir auslassen, Stimmen, die wir nicht hören wollen, Erfahrungen, die keinen Platz bekommen haben. An diesen Auslassungen beginnt der Schatten.

▸ **Narrative Identität** zeigt, wie wir uns selbst durch Geschichten formen. ▸ **Schattenarbeit** führt uns zu dem, was in diesen Geschichten nicht vorkommen durfte. Denn was wir verleugnen, abspalten oder verschweigen, wirkt weiter – indirekt, aber wirksam. Und oft sind es gerade diese ausgeschlossenen Anteile, die einen Schlüssel zu mehr Ganzheit in sich tragen.

Abbildung 10 zeigt den Prozess der Identitätserweiterung durch die Veränderung der Narrative.

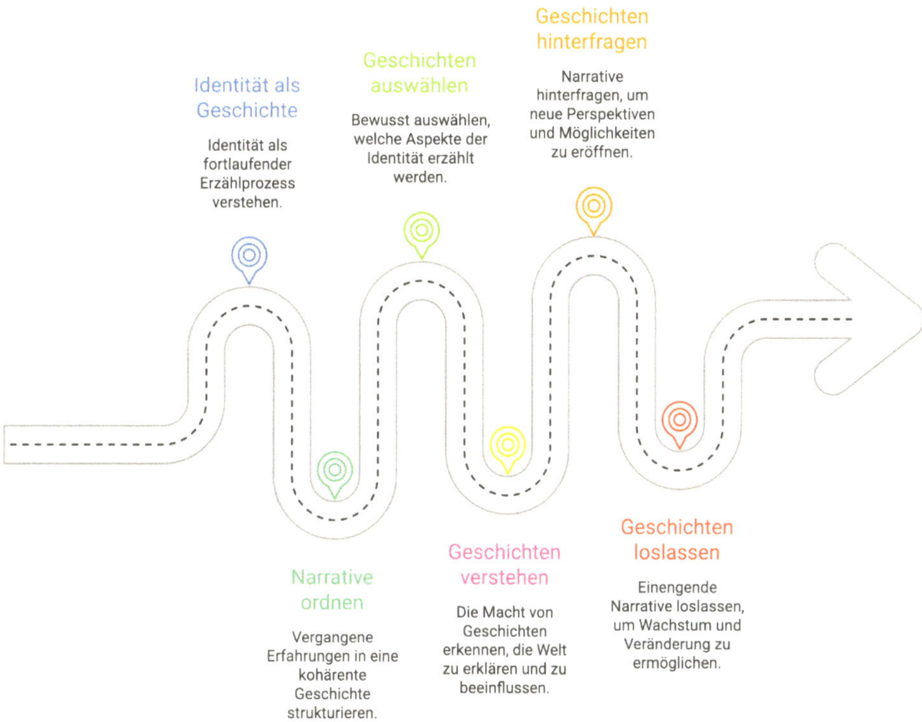

Abbildung 10: Narrative Identität (erstellt mit Napkin)

14 Das Verborgene einladen – Schattenarbeit im Dialog mit KI

▸ Schattenarbeit bedeutet nicht, dunkle Anteile zu analysieren oder zu »lösen«. Es geht darum, dem einen Raum zu geben, was lange keinen Platz hatte. KI kann diesen Prozess unterstützen, gerade weil sie nicht bewertet und keine Erwartungen an dich richtet. Gut eingesetzt unterbricht sie vertraute Erzählmuster, verlangsamt den inneren Dialog und lädt dazu ein, das zu berühren, was sonst leicht übergangen wird.

Im KI-Dialog entsteht so ein behutsamer Prozess: Zunächst wird sichtbar, *was ausgeschlossen wurde,* dann *warum* – und erst danach, *was es heute braucht.* Nicht um alte Geschichten zu reproduzieren, sondern um Beziehung zu den eigenen verdrängten Anteilen aufzunehmen.

Hilfreiche Fragen in diesem Prozess können sein:

- Was in dir darf auf keinen Fall sichtbar werden – und wer hat dir beigebracht, es zu verbergen?
- Welche Seiten anderer triggern dich besonders, und was könnten sie über deine eigenen verdrängten Anteile erzählen?
- Welche Stimme in dir will gehört werden, und wie lange wurde sie schon übergangen?
- Was wäre das Unangenehmste, das du jetzt sagen könntest, wenn du niemandem gefallen müsstest?

Dieser Schritt führt oft direkt zum Kern der inneren Arbeit: Nach dem Sichtbarwerden des verdrängten Anteils richtet sich der Fokus darauf, was dieser Teil wirklich braucht, um gehört, gesehen und versorgt zu werden.

Eine Klientin, die auf einem Bauernhof aufgewachsen war, wurde immer von ihrem Vater gebeten, der Mutter in der Küche zu helfen, wenn er sie beim Lesen eines Buches sah, wodurch sie den Teil, der sich bilden wollte zu verbergen lernte.

Im Beispiel der Klientin vom Bauernhof zeigte sich durch diese Frage etwas wie: »Ich will nicht immer hilfreich sein. Ich will lesen. Ich will Zeit haben. Ich will nicht gebraucht werden, sondern einfach sein.« Was damals keinen Platz hatte, darf heute erstmals ausgesprochen werden. Zunächst tauchte der alte, vertraute Satz auf: »Ich darf nicht faul sein.« oder »Ich muss nützlich sein, sonst verliere ich meinen Wert.«

Hier beginnt die eigentliche Arbeit: nach dem Sichtbarwerden folgt das Antworten. Bei der Klientin war die Antwort nicht mehr Leistung, Anpassung oder besseres Funktionieren. Was dieser Teil wirklich brauchte, war etwas sehr Einfaches und zugleich Radikales: Erlaubnis zur Zweckfreiheit. Zeit, in der Lesen kein Müßiggang ist, sondern Nahrung für die Seele und den Geist. Das Gefühl, auch dann dazuzugehören, wenn sie vermeintlich nichts beiträgt.

Schattenarbeit endet also nicht beim bloßen Erkennen des Verdrängten. Sie wird erst heilsam, wenn der ausgeschlossene Anteil nicht nur verstanden, sondern innerlich versorgt wird. Die Frage »Was braucht dieser Teil wirklich?« verschiebt den Fokus vom Analysieren zum Antworten und verwandelt Erkenntnis in eine Beziehung zum verdrängten Anteil - hin zum eigentlichen Bedürfnis.

Dein Schatten ist kein Feind, sondern ein ungeliebter Schatz. Er ist der Teil von dir, der lange draußen stand und nun sagt: »Ich bin auch da. Willst du mich sehen?«

Schattenarbeit ist deshalb keine Enthüllungsarbeit, sondern Beziehungskunst. Sie verlangt Würde, Geduld und die Bereitschaft, Ambivalenz auszuhalten - nicht im Rampenlicht, sondern im Kontakt. Und sie führt uns in die Tiefe - zu dem, was wir abgespalten haben, und zu den Anteilen, die lange draußen bleiben mussten.

Wenn wir unseren Schatten anerkennen, entsteht innere Ganzheit, ein tragendes Fundament, auf dem wir stehen können. Doch die Entwicklung hört hier nicht auf, denn wer den eigenen Schatten integriert, spürt oft, dass noch mehr möglich ist: ein Herauswachsen aus bisherigen Selbstbildern, eine neue Freiheit, komplexer zu denken, tiefer zu fühlen, anders Verantwortung zu übernehmen. Vertikale Entwicklung beschreibt genau diesen nächsten Schritt: eine Reifung, die auf integrierter Schattenarbeit aufbaut und uns in größere innere und äußere Zusammenhänge stellt.

15 Vertikale Entwicklung – Ich in Bewusstwerdung

Die meisten Menschen verstehen Entwicklung zunächst horizontal: Wir fügen unserer inneren Landkarte neue Informationen hinzu, erkunden bislang weiße Flecken, sammeln Erfahrungen, verfeinern unsere Fähigkeiten, orientieren uns sicherer im vertrauten Gelände. Die Wege werden klarer, die Strukturen differenzierter. Doch der Maßstab, nach dem wir die Welt vermessen – die Grundstruktur der Karte – bleibt meist unverändert.

So können wir zum Beispiel lernen, besser zu kommunizieren, Konflikte konstruktiver zu lösen oder achtsamer mit uns selbst umzugehen, doch all das geschieht oft innerhalb eines bekannten inneren Koordinatensystems: Wer wir zu sein glauben, was wir für richtig oder wichtig halten, wie wir Sinn konstruieren, bleibt dabei weitgehend bestehen. Wir bewegen uns sicherer auf derselben Karte, ohne ihre grundlegende Struktur zu hinterfragen.

▸ **Vertikale Entwicklung** beginnt dort, wo sich nicht nur das Wissen auf der Karte erweitert, sondern wo wir beginnen, die Karte selbst zu durchschauen und vielleicht sogar in direkteren Kontakt mit dem Gelände zu treten.

Ein Beispiel: Jemand, der lange versucht hat, durch bessere Selbstorganisation und Zeitmanagement seinem inneren Druck zu begegnen, könnte plötzlich erkennen, dass der Drang zur Effizienz aus einem tiefer liegenden Selbstbild stammt – etwa dem Glauben, nur im Tun sei er wertvoll. An dieser Stelle verändert sich nicht nur das Verhalten, sondern der Bezugsrahmen: Die Frage wechselt von »Wie werde ich besser?« zu »Was treibt mich eigentlich?« – und vielleicht weiter zu: »Wer bin ich jenseits dieses inneren Antreibers?«. Die Karte beginnt sich aufzulösen, und etwas Ursprünglicheres, Unmittelbareres – das Erleben selbst – tritt in den Vordergrund.

Vertikale Entwicklung zeigt sich oft als Infragestellen des Vertrauten und auch als tiefere Sehnsucht. Die Art, wie wir uns selbst und die Welt verstehen, verschiebt sich: neue Blickwinkel öffnen sich, innere Bezugspunkte ordnen sich neu, vermeintlich Stabiles (z. B. das Selbstbild), beginnt zu fließen. Was vorher als getrennt wirkte, wird mehr in Beziehung erlebt.

Diese Art der Entwicklung ist uns nicht fremd – wir haben sie erlebt, als wir von Kindern zu Erwachsenen wurden. Nicht nur die Menge der Informationen auf unserer inneren Karte hat zugenommen, auch die Art, wie wir sie lesen, interpretieren und navigieren, hat sich grundlegend verändert.

Ein Kind übernimmt Regeln, weil sie »gelten«. Ein Erwachsener kann sie verstehen, einordnen, reflektieren und möglicherweise neugestalten. Ein Kind geht hingegen ganz in seinen Gefühlen auf - in Wut, Angst oder Trauer. Mit wachsender Reife entsteht die Fähigkeit, diese Gefühle zu spüren, ohne von ihnen beherrscht zu werden. Es gelingt mehr und mehr sie zu beobachten, zu halten und in größere Zusammenhänge einzubetten.

Vertikale Entwicklung bedeutet, das Terrain des Lebens direkter zu erfahren - nicht nur durch Konzepte, sondern durch Gegenwärtigkeit. Wir erkennen dann, dass wir nicht nur auf der Karte unterwegs sind, sondern zugleich ihre Zeichner:innen sind. Und manchmal erkennen wir auch, dass es nur eine Perspektive ist. Denn in lichten Momenten fällt die Karte weg - und was bleibt, ist das Gelände selbst: unmittelbar, höchst lebendig und unbenennbar.

Stell dir eine Frau vor, 47 Jahre alt, die Führungskraft und Mutter von zwei Kindern ist. Sie hat gelernt, viel Verantwortung zu tragen und mit Erwartungen und Spannungen umzugehen. Lange Zeit hat dieses Können ihr Halt gegeben. Sie wusste, wer sie ist, wofür sie steht, was von ihr erwartet wird. Und sie hat geliefert.

Irgendwann beginnt etwas zu verrutschen. Ohne, dass sich im Außen viel verändert hätte. Sie beginnt eher ein Missverhältnis wahrzunehmen. Situationen, die früher selbstverständlich waren, fühlen sich schwerer an. Entscheidungen kosten mehr innere Energie. Es ist, als würde sie in Bewegungen verharren, die sie eigentlich beherrscht, aber die sie nicht mehr nähren. Eine innere Leere breitet sich aus.

Hier beginnt das *Herauswachsen aus alten Mustern.* Denk- und Handlungsmuster, die einst Orientierung gaben, wirken plötzlich wie Wiederholungen ohne Resonanz. Sie merkt: Ich kann das noch, aber ich will es nicht mehr auf diese Weise.

Mit dieser Irritation verändert sich ihr Blick. Sie beginnt, Zusammenhänge wahrzunehmen, die vorher im Hintergrund lagen. Sie liest Bücher über Psychologie, interessiert sich mehr und mehr für das, was sich unterhalb der Oberfläche abspielt. Sie beginnt zu verstehen, dass ihre Art zu funktionieren nicht nur persönlich ist, sondern eingebettet in Erwartungen, Rollenbilder, Systeme, die sie geprägt haben.

Nach und nach entsteht in ihr ein gewisser Abstand zu sich selbst. Sie kann sich beim Reagieren beobachten. Sie bemerkt, wann alte Automatismen anspringen, wann sie innerlich schon Ja gesagt hat, bevor sie gefragt wurde. Zwischen Impuls und Handlung entsteht ein Moment des Innehaltens. Sie erlebt darin erste Momente der Freiheit.

Was sich schließlich verändert, ist nicht nur Verhalten. Es ist das *innere Gefüge:* die Art, wie sie ihren inneren Stimmen zuhört; dass sie einigen mehr und anderen weniger Gehör schenkt; ihre Werte ordnen sich neu. Sinn entsteht weniger aus Erfüllung von Erwartungen als aus innerer Stimmigkeit, die sie unmittelbar in sich erlebt.

Sie ist nicht vollständig jemand anderes geworden. Aber sie ist anders organisiert. Durch die Verringerung der Identifikation mit Gedanken und Gefühlen wird sie innerlich weiter, durchlässiger und flexibler. Und fähig, Komplexität zu halten, ohne sich selbst darin zu verlieren.

Ich persönlich habe immer wieder erlebt, wie ich selbst aus alten Rollen und Selbstbildern herausgewachsen bin. Es fiel mir auf, dass ich mich zu bestimmten Tätigkeiten zwingen, gar hinquälen musste, die ich früher mit Freude ausgeführt hatte. Das sind Signale aus dem Inneren, die andeuten, dass es Zeit für einen Wesenswandel ist. Werden diese Hinweise übergangen, melden sie sich lauter oder das Unbewusste greift zu Umwegen: Nachlässigkeit, innere Blockaden oder scheinbare »Fehler« können dann Ausdruck eines notwendigen Wandels sein, der noch keinen bewussten Raum gefunden hat.

Was sich in solchen Reifungsprozessen zeigt, lässt sich auch theoretisch beschreiben. Vertikale Entwicklung folgt häufig wiederkehrenden inneren Bewegungen: Menschen wachsen aus Denk-, Fühl- und Wahrnehmungsmustern heraus, die ihnen lange Sicherheit gegeben haben. Eine neue Bewusstseinsebene wird zugänglich, auf der nicht nur größere Zusammenhänge sichtbar werden, sondern das Erleben selbst verändert sich und wird reichhaltiger. Die Welt fühlt sich anders an, das Ich-Gefühl erweitert sich und wird durchlässiger. Mit zunehmender Reife entsteht die Fähigkeit zur Metareflexion: das eigene Erleben, Denken und Handeln von außen wahrzunehmen, ohne sich davon zu entfremden.

15.1 Modelle vertikaler Entwicklung

Die Erfahrungen innerer Reifung, wie sie im vorangegangenen Kapitel beschrieben wurden, folgen oft wiederkehrenden Mustern. Menschen durchlaufen ähnliche Entwicklungsschritte, auch wenn deren Ausdruck individuell verschieden ist.

Um diese Bewegungen greifbarer zu machen, wurden in der psychologischen Entwicklungsforschung verschiedene Modelle formuliert. Sie alle versuchen, *innere Wandelprozesse* zu beschreiben:

- Wie verändert sich unser Selbstverständnis?
- Wie sehen, fühlen und deuten wir Wirklichkeit auf verschiedenen Stufen der Reife?
- Was tritt in den Vordergrund und was wird relativiert?

Diese Modelle sind *Orientierungsangebote.* Sie fungieren als Sehhilfen, sich selbst besser zu erkennen, innere Dynamiken zu verstehen und Entwicklung als natürlichen, oft herausfordernden, aber sinnvollen Prozess zu würdigen.

Im Folgenden werfen wir einen knappen Blick auf zwei wegweisende Modelle:

- das *Subjekt-Objekt-Modell* von Robert Kegan (1994; Kegan u. Lahey, 2009), das Entwicklung als zunehmende Fähigkeit beschreibt, sich von inneren Mustern zu lösen und diese bewusst zu gestalten.
- das *Ich-Entwicklungsmodell* von Jane Loevinger (1976) und Susanne Cook-Greuter (2005), das den inneren Reifungsprozess in differenzierte Stufen strukturiert – von impulsiven Reaktionen bis hin zu transpersonaler Weite und integrativer Bewusstheit.

Beide Modelle eröffnen auf unterschiedliche Weise den Blick auf das, was im Hintergrund unserer Entscheidungen, Beziehungen und Selbstbilder wirkt und laden dazu ein, uns selbst mit größerer Tiefe und Freiheit zu begegnen.

15.1.1 Robert Kegan – Entwicklungsstufen des Bewusstseins

Robert Kegan ist ein amerikanischer Entwicklungspsychologe und war viele Jahre Professor an der Harvard University, wo er am Institute for Adult Development and Professional Learning forschte und lehrte. Seine zentrale Frage: Wie reifen Erwachsene innerlich weiter – jenseits von Ausbildung, Wissen oder äußerem Erfolg?

In seinen Studien verband er konstruktivistische Entwicklungspsychologie mit tiefen Einblicken in das menschliche Selbstverständnis. Dabei wurde deutlich: Reife bedeutet nicht einfach mehr Können, sondern ein Wandel darin, *wer* wir sind und *wie* wir Bedeutung konstruieren.

Kegan beschreibt diesen Prozess als einen Wechsel von dem, was uns unbewusst formt (Subjekt), hin zu dem, was wir bewusst betrachten können (Objekt). Dieser Mechanismus ist für ihn der Kern vertikaler Entwicklung: Was einst unser unreflektierter Bezugsrahmen war, wird sichtbar, hinterfragbar und damit transformierbar (Kegan, 1994; Kegan u. Lahey, 2009).

Ein Beispiel: Vom Bedürfnis nach Anerkennung zum inneren Selbstwert

Stell dir vor, eine Person lebt viele Jahre mit dem tiefen Bedürfnis, von anderen gemocht und anerkannt zu werden. Dieses Bedürfnis ist ihr nicht bewusst, aber formt ihre Entscheidungen, ihre Beziehungen, ihr Verhalten. Sie sagt oft »Ja«, obwohl sie »Nein« meint. Sie vermeidet Konflikte, um Harmonie zu wahren. Sie nimmt Rücksicht, passt sich an, und erhält dafür oft Lob, wodurch sich das Muster noch verstärkt.

In diesem Stadium ist ihr Bedürfnis nach Anerkennung das Subjekt – also ein inneres Muster, mit dem sich die Person völlig identifiziert. Es ist unsichtbar, weil es wie eine Brille ist, durch die sie alles sieht. Sie *ist* das Bedürfnis nach Anerkennung, und es ist kein Objekt ihrer bewussten Betrachtung.

Im Lauf der Zeit, vielleicht durch eine Krise, eine Überforderung oder durch bewusste Innenschau, beginnt die Person, sich selbst zu beobachten. Sie fragt sich: »Warum sage ich eigentlich ständig Ja? Warum ist es mir so wichtig, dass andere mich mögen?«

Das ist übrigens eine typische Thematik (oft) für (weibliche) Führungskräfte. Das Muster des Gefallen-Wollens wird vor allem in der Führungsrolle dysfunktional, denn in der Führungsrolle kann man es nicht allen recht machen. Diejenigen, die es versuchen, geraten dann in einen Strudel von inneren und äußeren Konflikten oder überarbeiten sich bis zum Burnout.

Das alte Muster wird dann hoffentlich zum Beispiel durch gutes Coaching sichtbar gemacht, also zum Objekt der Betrachtung nach Kegan.

Die Verschiebung hin zur Betrachtung des Musters markiert einen inneren Wendepunkt. Was früher unbewusst gewirkt hat, wird jetzt bewusst betrachtet. Das Bedürfnis nach Anerkennung ist nicht mehr Subjekt, sondern wird Objekt des Denkens.

Die Person erkennt: »Ich habe mich jahrelang an den Erwartungen anderer orientiert, weil ich Angst hatte, ohne ihre Zustimmung wertlos zu sein.«

Mit dieser Erkenntnis entsteht die Möglichkeit zur Veränderung: Das Muster kann nun reflektiert, hinterfragt und, wenn gewollt, allmählich transformiert werden. Die Person kann neue Werte entwickeln, zum Beispiel Authentizität, Selbstfürsorge oder klare Grenzen.

Das ist vertikale Entwicklung im Sinne Kegans: nicht nur ein neues Verhalten (»Ich sage jetzt öfter Nein«), sondern ein Bewusstseinswandel, in dem ein ehemals blinder Fleck sichtbar wird.

Aus »Ich *bin* mein Bedürfnis nach Anerkennung« wird »Ich *habe* ein Bedürfnis nach Anerkennung und kann damit bewusst umgehen«.

Kegan (1994; Kegan u. Lahey, 2009) unterscheidet in seinem Modell fünf Hauptstufen, die den inneren Reifungsweg eines Menschen beschreiben – von früher Kindheit bis ins späte Erwachsenenalter.

Die *Stufen 1 und 2* betreffen frühe Entwicklungsphasen:

- Stufe 1 (impulsives Selbst) ist geprägt von unmittelbarem Erleben und fehlender Selbstreflexion – typisch für Kleinkinder.
- Stufe 2 (instrumentelles Selbst) beginnt, Absicht und Konsequenz zu unterscheiden, aber das Denken bleibt eigennützig und konkret.

Die eigentliche *Erwachsenenentwicklung* beginnt jedoch mit *Stufe 3,* dem sozialisierten Selbst. Ab hier wird das Ich zunehmend fähig, komplexere Rollen und Perspektiven einzunehmen.

Die *Stufen 3 bis 5* beschreiben dabei den Weg von äußerer Orientierung (Anpassung) über innere Autorenschaft (▸ **Selbstführung**) hin zu einem Ich, das sich nicht mehr mit stabilen Identitäten verwechselt, sondern sich als Teil eines fortlaufenden Wandlungsprozesses erlebt.

Stufe 5 – das selbsttransformierende Selbst – gilt nicht als »Endpunkt«, sondern eher als offene Haltung, die sich durch tiefere Verbundenheit, erhöhte Komplexitätsfähigkeit und Paradoxieverträglichkeit auszeichnet.

Kegan (1994) selbst spricht hier nicht von »höheren Stufen«, sondern von weiter gewordenen Bewusstseinsräumen, in denen nicht mehr nur Inhalte reflektiert werden, sondern die Struktur der Reflexion selbst.

Da nur ein kleiner Teil der Menschen im Laufe des Lebens stabil in Stufe 5 ankommt, sind für die Praxis – etwa in Führung, Coaching oder Bildung – vor allem die *Übergänge zwischen Stufe 3 und 4 sowie zwischen Stufe 4 und 5* zentral. Sie markieren typische Entwicklungskrisen – und zugleich große Chancen zur Bewusstwerdung.

Daher werden hier nur die Stufen 3 bis 5 beschrieben.

3. Stufe: Das sozialisierte Selbst
»Ich bin, was andere von mir erwarten.«
- Orientierung an äußeren Normen, Autoritäten und dem Bedürfnis nach Zugehörigkeit
- Werte und Überzeugungen werden unreflektiert übernommen
- Kritik trifft ins Mark, da das Selbst stark mit äußerer Anerkennung verwoben ist

4. Stufe: Das selbstautorisierte Selbst
»Ich weiß, wofür ich stehe und übernehme Verantwortung dafür.«
- Innere Emanzipation: Eigene Prinzipien und Werte werden bewusst gewählt
- ▸ Selbstführung, Eigenständigkeit und Integrität treten in den Vordergrund
- Konflikte werden ausgehalten – innere Kohärenz zählt mehr als äußere Zustimmung

5. Stufe: Das selbsttransformierende Selbst
»Ich erkenne, dass jedes Ich ein Prozess ist. Ich lebe aus dem Wandel heraus.«
- Einsicht in die Konstruiertheit eigener Weltbilder, Überzeugungen und Identitäten
- Fähigkeit zur Perspektiven-Integration und zum Halten von Widersprüchen
- Führung wird fluider und geprägt von Präsenz, Dialog, und systemischem Bewusstsein

Die fünfte und letzte Stufe von Kegans Modell markiert ein radikales Umdenken: Identität wird nicht mehr als fest definiert erlebt, sondern als offener Prozess und dynamische Beziehung zur Welt.

15.1.2 Jane Loevinger und Susanne Cook-Greuter – Ich-Entwicklung

Während Robert Kegan mit seinem Modell den Fokus auf die Entwicklung des Subjekt-Objekt-Bewusstseins legte, erforschten Jane Loevinger (1976) und später Susanne Cook-Greuter (2005) die Entwicklungslogik des Ichs – insbesondere im Hinblick auf Selbstreflexion, Komplexitätsbewältigung und Sinnkonstruktion.

Jane Loevinger begründete ihr Modell der ▸ Ich-Entwicklung bereits in den 1970er Jahren. Mit dem »Washington University Sentence Completion Test« (WUSCT) entwickelte sie ein empirisch fundiertes Diagnoseinstrument, das es erlaubte, verschiedene Ich-Strukturen systematisch zu erfassen. Ihr Modell beschreibt eine sequenzielle Reifungsbewegung, in der sich Menschen über die Auseinandersetzung mit Normen, Rollen und innerer Autonomie zunehmend differenzierter mit sich und der Welt in Beziehung setzen (Loevinger, 1976).

Susanne Cook-Greuter (1999) erweiterte dieses Modell in ihrer Dissertation »Postautonomous Ego Development: A Study of Its Nature and Measurement«, mit besonderem Fokus auf die postkonventionellen und transpersonalen Entwicklungsstufen. Sie integrierte spirituelle, systemische und integrale Perspektiven in die ▸ Ich-Entwicklung und prägte zentrale Konzepte wie das »konstruktbewusste Selbst« und später das »ich-transzendierende Selbst«.

Cook-Greuter versteht Entwicklung nicht als Aufstieg auf einer Treppe, sondern als Wachstum in Weite, Tiefe und Durchlässigkeit. Sie spricht bewusst von einem Entwicklungsbogen (»arc of development«) statt eines linearen Modells, weil sich mit zunehmender Reife nicht nur der Blickwinkel verändert, sondern auch das Bedürfnis nach Kontrolle, Vergleich und Identifikation abnimmt. In ihren eigenen Worten:

»Menschliche Entwicklung lässt sich auf unterschiedliche Weise beschreiben, doch die meisten Theorien verstehen sie als eine sich spiralförmig entfaltende Bewegung – nicht als gleichförmiges Fortschreiten Stufe um Stufe –, bei der Bewegungen in alle Richtungen möglich sind« (Cook-Greuter, 2005, S. 3).[7]

Entwicklung bedeutet für sie nicht, »mehr« zu sein als andere, sondern bewusster, differenzierter und integrierter zu leben. Sie schreibt:

»Entwicklung bedeutet nicht, besser oder wertvoller zu werden, sondern bewusster, differenzierter und integrierter« (S. 4).

In einem YouTube-Interview, das ich 2025 mit ihr geführt habe, sagte sie:

»Viele Menschen hinterfragen nie die Form, in die sie von der Kultur gegossen wurden. Echte Entwicklung beginnt dort, wo sie es tun« (Cook-Greuter, Interview 2025).

Sie beschreibt das Ich als Erzählstruktur, die zunehmend durchschaut werden kann:

»Das Ego ist der Geschichtenerzähler. Wir können nicht anders, als Geschichten darüber zu erzählen, wer wir sind«(Cook-Greuter, Interview, 2025).

Wahre Reife zeigt sich für Cook-Greuter nicht in Überlegenheit, sondern in Demut, Mitgefühl und innerer Weite. Das Ich wird dabei nicht schwächer, sondern offener, durchlässiger und beziehungsfähiger. In späten Entwicklungsstufen rückt nicht mehr das Wissen, sondern die Frage selbst in den Mittelpunkt:

»Die Fragen werden wichtiger als die Antworten« (Cook-Greuter, Interview, 2025).

Ein postkonventionelles Bewusstsein erkennt die Konstruiertheit aller Theorien und hält die Komplexität trotzdem liebevoll aus:

»Die konstruktbewusste Stufe ist schwierig. Du siehst, dass alle Bedeutungen erfunden sind, jede Theorie eine Geschichte. Das kann sehr desorientierend sein« (Cook-Greuter, Interview, 2025).

Diese Sichtweise führt nicht in Beliebigkeit, sondern in eine neue Tiefe des Menschseins – jenseits von Rechthaben, jenseits von Bewertung. In späteren Entwicklungsstufen, so Susanne Cook-Greuter, geht es nicht darum, Urteile einfach fallen zu lassen, sondern darum, wertzuschätzen, was ein anderer Mensch einzubringen hat (Cook-Greuter, Interview, 2025).

7 »Human development can be described in many ways although most theories see it as evolving in a spiral fashion, not lock step, with movement possible in all directions.«

Diese Haltung beschreibt eine innere Reife, die sich nicht mehr über Abgrenzung definiert, sondern über Präsenz, Wertschätzung und Authentizität. Oder wie sie es selbst ganz schlicht und zugleich radikal ausdrückt:

»Ich bin zu alt, um nicht einfach ich selbst zu sein« (Cook-Greuter, Interview, 2025).

Der Entwicklungsbogen des Ichs – eine Übersicht über zentrale Reifestufen

Der Entwicklungsbogen, wie ihn Susanne Cook-Greuter in ihrer Forschung beschrieben hat, bietet eine Orientierung für die Entwicklung des Ichs über die Lebensspanne hinweg. Im Gegensatz zu einem linearen Stufenmodell spricht Cook-Greuter bewusst von einem »arc of development«, also einem Bogen, um deutlich zu machen: Entwicklung verläuft nicht zwangsläufig aufwärts – sondern in Wellen, Spiralen und Erweiterungen.

Die ursprünglichen Grundlagen gehen auf Jane Loevinger (1976) zurück, die ab den 1970er Jahren verschiedene Ich-Strukturen empirisch erfassbar machte. Cook-Greuter (1999, 2005) hat dieses Modell nicht nur erweitert, sondern ihm mit dem Begriff des Entwicklungsbogens eine neue, nicht-hierarchische Tiefe verliehen.

In diesem Bogen wird unterschieden zwischen präkonventionellen, konventionellen, postkonventionellen und transzendenten Stufen. Diese Kategorien machen nicht nur qualitative Unterschiede im Bewusstseinsmodus sichtbar, sondern spiegeln auch deren relative Verbreitung in der Bevölkerung:

- Die *konventionellen Stufen* sind statistisch am häufigsten vertreten – etwa 60–70 Prozent der Erwachsenen bewegen sich stabil in diesem Bereich.
- Die *präkonventionellen Stufen* gelten als frühkindlich oder regressiv. Im Erwachsenenleben treten sie meist nur temporär oder in spezifischen Kontexten (z. B. Trauma, Isolation) auf.
- Die *postkonventionellen Stufen* sind seltener – laut Studien, unter anderem von Cook-Greuter, erreichen weniger als 20 Prozent der Erwachsenen stabil diese Reifestufen.
- Die *transzendenten Stufen* (E10–E11) sind besonders selten. Cook-Greuter schätzt, dass unter 1 Prozent der Bevölkerung dauerhaft aus einem konstruktbewussten oder ich-transzendierenden Modus lebt (Cook-Greuter, 2005).

Diese Differenzierung hilft, menschliche Entwicklung realistisch und würdevoll zu betrachten – ohne Pathologisierung früher Stufen oder Überhöhung späterer. Entwicklung ist kein Wettbewerb, sondern eine Einladung zur Bewusstwerdung.

Die früheste Stufe im ursprünglichen Modell, E1 (»pre-social«), beschreibt einen vorsprachlichen, symbiotischen Zustand im frühen Säuglingsalter. Hier existiert noch kein differenziertes Ich-Bewusstsein. Da E1 im Erwachsenenleben kaum stabil auftritt (außer in Ausnahmesituationen), wird sie in den meisten praktischen Darstellungen – so auch hier – nicht weiter aufgeführt. Ausgangspunkt der folgenden Übersicht ist daher E2 (siehe Abbildung 11).

Stufen des Ich-Bewusstseins nach Cook-Greuter (2004)
Präkonventionell (E2–E3)
Hier entsteht ein erstes, noch rudimentäres Ich-Erleben. Handlungen sind stark impuls- oder nutzengeleitet.

- E2 - impulsiv
  Reaktion aus dem Moment heraus, geringe Selbstregulation, Bedürfnisaufschub kaum möglich.
- E3 - selbstschützend
  Erste Orientierung an Regeln, primär zur Vermeidung negativer Konsequenzen; Beziehungen sind funktional und transaktional.

Konventionell (E4–E6)
Das Ich orientiert sich zunehmend an äußeren Normen, Gruppenrollen und moralischen Standards.

- E4 - konformistisch
  Starke Identifikation mit Gruppen, soziale Zugehörigkeit ist zentral, »richtig« ist, was andere erwarten.
- E5 - selbstbewusst
  Erste Ablösung von äußeren Erwartungen, Betonung eigener Leistung, persönlicher Ziele und Autonomie.
- E6 - gewissenhaft
  Entwicklung eines eigenen Wertesystems, Verantwortung, Gewissen, Integrität und Langfristigkeit treten in den Vordergrund.

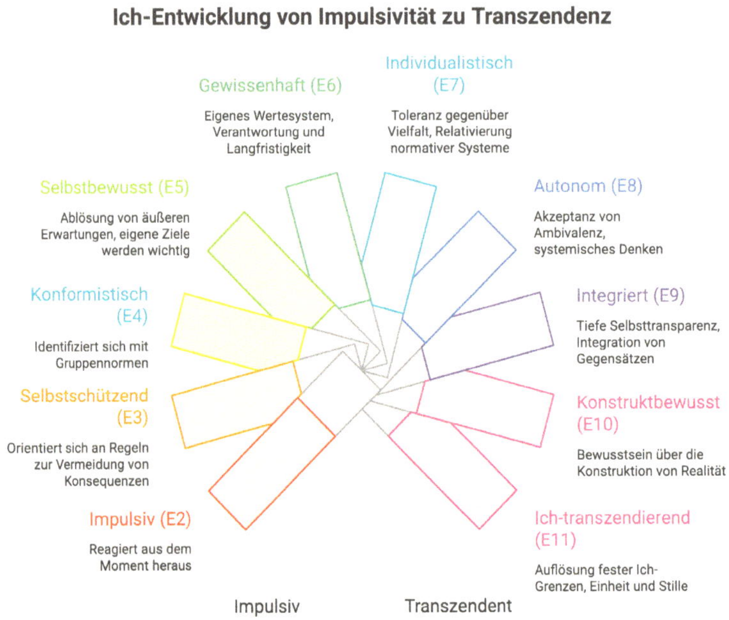

Abbildung 11: Stufen des Ich-Bewusstseins nach Cook-Greuter (2004)

Postkonventionell (E7–E9)
Das Ich beginnt, sich selbst und seine Perspektiven zu reflektieren. Komplexität, Ambivalenz und Kontextualität werden bewusster integriert.

- E7 – individualistisch
  Toleranz für Vielfalt, Relativierung kultureller Normen, individuelle Weltsicht tritt in den Vordergrund.
- E8 – autonom
  Systemisches Denken, Akzeptanz von Ambivalenz und Widersprüchen, inneres Gleichgewicht wird zur Orientierungsbasis.
- E9 – integriert
  Tiefe Selbsttransparenz, Integration von Gegensätzen, fluide Identität, Verbindung von Klarheit und Mitgefühl.

Transzendent (E10–E11)
Die Ich-Grenzen werden durchlässig. Konstruktion von Realität wird als solche erkannt und überschritten.

- E10 – konstruktbewusst
  Bewusstsein über die Entstehung von Bedeutung durch Sprache, Narrative, Konzepte. Reflexion der eigenen Konstruktionen.
  »Die konstruktbewusste Stufe ist schwierig, du siehst, dass alle Bedeutungen erfunden sind. Jede Theorie ist eine Geschichte« (Cook-Greuter, Interview, 2025).
- E11 – ich-transzendierend
  Auflösung stabiler Ich-Grenzen. Erleben von Präsenz, Einheit, Gewahrsein. Weniger Identifikation, mehr Dasein.
  »Am Anfang bist du als Baby mit der Mutter vereint. Am Ende der Entwicklung ist wieder Einheit, aber bewusst« (Cook-Greuter, Interview, 2025).

Zunehmende Bewusstseinskompetenzen
Mit jeder Stufe wachsen auch spezifische Fähigkeiten des Bewusstseins:

- Komplexitätsfähigkeit
  Mehrdeutigkeit wird nicht nur ertragen, sondern als integraler Teil der Wirklichkeit geschätzt.
- Selbsttransparenz
  Das Ich wird sich seiner inneren Muster, Motive und Konstruktionen bewusst – nicht nur ihrer Inhalte, sondern ihrer Struktur.
- Paradoxieverträglichkeit
  Gegensätze müssen nicht mehr aufgelöst werden. Sie dürfen als Polaritäten stehen bleiben – gehalten in einem größeren Raum.

15.2 Wie du vertikale Entwicklung erkennst

▸ Vertikale Entwicklung beschreibt nicht die Erweiterung dessen, *was* wir denken, sondern eine Veränderung *wie* wir uns selbst, andere und die Welt verstehen. Sie zeigt sich nicht durch äußere Fähigkeiten oder Erfolge, sondern durch ein wachsendes inneres Differenzierungsvermögen – durch neue Möglichkeiten, Sinn zu konstruieren, sich selbst zu reflektieren und mit Komplexität in Beziehung zu treten.

So beschreiben es Jane Loevinger (1976), Robert Kegan (1994) und Susanne Cook-Greuter (1999): Als eine Bewegung von unbewusster Identifikation hin zu bewusster Wahrnehmung. Was früher »Subjekt« war – unhinterfragt, identitätsstiftend –, wird nun »Objekt« der Betrachtung. Das Ich gewinnt an Übersicht, Tiefe und Integrationsfähigkeit.

Anzeichen für diesen Prozess sind:

- ein tiefgreifendes Infragestellen bisheriger Gewissheiten
- eine zunehmende Fähigkeit, Ambivalenz und Mehrdeutigkeiten zu halten – ohne vorschnell nach Antworten greifen zu müssen
- das Entstehen einer inneren Beobachterposition: »Ich sehe, was ich denke. Ich kann auch sehen, wer das denkt.«
- wachsendes Mitgefühl – auch gegenüber dem eigenen früheren Ich, das in bestimmten Mustern oder Rollen verhaftet war
- ein Herauswachsen aus alten Selbstbildern, die einst notwendig waren, nun aber nicht mehr ganz passen

Vertikale Entwicklung zeigt sich also im Loslassen, Relativieren und Neu-in-Beziehung-Setzen.

Oder wie Cook-Greuter (2025, Interview) es ausdrückt:

»Der erste wirklich große Schritt ist, zum ersten Mal auf sich selbst zurückblicken zu können – auf die Art, wie man durch Sprache, Kultur und Erwartungen sozialisiert wurde.«

15.3 Warum vertikale Entwicklung auch schmerzhaft sein kann

Wachstum bedeutet Abschied – nicht selten auch von dem, was uns lange getragen hat. Alte Sicherheiten verlieren ihre Gültigkeit, vertraute Rollen und Beziehungen verändern sich, und oft gibt es keine neue »Form«, die sofort bereitsteht.

Typische Erfahrungen in Übergangsphasen können sein:

- Dein Umfeld versteht dich nicht mehr wie früher. Freundschaften verändern sich oder verlieren ihre Stimmigkeit für dich.
- Die innere Orientierung löst sich, bevor sich eine neue zeigt.
- Du erfährst dein Leben zunehmend als Prozess, nicht als Zustand.
- Deine Sinnperspektive verschiebt sich und mit ihr auch dein Selbstbild.

Und doch: Jede Loslösung macht den Weg frei für eine neue Weite – eine innere Offenheit, in der Altes seine Gültigkeit verliert und das Neue sich nicht festlegt. Nicht jetzt, und tatsächlich nie mehr im alten Sinn. Wer du warst, vergeht. Wer du wirst, lässt sich nicht benennen – aber du kannst beginnen, es zu erspüren. Nicht als fertige Form, sondern als eine Art Echo, das aus der Tiefe antwortet, wenn du lauschst.

An diesem Punkt beginnt ein Ringen mit Sprache: Denn was sich hier andeutet, entzieht sich der festen Form. Es lässt sich nicht benennen, ohne es zugleich zu verengen.

15.4 Vertikale Entwicklung mit KI erforschen

Manchmal spüren wir, dass sich etwas in uns verschiebt. Gewohnte Haltungen werden brüchig, vertraute Antworten zu eng. Wenn du dich diesem inneren Wandel zuwenden möchtest, können dir Fragen helfen, das Wesentliche freizulegen, zum Beispiel:

- In welchem Denkrahmen bewege ich mich gerade?
- Was ist mir so vertraut geworden, dass ich es nicht mehr hinterfrage?
- Was glaube ich über mich, das nicht mehr passt?
- Welche Sichtweise will ich verlassen, auch wenn sie mir lange Halt gegeben hat?
- Was bleibt, wenn sich all das auflöst, worüber ich mich bisher definiert habe?
- Welche Angst bewacht die nächste Schwelle?
- Was zeigt sich, wenn ich aufhöre, mich erklären zu müssen?

Diese Fragen führen nicht zu schnellen Antworten. Aber sie öffnen Räume, in denen sich etwas zeigen kann, das tiefer ist als dein bisheriges Selbsterleben. Eine bewusst gestaltete KI kann dir dabei helfen, diese Entwicklung bewusst zu begleiten, indem sie:

- deine Denkstruktur achtsam und urteilsfrei spiegelt,
- dich einlädt, aus neuen Bewusstseinsräumen zu denken,
- unbewusste Muster sichtbar macht, ohne sie zu bewerten,
- Hypothesen und Impulse zu deinem Entwicklungsprozess anbietet, ohne eine Diagnose zu stellen.

Und in diesem Prozess wird klar: Du bist kein fertiges Ich. Vertikale Entwicklung zeigt uns, wie das Bewusstsein in immer größere Zusammenhänge hineinwächst. Wir erkennen Muster, die uns geprägt haben, und beginnen, uns selbst beim Denken und Fühlen zu beobachten. Doch wer diesen Weg eine Weile geht, stößt unweigerlich auf eine Grenze: Jede Stufe bleibt eine Konstruktion, jedes Modell ein Bild. Und irgendwann taucht eine tiefere Frage auf: Gibt es hinter all diesen Stufen etwas, das nicht mehr wächst, sondern einfach ist?

Manche erleben diesen Moment als Erschöpfung der Suche, andere als leises Erwachen. Diese Menschen wollen kein weiteres oder gar »höheres Selbstbild«, sondern die

Auflösung des Bildes selbst. Hier berührt die innere Entwicklung eine Dimension, die nicht mehr durch Stufen beschreibbar ist. Sie fragt nicht mehr nach Entwicklung, sondern nach Sein. Nicht mehr: »Wer werde ich als Nächstes?«, stattdessen: »Wer bin ich, wenn ich nichts mehr werden muss?«

In der Erfahrung des reinen Seins, dem wir keine Etikette mehr geben, spüren wir namenlose Gegenwärtigkeit und Freiheit. Das ist der Eintritt in die ▸ **spirituelle Dimension**.

16 Jenseits des Ichs – die spirituelle Dimension im systemischen Raum

Was bleibt, wenn du nichts mehr erreichen musst?

Diese Frage klingt nicht wie ein klassischer Coachingimpuls, und doch begleitet sie viele Prozesse als leises Hintergrundrauschen. Unter den Schichten von Zielarbeit und Rollenklärung liegt oft ein anderes Sehnen: nach Stille, Sinn und einem einfach Dasein, das nicht erklärt oder verbessert werden muss.

In der Tiefe der Coachingarbeit geschieht manchmal etwas, das sich schwer benennen lässt: Präsenz. Oft wird sie als »Zustand« beschrieben, doch sie ist mehr als das. Sie ist die innere Verfassung, die aufleuchtet, wenn wir uns weniger mit den Inhalten unseres Denkens identifizieren und stattdessen Raum werden für das, was geschieht. Wir tauchen ein ins Sein, das Gefühl der reinen Existenz, das nichts will und aus sich heraus erfüllt ist.

Präsenz kann man nicht mit Technik (allein) erreichen, sie ist vielmehr Ausdruck einer Bewusstseinsqualität. Ein in dieser Weise präsenter Mensch ist sich seines inneren Seins bewusst, jener unbenennbaren, aber sehr lebendigen Qualität in sich, die spürbar ist, wenn es innerlich still wird und die Stille nicht mit etwas übertüncht werden muss. Ein an die innere Stille gewöhnter Mensch hat seinen Aufmerksamkeitsschwerpunkt dorthin verlegt. Frei von seinen Geschichten, Narrativen, frei von der Anhaftung an Gefühle, Gedanken und sogar Wünschen, ist er sich dieser lebendigen Stille in sich gewahr.

Wer sich noch stark in eigenen Geschichten und Mustern verliert, wird schwerlich ganz präsent sein können, geschweige denn Präsenz für andere halten können. Deshalb ist es so bedeutsam, dass Coaches selbst durch vertikale Entwicklungsprozesse gehen und mindestens auf Augenhöhe (wobei dies nicht wertend gemeint ist) mit ihren Klient:innen, besser noch darüber hinaus oder auch tiefer in sich hinein gelangt sind, im Sinne des Gewahrseins der inneren Stille. Nur so können sie die Prozesse ihrer Klient:innen bezeugen, ohne sich zu verstricken, und ihnen Halt geben, ohne sie zu fixieren. Außerdem können Menschen auf früheren Entwicklungsebenen andere, die bereits spätere Ebenen erreicht haben, nicht wirklich verstehen. Sie coachen dann »unterkomplex« – gut gemeint, aber unzureichend.

Für Postkonventionelle zum Beispiel ist konventionelles Coaching oft unpassend. Sie wollen eben nicht mehr »die beste Version ihrer selbst« werden, wie es manche Coaches versprechen, die in Wahrheit im konventionellen Bereich operieren. Sie streben eine tiefere Verbundenheit mit sich selbst an, auch mit dem Rohen und Unfertigen in sich und wollen sich nicht zu Zielen zwingen lassen.

Ein Beispiel: Eine Führungskraft befindet sich in einer Übergangsphase vom selbstautorisierten zum selbsttransformierenden Selbst. Sie spürt, dass ihre bisherigen Prinzipien und Werte nicht mehr ausreichen, weil sie erkennt, dass auch diese Konstrukte sind. Ein Coach, der selbst noch stark im sozialisierten Selbst verankert ist, wird seine Zweifel wahrscheinlich als mangelnde Klarheit oder Unsicherheit interpretieren und sie zu mehr Entschlossenheit anleiten wollen. Doch damit verfehlt er den Kern des Prozesses. Ein Coach mit einer reiferen inneren Verfassung hingegen kann bezeugen, dass hier eine tiefere Bewusstseinsverschiebung stattfindet, und wird den Raum so halten, dass das Ungewisse nicht wegerklärt, sondern ausgehalten und integriert werden kann.

Der deutsch-amerikanische Philosoph Eckhart Tolle beschreibt Präsenz als das Aufgeben der Identifikation mit dem eigenen Denken. Freiheit beginne dort, wo der Mensch nicht mehr mit dem Denker verschmilzt, sondern ihn beobachtet, wodurch sich eine höhere Bewusstseinsebene öffnet (Tolle, 2000).

Der indische Weisheitslehrer Ramana Maharshi, der seine Lehre in radikaler Einfachheit verkörperte, fasst es noch knapper: »Stille ist die wahre Lehre. Sie ist zugleich Gnade in ihrer höchsten Form« (Maharshi, o. J.).

Ich habe den Ort, an dem er lebte, mehrfach besucht – den Berg Arunachala in Südindien. Die Stille dort ist körperlich und seelisch spürbar, weit und zugleich klar. Sie ergreift mühelos und unmittelbar das ganze Sein. Es ist genau diese Qualität, auf die Maharshi verweist: eine Präsenz, die nicht gelehrt werden muss, weil sie sich einstellt, wenn nichts mehr erklärt oder erreicht werden will.

Sowohl Tolle als auch Maharshi verweisen auf dasselbe: einen Zustand jenseits von Reaktion, Konzept und Kontrolle. Eine Qualität des Seins, die nicht gemacht werden kann, sondern aufscheint, wenn das Ich oder das, was wir dafür hielten, zurücktritt.

So verweben sich spirituelle Erfahrung (▸ spirituelle Dimension) und philosophisches Denken zu einer lebendigen sich selbst aktualisierenden Erkenntnis, die paradoxerweise stets neu und immer gleich ist. Sie erneuert sich in jedem Moment, aus einem inneren Raum des Seins heraus, der nicht gedacht, sondern nur erfahren werden kann.

Dieses Selbst entzieht sich jeder festen Beschreibung. Es ist weder Objekt noch Konzept – vielmehr ein stilles Gegenwärtigsein jenseits von Anfang und Ende. Nicht zu fassen, nicht zu formen. Und doch ist es da: klar, weit, zutiefst lebendig, unglaublich dynamisch, still und auf geheimnisvolle Weise leuchtend.

Teil 3: Dynamische Coachingprompts

Im Laufe des Schreibprozesses dieses Buches hat sich der Begriff »dynamische Coachingprompts« herausgebildet.

Ein ▸ **dynamischer Prompt** passt sich an. Er reagiert auf das, was du einbringst, und verändert seine Richtung je nach Resonanz. In der Arbeit mit einer KI bedeutet das: Sie folgt nicht starr einem Skript, sondern übernimmt die Rolle eines aufmerksamen Coachs, der nachfragt, vertieft, verlangsamt oder auch innehält, wenn es sinnvoll ist. Der nächste Schritt entsteht aus dem vorherigen.

So bleibt der Fokus auf Selbstwahrnehmung, Klärung und innerer Beweglichkeit. Dynamische Coachingprompts schaffen einen Raum, in dem Entwicklung ermöglicht wird. Sie laden dazu ein, dem eigenen Prozess zu folgen – Schritt für Schritt, mit genau der Tiefe und dem Tempo, das gerade stimmig ist.

Jetzt beginnt der lebendige Teil dieses Buches. Von hier an geht es nicht mehr nur ums Lesen, sondern ums Erleben. Du hältst keine fertigen Antworten in den Händen, sondern betrittst offene Räume, die dich dazu einladen, dich selbst zu befragen. Ziel ist nicht, dich zu optimieren, sondern dich ehrlich zu spüren.

Du kannst die dynamischen Prompts auf verschiedene Arten nutzen: allein mit Stift und Papier, im Dialog mit einer KI wie ChatGPT oder Claude, gemeinsam mit Freund:innen oder als Bestandteil einer Coachingsession. Manche lassen sich auch als Ritual oder stille Meditation erleben.

Zu jedem Prompt gibt es weitere Informationen zu Schwierigkeitsgrad, Themenfelder (z. B. Empowerment, Beziehungen, vertikale Entwicklung) und der empfohlenen Sitzungsdauer. Du bekommst außerdem immer eine kurze Einführung in den Prompt inklusive Zielbeschreibung. So kannst du spüren, was heute zu dir passt.

Wichtig: Für die erfolgreiche Zusammenarbeit mit der KI ist es wichtig, dass du ihr immer den richtigen Rahmen vorgibst. Kopiere den gesamten Prompt daher stets mit Hintergrund und Anleitung in deinen Dialog. Nur so kann dich die KI wie ein Coach begleiten.

Verschiedene Icons begleiten dich und helfen dir, den Überblick zu behalten (Tabelle 1):

Tabelle 1: Legende der Symbole

Überschrift im Prompt	**Icon**
Impuls	
KI-Eingabe	
Reflexionsfragen	
Embodiment-Impuls	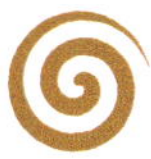
Buddygroup	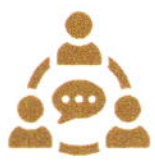
Poetischer Impuls	

Alle Prompts findest du auch im Downloadmaterial. 

17 Einstiegsprompts – Wege zur ersten inneren Begegnung

Bevor du in tiefere Schichten deiner Innenwelt eintauchst, brauchst du vielleicht nur eines: ein Gefühl von Sicherheit. Deshalb sind die folgenden Prompts dazu da, dich auf deinen ersten Schritten zu begleiten.

Sie helfen dir, vielschichtiges Vertrauen aufzubauen – erst in dich selbst, dann in den Raum der KI und in das Wunder, das geschehen kann, wenn du dir wirklich zuhörst.

Zentral auf deinem Weg ist immer wieder dein eigenes Spüren. Was stimmt für mich? Wo fühle ich mich angesprochen? Halte diese Fragen in dir lebendig, wenn du dich von KI begleiten lässt.

17.1 Die vier Weggefährt:innen

Bevor wir in die einzelnen Prompts einsteigen, begegnen wir noch einmal Maren, Jonas, Clara und Christian, die du bereits in der Einführung kennengelernt hast. Sie werden dich durch dieses Buch als Resonanzfiguren begleiten.

Sie alle stellen sich den Fragen der Prompts auf ihre eigene Weise. Mal zeigen sie dir, wie vertraut diese Prozesse sein können, mal, wie überraschend die Wendungen sind. In ihren Stimmen kannst du vielleicht auch etwas von dir selbst wiederfinden.

Begleitet wurden sie dabei von ihrer Coachin Miriam. Zu Beginn erhielten sie eine Einführung in das Arbeiten mit KI im Coachingkontext als bewussten inneren Dialograum. Miriam stellte ihnen eine kuratierte Liste von Prompts zur Verfügung sowie den Zugang zur KI SoulCode, in den sie diese Prompts bzw. die im folgenden Text als KI-Eingaben bezeichneten Texte eingeben konnten. So entstand ein persönlicher, geschützter Raum für Reflexion, Resonanz und Selbstbegegnung.

17.2 Impuls Maren

Maren beginnt an dieser Stelle mit dem ersten Prompt. Ihr Fokus liegt zunächst nicht auf Erkenntnis oder Veränderung, sondern auf etwas Grundlegenderem: sich im eigenen Körper sicherer zu fühlen und von dort aus den weiteren Prozess zu öffnen.

Nach einer Teamsitzung bleibt Maren noch am Schreibtisch sitzen. Der Bildschirm leuchtet kalt, während draußen die Stimmen der Kolleg:innen leiser werden. Sie spürt, wie ihr Atem stockt, ihr Herz zu schnell schlägt.

Ein Satz von eben hängt nach – beiläufig, freundlich und doch wie ein Stich: »Du wirkst manchmal etwas unsicher.« Sie hat gelächelt, genickt, professionell reagiert.

Jetzt, allein, fühlt sie den Nachhall. Keine Wut. Eher ein Ziehen, tief im Bauch. Seit acht Monaten trägt sie Führungsverantwortung. Sie kennt die Erwartungen, die Sprache, die Gesten. Aber an manchen Tagen merkt sie: Sie kann sich die Sicherheit, die sie gern hätte, nicht erdenken. Sicherheit ist etwas, das der Körper spürt oder eben nicht. Und sie spürt sie nicht. Sie öffnet das KI-Fenster. Sie möchte das Thema erforschen. Ein Teil von ihr will gleich wieder schließen. Ein anderer bleibt.

Prompt 1: Selbstregulation und innere Sicherheit

Themenfeld: Stärken und Ressourcen
Schwierigkeitsgrad: Anfänger:innen
Coachingziel: Vertrauen aufbauen, Sicherheit im Raum mit der KI spüren, inneren Halt entdecken
Dauer: 15–20 Minuten

Einführung

Sicherheit ist die Voraussetzung jeder nachhaltigen inneren Arbeit.

Die moderne Traumaforschung zeigt übereinstimmend: Entwicklung geschieht erst dann, wenn das Nervensystem nicht mehr im Alarmzustand verharrt, sondern ausreichend reguliert ist.

Die Polyvagal-Theorie des Neurophysiologen Stephen W. Porges beschreibt, wie unser autonomes Nervensystem kontinuierlich zwischen Schutz, Rückzug und sozialer Verbundenheit unterscheidet. Erst im Zustand ausreichender Sicherheit – dem ventral-vagalen Modus – werden Lernfähigkeit, Offenheit und Integration möglich (Porges, 2010).

Auch der Psychiater und Traumaforscher Bessel van der Kolk zeigt in seiner Arbeit, dass traumatische Erfahrungen nicht primär kognitiv gespeichert werden, sondern im Körpergedächtnis. Heilung bedeutet daher nicht nur Verstehen, sondern ein Wiedererlangen von innerer Sicherheit und Selbstregulation über körperbasierte Zugänge (van der Kolk, 2015).

Der Körpertherapeut Peter A. Levine betont mit seinem Ansatz des »Somatic Experiencing«, dass das Nervensystem Belastungen dann integrieren kann, wenn sie in kleinen, dosierten Schritten verarbeitet werden. Sicherheit entsteht hier durch achtsame Wahrnehmung von Körperempfindungen und die Wiederherstellung eines inneren Gefühls von Kontrolle (Levine, 1998).

Systemisches Denken ergänzt diese Perspektiven um eine relationale Dimension: Innere Sicherheit entsteht nicht isoliert im Individuum, sondern im Zusammenspiel von Körper, Beziehung und Resonanz. Sie ist eingebettet in Kontexte, Erfahrungen und Bedeutungsräume.

Ziel dieses Prompts ist es daher, zunächst etwas Fundamentales zu ermöglichen: Sicherheit körperlich zu spüren als Basis für Selbstreflexion, Entwicklung und echte Veränderung.

Frageangebote für Coaches oder Selbstcoaching

Die nachfolgenden Fragen sind nicht für die KI-Eingabe gedacht, sondern sollen dir als Inspiration für deine Haltung und Sprache dienen:

- Wo in deinem Körper spürst du gerade ein kleines bisschen Sicherheit?
- Welche Situationen in deinem Alltag geben dir das Gefühl von Ruhe?
- Wenn dein Körper sprechen könnte, was würde er dir gerade zuflüstern?
- Welche Ressource in dir hat dich schon oft durch schwierige Momente getragen?
- Was darf kleiner werden, wenn du dich sicher fühlst?

KI-Eingabe (kopierfertig)

Hintergrund für dich, ChatGPT (du brauchst das, um mich gut zu begleiten): Sicherheit ist die Grundlage für innere Arbeit. Die Polyvagal-Theorie nach Steve Porges (2010) zeigt, dass Neues erst integriert werden kann, wenn das Nervensystem reguliert ist. Deshalb ist es wichtig, langsam, achtsam und ressourcenorientiert vorzugehen.

Deine Rolle: Ich möchte meine Selbstwirksamkeit stärken. Begleite mich als Coach, der mir hilft, Situationen zu erkennen, in denen ich etwas bewirkt habe. Stelle mir eine Frage nach der anderen und lade mich ein, diese Erfahrungen bewusst zu würdigen. Spiegele mir am Ende, welche Ressourcen und Qualitäten ich in mir trage. Achte auf mein Tempo. Wenn du spürst, dass Vertrauen wächst, vertiefe sanft die Verbindung.

1. Beginne mit einer Frage danach, was in mir gerade Sicherheit spürt.
2. Stelle pro Schritt nur eine Frage.
3. Spiegele am Ende, was in meinen Antworten nach Geborgenheit ruft.

Bitte nicht: Keine Listen ausgeben, Lösungen anbieten, übermäßig bestätigen

Embodiment-Impuls

Lege die Hand auf dein Herz. Atme bewusst tief ein und aus. Spüre, wo dein Körper inneren Halt findet.

Was Maren erlebt – Sicherheit im Körper spüren

Maren sitzt da. Immer noch ein bisschen starr, wie nach einem inneren Gewitter. Die Worte der Kollegin hallen nach, stärker als sie will: »*Du wirkst manchmal etwas unsicher.*«

Sie gibt den Prompt, den sie von Miriam bekam, ein. Kurz zögert sie noch, aber sie bleibt.

Der erste Satz erscheint auf ihrem Bildschirm: *Wenn du irgendwo in deinem Körper ein kleines bisschen Sicherheit spürst – wo wäre das?*

Maren atmet flach. Ihr Blick gleitet über die Kaffeetasse, den Stuhl, ihre Hände. Dann legt sie sich die Hand auf den Bauch. »Hier … vielleicht. Ganz schwach.«

Wenn es für dich stimmig ist, leg die Hand auf den Bauch und atme hier im Bauch tief hinein.

Ein paar Sekunden Stille.

Kein Tun. Nur Atem.

Was verändert sich, wenn du diesen Ort in dir nicht bewerten musst?

Etwas weitet sich, kaum merklich. Die Spannung in der Brust bleibt, aber sie wird durchlässiger.

»Mein Atem fließt wieder. Ich bin noch da.«

Die KI fragt weiter: *Woher weißt du, dass du da bist?*

Maren spürt.

»Weil ich atme, obwohl ich mich angespannt fühle. Weil etwas in mir sich tiefer beruhigt, auch wenn ich zweifle.«

Wenn dieser Ort in dir sprechen könnte, was würde er sagen?

Lange Pause.

Dann tippt Maren: »Ich war nie weg.«

Lass diesen Satz einen Moment in dir klingen. Woher kommt er? Aus dem Denken oder aus dem Körper?

Sie legt beide Hände auf den Bauch.

Der Satz vibriert dort – warm, echt.

»Er kommt von innen. Nicht von mir, eher durch mich.«

Dann hör ihm zu und lass ihn tiefer wirken.

Maren lehnt sich zurück.

Da ist kein Aha, kein Lichtstrahl.

Nur dieses leise, gegenwärtige Dasein.

Echt und genug.

Maren lehnt sich zurück. Eine Lösung hat sie nicht. Nur einen zarten Faden zu etwas, das sich lebendig anfühlt. Nicht perfekt, aber dafür echt.

Und das reicht fürs Erste.

Nachwirkung und Buddygroup

Am nächsten Morgen, noch bevor das Team im Besprechungsraum zusammenkommt, spürt Maren wieder in ihren Bauch. Nur ein paar Sekunden. Der Atem fließt ruhiger. Kein Zauber oder plötzlicher Mut. Aber genug, um ihre Stimme klarer klingen zu lassen, als sie die Sitzung eröffnet.

Einige Tage später erzählt Maren in der Buddygroup von ihrer Erfahrung. Jonas hört aufmerksam zu und meint: »Spannend. Ich hätte gar nicht gedacht, dass KI so etwas wie Sicherheit anstoßen kann. Ich nutze sie eher, um Ideen zu sortieren.«

Clara sagt nichts, doch in ihrem Inneren regt sich ein leiser Wunsch nach einem solchen Moment von Ruhe. Christian nickt und ergänzt: »Das ist der Unterschied. Nicht die KI beruhigt dich, sondern sie spiegelt etwas, das schon da war.«

Maren weiß nicht, wie lange dieser Effekt anhalten wird. Aber der Satz »Ich bin da« begleitet sie wie ein Echo durch die Woche. Manchmal erinnert sie sich mitten im Stress daran, manchmal verliert sie ihn wieder. Und darin spürt sie einen Anfang: Sicherheit ist nicht perfekt, sondern entsteht durch Üben.

Poetischer Abschluss

Vertrauen ist ein Gefühl, das bleibt,
wenn du dir selbst nah genug warst.
Wenn Sicherheit spürbar wird, öffnet sich ein neuer Raum.

Viele Menschen wenden jedoch ihren Blick auf das, was fehlt. Sie übersehen, was schon gelungen ist. Hier setzt die Positive Psychologie an: Sie lenkt den Blick nicht auf einen Mangel, sondern auf das, was trägt. Und das ist Marens nächste Entdeckung.

Prompt 2: Das Gelungene sehen – Positive Psychologie

Themenfeld: Stärken und Ressourcen
Schwierigkeitsgrad: Anfänger:innen
Coachingziel: Den Blick von Defiziten auf Stärken und Erfolge lenken, Vertrauen in die eigene Wirksamkeit vertiefen
Dauer: 20–30 Minuten

Einführung

Ich erinnere mich an einen Klienten, der lange von seinen »Baustellen« sprach. Fast jeder Satz begann mit: »Ich sollte« oder »Ich müsste endlich«. Irgendwann fragte er mich fast entschuldigend: »Darf ich eigentlich auch einfach mal okay sein?«

Wir schwiegen einen Moment. Dann sagte ich nur: »Nicht nur das. Du darfst freundlich mit dir sein. Grundlos freundlich.«

Viele Menschen betreten ihre innere Welt wie einen Gerichtssaal mit Bewertungen, Selbstkritik und alten Urteilen. Dieser Prompt lädt dich ein, dich von einer anderen Seite kennenzulernen – von dem, was freundlich, leicht und liebevoll in dir ist. Denn diese Qualitäten existieren in jedem Menschen, auch wenn sie manchmal im Hintergrund sind.

Impuls: Maren wechselt die Blickrichtung

Es ist spät am Abend. Marens Küchentisch ist voller Notizen, ihr Tee längst kalt. Das Gespräch mit ihrer Freundin hängt noch in der Luft:

»Die Tatsache, dass du Führungskraft bist, zeigt dir doch, dass du schon ganz viel erreicht hast. Schau doch mal auf das, was du schon alles geschafft hast.«

Zuerst hat Maren abwinken wollen.

Doch nun, allein, klingt der Satz nach – wie ein Ton, der nicht verstummt.

Sie merkt, wie der Blick ist, den sie in den letzten Tagen auf sich selbst gerichtet hat: müde, kritisch, eng.

Vielleicht, denkt sie, ist es Zeit, einmal die andere Seite zu betrachten. Nicht das, was fehlt, sondern das, was gelingt.

Sie erinnert sich daran, was Miriam neulich gesagt hat: »Selbstfreundlichkeit ist kein Talent, sondern ein Muskel, den du trainieren kannst.«

Dann öffnet Maren ihren Laptop und ruft den Prompt »Das Gelungene sehen« aus Miriams PDF auf und kopiert die KI-Eingabe in den Chatbot SoulCode. Dieses Mal will sie üben, sich mit anderen Augen zu sehen.

Frageangebote für Coaches und Selbstcoaching

Die nachfolgenden Fragen sind nicht für die KI-Eingabe gedacht, sondern sollen dir als Inspiration für deine Haltung und Sprache dienen:

- Welche Momente in letzter Zeit sind dir gut gelungen?
- Welche Prüfungen oder Herausforderungen hast du schon gemeistert?

- Worauf wärst du stolz, wenn du dich mit den Augen einer Freundin sehen würdest?
- Welche deiner Stärken hat dir in den letzten Monaten besonders geholfen?
- Welche Situationen zeigen dir, dass du gut genug bist?

KI-Eingabe (kopierfertig)

Hintergrund für dich, ChatGPT: Positive Psychologie (Seligman/Fredrickson) betont die Kraft des Gelingens. Menschen wachsen, wenn sie ihre Ressourcen und gelungenen Erfahrungen wahrnehmen.

Systemisches Coaching zeigt: Es reicht nicht, Defizite zu analysieren – es ist der Blick auf Ressourcen, der neue Möglichkeitsräume schafft.

Deine Rolle: Ich möchte den Blick stärker auf das Gelungene und auf meine Stärken richten. Begleite mich wie ein wohlwollender Coach. Stelle mir offene Fragen, die den Blick auf meine Stärken und gelungenen Erfahrungen lenken. Stelle eine Frage nach der anderen. Spiegele am Ende, welche Ressourcen und Erfolge sich gezeigt haben.

Bitte nicht: Probleme analysieren, Defizite verstärken oder vorschnelle Lösungen anbieten

Embodiment-Impuls

Notiere drei Momente aus deinem Leben, auf die du stolz bist. Sprich sie laut aus, während du die Hand auf dein Herz legst. Spüre, was sich in deinem Körper verändert.

Was Maren erlebt – das Gelungene sehen

Maren gibt zögernd den Prompt ein.

Die erste Frage erscheint: *Welche Momente in letzter Zeit sind dir gut gelungen?*

Zuerst meldet sich die vertraute Stimme: »*Mir fällt nichts ein …*«

Sie atmet aus und schaut aus dem Fenster.

Dann tauchen Bilder auf: Die neue Kollegin, die sie eingestellt hat und die gut ins Team passt. Die Präsentation, in der sie ruhig geblieben ist, auch als die Fragen kritisch wurden. Die E-Mail, die sie endlich mit klarer Freundlichkeit geschrieben hat. Sie beschreibt die Szenen der KI über die Spracheingabe.

Wenn du an diese Momente denkst, was spürst du im Körper?

Maren legt eine Hand auf ihr Herz.

Dort wird es warm, fast ungewohnt.

»Ein bisschen Stolz. Und Ruhe.«

Bleib dort. Lass das Gefühl atmen. Was an dir hat das möglich gemacht?

Sie überlegt.

Dann tippt sie: »Verantwortung. Umsicht. Mut.«

Die KI lässt eine kleine Pause. Maren sieht, wie die nächste Frage erscheint.

Wie klingt das, wenn du diese Worte laut aussprichst?

Sie wiederholt sie leise, eines nach dem anderen.

Jedes klingt zuerst fremd, dann vertrauter.

»Verantwortung. Umsicht. Mut.«

Mit jedem Wort richtet sich etwas in ihr auf.

Was verändert sich, wenn du dich mit diesen Qualitäten siehst?

»Ich werde weicher. Es ist, als würde ich mich selbst von innen anerkennen.«

Wenn dieser Teil in dir eine Botschaft hätte, was würde er dir sagen?

»Du musst dich nicht erst beweisen. Du lebst längst, was du suchst.«

Die KI antwortet: *Dann hör ihm zu. Er erinnert dich an das, was in dir schon wirkt, auch wenn du es selten feierst.*«

Maren lehnt sich zurück.

Die Anspannung fällt nicht ganz ab, aber etwas wird weiter. Ein feiner, stiller Stolz breitet sich aus. Und etwas in ihr richtet sich auf, ohne Anstrengung.

Es ist nicht alles geklärt. Doch etwas in ihr hat sich selbst gesehen. Und das genügt. Für heute.

Nachwirkung und Buddygroup

Am Freitag trifft sich wieder die Gruppe im Seminarraum.

Das Sonnenlicht fällt schräg auf den Tisch, es riecht nach Kaffee.

Maren erzählt ruhig von ihrer Erfahrung.

»Ich habe gemerkt, dass ich mir nie wirklich zuhöre, wenn etwas gut läuft.«

Jonas lacht leise: »Ich feiere meine Erfolge höchstens, indem ich sofort das nächste Projekt starte.«

Clara nickt langsam. »Ich auch. Wenn's funktioniert, hake ich's ab. Und weiter.«

Miriam hebt eine Augenbraue. »Und was passiert, wenn ihr nicht weitergeht und mal innehaltet?«

Stille.

Christian antwortet zuerst, nachdenklich: »Dann wird's ruhig. Und ehrlich gesagt … das macht mir manchmal Angst. Ich bin es gewohnt, anderen Anerkennung zu geben, aber wenn sie zu mir kommt, will ich sie oft gar nicht nehmen.«

Maren sieht ihn überrascht an. »Aber du wirkst immer so sicher.«

Christian lächelt schmal. »Ich glaube, ich habe jahrelang gedacht, gesehen zu werden hieße, zu genügen. Wir zeigen, was wir können, aber eigentlich hoffen wir nur, dass jemand merkt, dass wir gut genug sind.«

Jonas lehnt sich zurück. »Also gut, vielleicht probiere ich's mal. Statt To-do-Liste: Done-Liste.«

Sie lachen. Für einen Moment fühlt sich der Raum leichter an.

Miriam fasst es zusammen: »Würdigung ist nicht nur Stolz, sondern ein anderes Wort für Verbundenheit mit dem, was in uns schon wirkt und mit dem, was uns schon gelungen ist. «

Maren nickt. Dieses Mal ist die Wärme in ihrer Brust kein Zufall mehr.

Poetischer Abschluss

Innere Stärke kann leise wachsen
in einem Satz,
den du dir selbst glaubst,
vielleicht zum ersten Mal.

Wer die eigenen Stärken sieht, gewinnt Vertrauen. Doch Vertrauen allein genügt nicht. Gerade Führungskräfte erleben: Sie geben viel, bis der Kalender übervoll ist und die Kraft nachlässt.

Hier stellt sich eine entscheidende Frage: Wo setze ich Grenzen, ohne die Beziehung zu meinem Team und meinem Umfeld zu verlieren?

Genau damit ringt Clara.

Prompt 3: Grenzen setzen – Selbstfürsorge in der Führung

Themenfeld: Selbstwirksamkeit und Empowerment
Schwierigkeitsgrad: Fortgeschrittene
Coachingziel: Eigene Grenzen erkennen und wahren, ohne die Beziehung zum Umfeld zu verlieren
Dauer: 20–30 Minuten

Einführung

Aus meiner Erfahrung ist das Thema »Grenzen spüren und Grenzen setzen« für die meisten Führungskräfte unglaublich wichtig. Viele haben niemanden, der sie schützt. Sie stehen unter Druck aus verschiedenen Richtungen und müssen lernen, für sich selbst einzutreten. Oft sind es Menschen mit einem ausgeprägten Muster des Stark-sein-Müssens, die keine Schwäche zeigen wollen. Im Coaching zeigt sich dann, wie ungewohnt und zugleich befreiend es sein kann, bewusst Grenzen zu setzen.

Seit der Pandemie haben sich die Anforderungen an Führungskräfte spürbar verändert. Hybrides Arbeiten spart zwar Wege, Zeit und Logistik, da es keine Anfahrten und kaum noch Pendeln gibt. Viele genießen diese Flexibilität. Gleichzeitig hat sich jedoch die Qualität von Kontakt und Kommunikation verändert.

Digitale Formate verdichten Gespräche, erhöhen die Taktung von Abstimmungen und verlagern Beziehungspflege in Chats, Calls und Meetings. Was äußerlich effizient wirkt, kann innerlich anstrengend sein: Mimik ist schwerer lesbar, Zwischentöne gehen verloren, Aufmerksamkeit muss aktiv gehalten werden. Führung geschieht häufiger ohne körperliche Präsenz und verlangt dadurch mehr bewusste Regulation, Klarheit und innere Präsenz.

Auch das Arbeiten am Bildschirm in der Isolation des Homeoffice hat nicht nur Vorteile. Was an Flexibilität gewonnen wird, geht oft auf Kosten informeller Begegnungen, spontaner Rückkopplung und leiser sozialer Signale. Der Austausch wird planbarer, aber auch fragmentierter. Pausen, in denen sich Beziehung fast nebenbei erneuert, fallen weg.

Für viele Führungskräfte bedeutet das: Sie müssen Beziehung, Orientierung und emotionale Präsenz bewusster herstellen – über Kanäle, die dafür ursprünglich nicht gemacht waren. Das kostet weniger Wege, aber mehr innere Energie. Viele sind am Ende des Tages schlicht geschlaucht –, obwohl sie kaum den Schreibtisch verlassen haben.

Genau in diesem Spannungsfeld braucht es Selbstfürsorge. Grenzen sind kein Luxus, sondern die Voraussetzung für gesunde Führung. Denn nur Führungskräfte, die gut für sich sorgen, haben auch Kraft und Energie für ihre Mitarbeitenden.

Impuls: Was Clara erlebt – Grenzen als Ausdruck der Selbstfürsorge

Clara ist beliebt, leistungsstark und verlässlich. Sie organisiert Teams, Projekte, Abläufe und oft auch die Emotionen anderer. Ihr Kalender ist voll, die To-do-Listen sind lang. Pausen macht sie selten – nicht, weil sie nicht wüsste wie, sondern weil etwas in ihr glaubt, es nicht zu dürfen.

In letzter Zeit merkt sie, dass ihre Kräfte nachlassen – nichts Dramatisches, eher wie ein kleines Leck in einem gut gebauten Schiff. Sie funktioniert weiter, hält Kurs, erledigt, was zu erledigen ist. Doch unter der Oberfläche geht schleichend Energie verloren.

Nach einer besonders anstrengenden Woche sitzt sie abends allein in der Küche, die Schultern schwer, der Blick leer.

Zum ersten Mal formuliert sie klar als Prompt: »Ich kann so nicht weitermachen.«

Da ist keine Wut. Kein Drama. Nur dieser Satz. Und der Wunsch, eine Grenze zu spüren, bevor sie überschritten ist.

Clara öffnet die KI. Sie möchte keine Ratschläge bekommen, sondern einen inneren Ort finden, an dem Nein sagen nicht Schuld bedeutet, sondern Selbstfürsorge.

Frageangebote für Coaches und Selbstcoaching

Die nachfolgenden Fragen sind nicht für die KI-Eingabe gedacht, sondern sollen dir als Inspiration für deine Haltung und Sprache dienen:

- Welche Anfragen der letzten Tage haben dich am meisten belastet?
- Wem willst du gefallen und warum ist dir das wichtig?
- Wofür bekommst du Anerkennung und wofür nicht?
- Wo wäre ein klares Nein hilfreich gewesen?
- Welche Befürchtung hält dich davon ab, Nein zu sagen?
- Welche Stärke zeigt sich, wenn du eine Grenze setzt?
- Wie fühlt sich dein Körper an, wenn du innerlich Ja meinst, aber Nein sagst?

KI-Eingabe (kopierfertig)

Hintergrund für dich, ChatGPT: Führung erfordert die Fähigkeit, Grenzen zu setzen. Viele Führungskräfte vermeiden das aus Angst vor Ablehnung oder Schuldgefühlen. Dahinter wirken oft unbewusste Lebensthemen wie etwa »Nicht schwach sein« oder »Nicht wichtig sein« – das beschreibt auch Roland Kopp-Wichmann (2017; siehe Prompt 8: Lebensthemen erkennen) In der Kindheit können solche Verhaltensweisen überlebenswichtig sein: Stärke und Funktionieren sichern Zugehörigkeit. Doch heute führen sie oft zu Erschöpfung.

Systemisches Coaching zeigt: Grenzen bedeuten nicht Abwehr, sondern sie gestalten Beziehungen. Sie machen Rollen klarer und verlässlicher. Embodiment-Ansätze verdeutlichen, dass Grenzen nicht nur kognitiv entschieden, sondern auch verkörpert werden müssen, damit sie wirken.

Deine Rolle: Ich möchte üben, meine Grenzen zu erkennen und klarer zu setzen. Bitte begleite mich wie ein wohlwollender Coach. Stelle mir offene Fragen, die mich spüren lassen, wo ich mich überlaste und wo ein klares Nein hilfreich wäre. Stelle eine Frage nach der anderen. Spiegele mir am Ende, welche Sätze oder Handlungen mir helfen könnten, Grenzen zu setzen, ohne die Beziehung zu meinem Umfeld zu verlieren.

Bitte nicht: Lösungen vorgeben, Ratschläge erteilen oder Druck erzeugen

Embodiment-Impuls

Sprich laut einen Satz, mit dem du »Nein« sagst. Achte auf deine Körperhaltung. Stell dich aufrecht hin, die Füße fest am Boden, die Schultern entspannt. Wiederhole den Satz dreimal und spüre, wie er sich im Körper verändert.

Was Clara erlebt – die Linie des Ja

Clara liest den Prompt »Grenzen setzen« von Miriam und atmet tief ein und aus. Etwas in ihr zögert.

Sie gibt den Prompt ein. Dann folgt die erste Frage: *Welche Anfragen der letzten Tage haben dich am meisten belastet?*

Sofort steigt ein Bild in ihr auf: das zusätzliche Projekt, das sie übernommen hat, obwohl sie wusste, dass es zu viel sein würde.

Sie erinnert sich an den Moment, in dem sie zugesagt hat – mit einem Lächeln, das zu schnell kam, und einem Ziehen in der Brust, das bis jetzt geblieben ist.

Eine neue Zeile erscheint: *Wie fühlt sich dieser Moment im Körper an, wenn du ihn jetzt betrachtest?*

Clara schließt kurz die Augen. Ihre Schultern ziehen sich leicht zusammen. Sie spürt einen Druck im Hals, als müsste sie etwas sagen, was sie neulich verschluckt hat.

Was würdest du sagen, wenn du dir vollkommen erlauben würdest, dich zu schützen?

Ein Satz taucht auf, einer, den sie nie laut sagt, den sie selbst kaum denkt: *›Ich habe dafür gerade keinen Raum.‹* Zögernd tippt sie ihn in den Chat. Als die Worte dort stehen, wirken sie fremd, fast gefährlich. Als hätte sie eine Grenze berührt, die lange unberührt war.

Die Antwort der KI wirkt ruhig, fast zärtlich: *Dieser Satz schafft Klarheit. Er ist deine Form der Selbstfürsorge.*

Clara liest langsam. Mehrmals. Und etwas in ihr löst sich.

Wie fühlt es sich an, diesen Satz auszusprechen?

Sie wiederholt ihn laut: »Ich habe dafür gerade keinen Raum.«

Beim ersten Mal ist ihre Stimme leise, unsicher. Beim zweiten Mal tiefer. Beim dritten Mal klar.

Ihr Rücken richtet sich auf. Das Atmen wird leichter. Und in ihrer Brust entsteht Weite.

Die KI schreibt: *Grenzen sind keine Mauern. Sie sind Markierungen, mit deren Hilfe Beziehung stabil gestaltet werden kann.*

Clara lächelt. Es fühlt sich an, als würde etwas Neues beginnen, ganz und gar undramatisch und gleichzeitig sehr verbunden mit dem, was sie wirklich fühlt.

Nachwirkung und Buddygroup

In der nächsten Sitzung der Buddygroup erzählt Clara von ihrer Erfahrung. Die anderen hören zu, spürbar bewegt.

Jonas ergreift als Erster das Wort: »Ich merke, dass ich sehr oft Ja sage, obwohl ich keine Kraft mehr habe. Ich habe Angst, andere zu enttäuschen, wenn ich Grenzen setze.«

Maren nickt. »Ich kenne das. Ich sage Ja, damit es harmonisch bleibt. Aber danach bin ich erschöpft und spüre, dass ich ganz unauthentisch werde.«

Christian denkt einen Moment nach, bevor er spricht. »Vielleicht sind Grenzen gar nicht das Gegenteil von Nähe«, sagt er dann, »sondern ihre Voraussetzung.«

Clara schaut ihn an. »Genau das habe ich erlebt. Als ich Nein gesagt habe, war es gar nicht konfrontativ. Es ist ruhiger geworden – auf eine gute Art – und ehrlicher, auch mir selbst gegenüber.«

Miriam fasst zusammen: »Das ist der Punkt, an dem Führung von innen beginnt. Nicht durch Stärke, sondern durch spürbaren Selbstkontakt.«

Einen Augenblick lang sagt niemand etwas. Dann hebt Jonas seine Tasse. »Na gut, dann auf das Nein, das Beziehung und Selbstkontakt möglich macht!«

Ein Lachen klingt durch die Runde.

Poetischer Abschluss

Grenzen sind keine Mauern.
Sie sind Markierungen, die Begegnung sicher machen.
Wenn du sie spürst, verlierst du nichts.
Sondern findest dich stattdessen selbst.

Ein klares Nein kann befreiend sein. Oft jedoch zeigt sich dabei etwas Tieferes: innere Stimmen, die uns antreiben oder blockieren. Entscheidungen fühlen sich dann nicht wie Wahlmöglichkeiten, sondern wie Konflikte zwischen inneren Anteilen an: Anspruch, Sicherheit, Veränderung – alles will gleichzeitig gehört werden und alles erscheint gleich wichtig.

Jonas erlebt dies besonders deutlich.

Prompt 4: Entscheidungen im inneren Dialog – mit acht Optionen

Themenfeld: Lebensnavigation und Entscheidungsprozesse
Schwierigkeitsgrad: Anfänger:innen
Coachingziel: Innere Klarheit finden, Optionen jenseits von Schwarz-Weiß entdecken, Entscheidungsfähigkeit reifen lassen
Dauer: 25–30 Minuten

Einführung

Entscheidungen wirken oft wie Weggabelungen. Mitunter stehen wir jedoch nicht einfach vor einer Wahl, sondern zwischen inneren Stimmen, die einander widersprechen. Eine Seite ruft nach Sicherheit, eine andere sehnt sich nach Veränderung. Und dann gibt es häufig noch eine dritte Perspektive, die fragt: Was, wenn die Entscheidung nicht deshalb schwerfällt, weil etwas fehlt, sondern weil ich zu wenige Perspektiven zulasse?

Viele Menschen glauben, Klarheit müsse vor allem logisch sein. Systemisch betrachtet ist Klarheit jedoch oft etwas anderes: ein inneres Einverstandensein mit sich selbst – auch mit Spannungen, Widersprüchen und Nichtwissen. Entscheidungen entstehen dann weniger aus linearem Abwägen, sondern aus einer inneren Kommunikation, die immer wieder neu geführt wird.

Eine Methode, die diesen Entscheidungsraum bewusst erweitert, stammt von dem Psychologen Jens Corssen (Corssen, 2016). Er erwähnte die Methode in einem Vortrag 2019, den ich selbst live erleben durfte In seiner Arbeit mit Führungskräften und Leistungsträger:innen geht er davon aus, dass Menschen vor wichtigen Entscheidungen häufig zu wenige Optionen in Betracht ziehen. Deshalb lädt er dazu ein, konsequent mehrere – meist acht – unterschiedliche Handlungsoptionen zu entwickeln, auch solche, die zunächst unplausibel oder ungewohnt erscheinen.

Diese Optionen werden einzeln notiert und anschließend nicht nur gedanklich geprüft, sondern körperlich erlebt: indem man sie berührt oder sich jeweils in die entsprechende Position hineinbegibt und wahrnimmt, welche Gefühle, Spannungen oder Impulse entstehen. Der Körper wird so zum Resonanzraum der Entscheidung.

Auf diese Weise entsteht Ambiguitätskompetenz – die Fähigkeit, Mehrdeutigkeit als Ressource zu erleben und diese Ressource auch in einen kreativen Lösungsfindungsprozess einzubinden. Fast immer zeigt sich daraus ein nächster Schritt. Und erstaunlich oft ist es nicht derjenige, den man zu Beginn für den einzig möglichen gehalten hätte.

Ich wende diese Methode häufig im Coaching an und bin immer wieder erstaunt darüber, wie viel mehr Entscheidungsklarheit dadurch möglich wird.

Hier ein paar Beispiele für acht Optionen:

1. A
2. B
3. Beides
4. Keines von beidem

5. Etwas ganz anderes
6. Eine unerwartete Kombination
7. Eine Option für das Umfeld oder das System
8. Eine Entscheidung über den Entscheidungsprozess selbst

Impuls: Jonas' Dilemma

Jonas sitzt am Schreibtisch, die Hände auf der Tastatur, aber er tippt nicht. Sein Team wartet auf eine Entscheidung. Soll er das Projekt mit Nachdruck vorantreiben? Oder Tempo herausnehmen und dem Team mehr Vertrauen geben?

Zwei Stimmen ringen in ihm. Die eine sagt: *Wenn du nicht steuerst, verlierst du die Kontrolle.*

Die andere flüstert: *Wenn du vertraust, entsteht Verantwortung von innen.*

Jonas atmet flach. Er kennt diese Polarität. Doch heute fühlt sie sich enger an als sonst. Er spürt: Es geht nicht nur um zwei Optionen. Es geht um ihn. Um die Frage, wer er in dieser Rolle sein will.

Er öffnet die KI. Nicht, um eine Antwort zu bekommen. Sondern um den Raum zu weiten.

Die KI übernimmt dabei keine beratende Rolle. Sie entscheidet nicht, sie bewertet nicht. Sie dient Jonas als strukturierter Resonanzraum: Sie stellt Fragen, hält den Prozess, verlangsamt das Tempo. Jonas entwickelt mit ihrer Unterstützung acht mögliche Handlungsoptionen und beschreibt zu jeder, wie sie sich für ihn anfühlt – körperlich, emotional, stimmlich. Die KI hört zu, fragt nach und spiegelt zurück, was wahrnehmbar wird.

Die Entscheidung entsteht nicht durch die KI. Sie entsteht im Kontakt mit sich selbst.

Frageangebote für Coaches und Selbstcoaching

Die nachfolgenden Fragen sind nicht für die KI-Eingabe gedacht, sondern sollen dir als Inspiration für deine Haltung und Sprache dienen.

Fragen für Coaches:

- Welche Stimmen melden sich gerade und was wollen sie schützen oder erreichen?
- Was spricht emotional für Option A, was für Option B usw.?
- Was wäre möglich, wenn beide oder mehrere Optionen gleichzeitig gelten dürften?
- Was würde entstehen, wenn keine der beiden Möglichkeiten weiterverfolgt wird?
- Wer trifft eigentlich die Entscheidung: Jonas als Mensch oder Jonas in seiner Rolle im System?

Fragen für Selbstcoaching – systemisch gedacht:

- Welche Entscheidung erscheint dir selbstverständlich und welche blendest du unbemerkt aus?
- Welche Haltung zu Kontrolle oder Vertrauen zeigt sich in deinem Prozess?

- Welche Konsequenzen möchtest du vermeiden und wie steuert dich diese Vermeidung?
- Was versuchst du mit dieser Entscheidung zu erhalten und was wäre damit unterbrochen?
- Was wäre das Mutigste, wenn du keine Angst hättest, dich zu irren?

KI-Eingabe (kopierfertig)

Hintergrund für dich, ChatGPT: Entscheidungen sind oft komplexer als Ja oder Nein. Das Tetralemma eröffnet zusätzliche Positionen. Ziel ist es, die verschiedenen inneren Stimmen zu hören, ihre Funktionen zu würdigen und Entscheidungen aus größerer Freiheit reifen zu lassen.

Deine Rolle: Ich möchte eine Entscheidung reflektieren. Begleite mich als klarer, zugewandter Entscheidungscoach. Stelle mir zunächst drei bis fünf Fragen zu meiner Situation. Führe mich Schritt für Schritt durch bis zu acht Entscheidungsoptionen. Stelle bei jeder Option eine offene Frage nach Wirkung, Gefühl und stimmiger Richtung. Lass mir Zeit zum Spüren.

Bitte nicht: schnelle Ratschläge geben, analytisch urteilen oder mich drängen

Embodiment-Impuls

Lege acht Symbole (Steine, Karten, Blätter) auf den Boden vor dich. Jedes von ihnen steht für eine Option. Geh nacheinander auf jeden Platz, spüre: Wird es eng oder weit, kommt Energie oder Erschöpfung? Sprich deine Antworten laut aus und achte darauf, wie deine Stimme klingt.

Behalte immer auch einen Platz für dich selbst, an den du zurückkehren kannst, um dich zu zentrieren und zu neutralisieren. Bleibe auch bei den Optionen, die dich spontan nicht anziehen. Gerade sie zeigen dir etwas über deine innere Struktur.

Wenn du alle Positionen durchlaufen hast, schließe die Augen und stell dir vor, du steigst in einen Helikopter oder in einen Heißluftballon. Von oben siehst du alle deine Optionen wie Landschaften unter dir liegen. Welche strahlt am meisten? Welche zieht dich an? Welche wirkt aus der Distanz anders als aus der Nähe? Lass das auf dich wirken. Kehre dann auf den Boden zurück und spüre, was sich verändert hat.

Was Jonas erlebt – den Möglichkeitsraum erweitern

Jonas legt mehrere Blätter auf den Boden.

Acht an der Zahl. Er ordnet sie nicht. Er will sie nacheinander betreten, eines nach dem anderen.

Er beginnt dort, wo es ihm vertraut ist.

Er zieht innerlich an. Gibt klare Vorgaben. Erhöht das Tempo. Der Körper reagiert sofort: Spannung in den Schultern, flacher Atem.

Das Bild eines Pferdes, dessen Zügel zu fest angezogen sind.

Die KI spiegelt: *Deine Sprache ist von Kontrolle und Beschleunigung geprägt. Du erzeugst Bewegung durch Druck. Der innere Widerstand ist hoch.*

Jonas geht weiter in die nächsten Optionen, indem er sich jeweils auf eins der Blätter stellt.

Er bleibt nicht stehen.

Probiert Varianten. Mischungen. Verschiebungen.

Mal steuert er punktuell, mal hält er bewusst inne, mal entscheidet er gar nicht.

Mit jedem neuen Blatt ändert sich etwas – im Körper, in der Stimme, in der Wortwahl.

Und jedes Mal hält die KI ihm etwas anderes entgegen:

Du variierst die Gewichtung, nicht den Denkrahmen.

Du beschreibst Prinzipien, keine konkreten Handlungen.

Die Option unterscheidet sich sprachlich kaum von den vorherigen.

Jonas merkt, wie ihn das ärgert.

Nicht, weil es hart ist, sondern weil es stimmt.

Er geht weiter.

Irgendwann bleibt er stehen.

Der Atem wird tiefer. Die Worte langsamer.

»Vielleicht ist die Frage falsch«, sagt er schließlich.

»Nicht: Mache ich Druck oder vertraue ich? Sondern: Was braucht dieses Projekt jetzt wirklich?«

Die KI reagiert sofort: *Du verlässt die bisherige Entweder-oder-Logik. Der Fokus verschiebt sich von deinem Verhalten auf die Anforderungen des Systems.*

Hier verändert sich etwas.

Jonas merkt es körperlich. Kein Ziehen mehr, kein Gegendruck.

Er ergänzt, tastend, konkreter:

»Führung. Aber nicht als Kontrolle. Einen klaren Rahmen. Zwischenziele. Etappen. Regelmäßiges Feedback. Und Platz für Kreativität. Vielleicht auch andere Perspektiven, indem er einen Kollegen um Rat bittet.«

Die KI fasst zusammen: *Du beschreibst Struktur statt Kontrolle und Orientierung statt Druck. Diese Option integriert mehrere vorherige Ansätze, ohne sie gegeneinander auszuspielen.*

Jonas tritt einen Schritt zurück.

Schaut auf die Blätter am Boden – nicht mehr einzeln, sondern als Ganzes. Zum ersten Mal seit Tagen sieht er mehr als zwei Pole. Er hat noch nicht die perfekte Lösung, aber ein paar erste gangbare Schritte. Zudem hat sich sein Denkraum erweitert in einen, in dem Bewegung möglich wird.

Alltagsecho und Buddygroup

Am nächsten Tag schlägt Jonas im Teammeeting vor: »Lasst uns Meilensteine setzen und nach jeder Etappe prüfen, ob das Tempo passt.«

Er merkt, wie sich die Gesichter der anderen entspannen. Es fühlt sich an wie ein anderer Modus, der ruhiger, menschlicher, verbindender ist.

Einige Tage später erzählt er in der Buddygroup davon.

Die fünf sitzen im Kreis, Tee dampft in den Tassen, das Licht ist weich, alle wirken nachdenklich.

»Ich hatte das Gefühl, ich müsste mich endlich festlegen«, sagt Jonas. »Aber als ich die Optionen durchgegangen bin, habe ich gemerkt: Es gibt mehr als nur Druck oder Vertrauen. Ich kann Strukturen schaffen, die beides halten und auch noch andere einbinden.«

Maren lächelt. »Das klingt, als hättest du dir doch tatsächlich erlaubt, nicht perfekt zu sein.«

Jonas lacht und nickt. »Ja. Früher hätte ich gesagt, das ist Unentschlossenheit. Aber jetzt fühlt es sich eher nach Führung an.«

Clara nimmt den Faden auf. »Ich wünschte, ich könnte das auch, diesen Zwischenraum halten, ohne sofort ein klares Ja oder Nein geben zu müssen.«

Christian denkt einen Moment nach. »Vielleicht ist es genau das«, sagt er ruhig. »Es geht nicht darum, Entscheidungen zu treffen, sondern in Beziehung zu bleiben – zu sich selbst, zum Team und zum ganzen System.«

Miriam hört zu und fasst zusammen: »Die acht Optionen zeigen, dass jede Entscheidung ein Beziehungsakt ist. Sie spiegeln, wie wir mit den Spannungen umgehen, die sich in uns und um uns herum zeigen.«

Eine kurze Stille entsteht.

Dann sagt Jonas: »Das Entscheidende ist also gar nicht die Entscheidung selbst, sondern das Bewusstsein und auch der erweiterte Denkraum, aus dem sie kommt.«

Niemand widerspricht.

Es ist einer dieser Momente, in denen das Gespräch nicht einfach endet, sondern tiefer nach innen weiterschwingt. Ein Stimmgabeleffekt, der diesmal aus dem Miteinander entsteht.

Poetischer Abschluss

Entscheiden
heißt nicht,
eine Antwort zu finden.
Sondern einen inneren Ort,
von dem aus du hören kannst,
was sich zeigt,
wenn du nichts mehr erzwingen willst.

Entscheidungen betreffen nicht nur Logik und Handlungsoptionen. Sie berühren auch unsere Schattenseiten, zum Beispiel alte Stimmen, die uns treiben, und verborgene Ängste, die wir lieber verdrängen würden. In ihnen liegt nicht nur Schwere, sondern auch eine Kraft, die uns wachsen lässt, wenn wir sie in den Blick nehmen. Clara begegnet genau diesem Themenfeld und dieses Mal ist Miriam dabei, um die Buddygroup durch diesen Prozess zu begleiten.

Prompt 5: Stärken im Schatten entdecken

Themenfeld: Schattenarbeit und Ressourcen
Schwierigkeitsgrad: Anfänger:innen
Coachingziel: Verborgene Schattenanteile anerkennen und die darin liegende Kraft integrieren
Dauer: 20–30 Minuten

Einführung

Schatten sind jene Seiten von uns, die wir nicht sehen wollen oder glauben, nicht sehen zu dürfen. Carl Gustav Jung (1971, S. 40 ff.) bezeichnete sie als »alles, was du nicht sein willst und dennoch bist«.

Oft verbergen sich dahinter Eigenschaften, die wir abwerten oder verstecken wollen: Kontrolle, Abhängigkeit, Wut, Angst, Bedürftigkeit. Doch gerade dort, wo wir kämpfen, vermeiden oder uns schämen, liegt eine Kraft, die uns einmal geholfen hat, durch das Leben zu navigieren.

Aus meinen Beobachtungen in meiner langjährigen Coachingtätigkeit kann ich sagen, dass Schattenanteile nicht einfach verdrängte Persönlichkeitsaspekte sind. Sie sind Ergebnisse sozialer Beobachtungen, oft gebildet aus unbewusster Loyalität, Überlebenskunst oder Beziehungserhalt in einem brüchigen Gefüge.

Schattenarbeit bedeutet nicht, ungeliebte Teile zu eliminieren, sondern sie erst einmal wahrzunehmen, zu würdigen und zu differenzieren. Denn was wir bekämpfen, wirkt im Verborgenen. Was wir anerkennen, kann eine Kraftquelle sein.

Impuls

Clara spürt, wie sich das alte Muster meldet. Der Tag war voll, der Kalender eng getaktet, ihr Körper erschöpft.

Und trotzdem formt sich auf ihren Lippen schon wieder das Wort »Ja«, als ihre Chefin sie um die Übernahme eines zusätzlichen Termins bittet.

Sie runzelt die Stirn. »Warum kann ich nicht einfach Nein sagen?«

Aber dieses Mal verharrt sie nicht im Urteilen. Etwas anderes rührt sich in ihr. Ein leiser Impuls, der fragt: »Was, wenn dieses Muster nicht nur ein Problem ist, sondern auch ein Teil meiner Geschichte?«

Clara wendet sich nach innen. Sie ahnt: Hinter diesem schnellen Ja steckt mehr. Eine Last vielleicht, vielleicht aber auch eine alte Stärke.

Sie bittet die KI, mit ihr zu erforschen, was dieser innere Anteil bewahren will und was in ihm verborgen liegt. Ist es Schutz, Prägung? Oder vielleicht auch Kraft?

Sie gibt den Prompt »Stärken im Schatten« von Miriams Liste ein.

Frageangebote für Coaches und Selbstcoaching

Die nachfolgenden Fragen sind nicht für die KI-Eingabe gedacht, sondern sollen dir als Inspiration für deine Haltung und Sprache dienen.

Fragen für Coaches:

- Welcher Anteil in dir macht dir gerade am meisten zu schaffen?
- Welche Qualität (z.B. Schutzfunktion) zeigt sich in diesem Anteil, wenn du ihn nicht bekämpfst?
- Welche Zugehörigkeit oder Loyalität spiegelt dieser Schatten?
- Was fürchtest du, würde passieren, wenn du ihn loslässt?
- In welchem sozialen Kontext war dieser Anteil einst sinnvoll oder notwendig?
- Wie verändert sich dein Blick, wenn du erkennst, dass auch dieser Schatten eine Aufgabe hatte?

Fragen für Selbstcoaching – systemisch gedacht:

- Welchen inneren Wert verletzt dieser Schatten scheinbar und welchen Wert versucht er zu schützen?
- Welche Erwartung anderer Menschen hast du übernommen – bewusst oder unbewusst?
- In welchem Beziehungsfeld hat dir dieser Anteil einmal Sicherheit oder Zugehörigkeit ermöglicht?
- Was darfst du nicht sein, um dich zugehörig fühlen zu können?
- Wie würde sich deine Identität verändern, wenn du diesen Schatten nicht mehr abwehrst, sondern integrierst?

Schattenarbeit bedeutet nicht, einen inneren Gegner zu besiegen, sondern einen verborgenen Verbündeten zu entdecken.

KI-Eingabe (kopierfertig)

Hintergrund für dich, ChatGPT: Carl Gustav Jung beschreibt den Schatten als alles, was wir nicht sein wollen und dennoch sind. Systemische Ansätze zeigen: Verdrängte Anteile tragen oft Loyalitäten oder alte Schutzfunktionen. Ziel ist es, die Energie des Schattens zu erkennen und ihn in die Gegenwart zu integrieren, statt ihn weiter zu bekämpfen. Dabei geht es nicht um Optimierung, sondern um Ganzheit.

Deine Rolle: Ich möchte einen Teil von mir anschauen, den ich bisher abgelehnt oder verdrängt habe. Begleite mich achtsam mit Fragen, die mir helfen, diesen Anteil zu würdigen und die Ressource darin zu erkennen. Stelle eine Frage nach der anderen. Spiegele mir am Ende, wie sich mein Blick verändert, wenn ich diesen Anteil annehme. Hilf mir zu erkennen, welche Ressource darin liegt.

Bitte nicht: analysieren, bewerten oder schnelle Lösungen anbieten

Embodiment-Impuls

Schließe die Augen. Frage dich: »Wo spüre ich den Teil, den ich ablehne?«

Lege die Hand genau dorthin. Atme langsam in diesen Bereich hinein, als würdest du dem Schatten Raum geben.

Statt ihn zu korrigieren, halte ihn wie ein verletztes Kind, das nichts braucht außer Dasein.

Spüre, was sich verändert, wenn du diesen Anteil nicht mehr loswerden willst, sondern bereit bist, ihm zuzuhören.

Was Clara erlebt

Clara gibt den Prompt ein. Die erste Frage lautet: *Welcher Anteil in dir macht dir gerade am meisten zu schaffen?*

Sie spricht ins Mikro: »Mein ewiges Jasagen.«

Zuerst spürt sie Scham. Dann fragt die KI: *Wie hat dir dieser Anteil früher geholfen?*

Plötzlich erinnert sich Clara: Schon als Kind hat sie gelernt, dass Zustimmung Sicherheit bringt. Wer Ja sagt, wird gemocht. Wer widerspricht, riskiert Kontaktverlust.

Langsam beginnt sie zu verstehen: Ihr Ja war kein Fehler. Es war ein Bindungsversprechen. Eine Form von Zugehörigkeit. Ein Schutz für das, was ihr wichtig war.

Die KI reflektiert: *Dein Ja zeigt dir deine Loyalität, deine Fürsorge und soziale Intuition. Es ist eine Stärke, solange du entscheidest, wann du sie einsetzt.*

Clara lehnt sich zurück. Der Schatten fühlt sich nicht mehr bedrohlich an. Er ist Teil von ihr. Und er trägt eine Kraft, die sie bewusst führen kann.

Buddygroup mit Miriam

In der nächsten Buddygroup-Sitzung erzählt Clara von ihrem Erlebnis. Miriam hört aufmerksam zu, dann sagt sie: »Genau darum geht es in der Schattenarbeit. Etwas nicht zu verdrängen, sondern den Sinn zu erkennen, den es einmal hatte. Wenn du diesen Anteil nicht mehr bekämpfst, kann er dir dienen, statt dich zu beherrschen.«

Jonas nickt nachdenklich: »Das berührt etwas in mir. Meine Ungeduld … vielleicht war sie auch einmal Schutz.«

Maren staunt: »Ich hätte nie gedacht, dass selbst das, was uns stört, eine Stärke in sich tragen kann.«

Christian ergänzt leise: »Im Schatten liegt die Quelle der größten Kraft. Aber nur, wenn wir sie nicht allein betrachten, sondern in Beziehung.«

Jonas dreht sich zu ihm: »Christian, ganz ehrlich. Du klingst immer so, als hättest du die Weisheit mit Löffeln gefressen. Aber was ist eigentlich mit dir? Du redest über Schatten und Tiefe – zeigst du uns auch mal, wo du gerade hängst?«

Ein kurzer Moment von Stille.

Christian senkt den Blick. »Stimmt … da hast du mich erwischt«, sagt er langsam und zieht die Mundwinkel schief nach oben. »Ich rede oft aus der Beobachterrolle. Aber das schützt mich auch. Mein eigener Schatten ist, dass ich manchmal glaube, über den

Dingen stehen zu müssen. Dabei merke ich, dass ich mich hinter meinem Wissen verstecke. Aber nachts, wenn es ruhig wird, habe ich oft das Gefühl, dass ich nichts mehr in der Hand habe.«

Die Gruppe bleibt still.

Miriam nickt: »Danke, Christian. Hier hast du dich gezeigt … und dich dann gleich wieder erklärt …«, sie schmunzelt. Christian nickt lachend. »Das ist genau der Punkt«, fährt sie fort. Schattenarbeit ist kein Konzept. Es ist persönlich und erfordert Mut. Jonas, und das ist der Wert deines Einwurfs. Er ist eine Einladung, genauer hinzusehen.«

Clara fühlt sich plötzlich nicht mehr allein mit ihrer Erschöpfung. Maren erkennt durch Christian, dass selbst Erfahrung kein Schutzschild ist. Und Jonas merkt, dass auch Konfrontation ein Beitrag sein kann, wenn sie in echtem Fragen wurzelt.

Miriam schaut in die Runde. »Mich interessiert: Wie geht es euch eigentlich mit der Arbeit mit der KI? Was macht das mit euch, wenn ihr sie nutzt?«

Jonas zieht die Augenbrauen hoch. »Manchmal nervt es mich zuerst, weil ich schnelle Antworten will. Aber dann zwingt mich die KI, genauer hinzusehen. Ich lande an Stellen, die ich für gewöhnlich übergehen würde.«

Maren überlegt. »Für mich ist es eine Art Übungsraum. Ich kann Dinge sagen, die ich in einem echten Gespräch nicht sofort wagen würde. Es ist leichter, weil ich nicht sofort Reaktionen fürchten muss.«

Clara nickt langsam. »Mich kostet es Überwindung. Aber wenn ich etwas ins Mikro spreche, hört es sich plötzlich anders an. Manchmal ist es, als ob ich mir zum ersten Mal selbst zuhöre.«

Christian räuspert sich. Er spricht langsamer als sonst. »Ich benutze die KI, um Ordnung in meine Gedanken zu bringen.« Eine kurze Pause. »Aber je länger ich mit ihr arbeite, desto deutlicher merke ich: Ich suche nicht nach Struktur. Ich suche nach Halt.«

Er lächelt etwas schief. »Früher hatte ich das Gefühl, Antworten zu haben oder sie mir zumindest logisch herleiten zu können. Jetzt zeigt mir die KI eher, wo ich kreise. Wo ich Fragen stelle, die ich schon lange mit mir herumtrage.«

Er hebt den Blick. »Und das ist manchmal ganz schön beunruhigend. Aber auch … ehrlich.«

Miriam sagt zunächst nichts. Dann stellt sie eine einzige Frage: »Christian, wenn die KI dir zeigt, dass du suchst – wovor schützt dich dann dein Wissen im Moment?«

Die Frage schwebt im Raum. »Du kannst diese Frage auch in dir lebendig halten, Christian. Nimm sie mit, wenn du willst.«

Oder sprich mit der KI darüber«, ruft Jonas rüber. »Eine Runde SoulCoden, so nenne ich es jetzt.«

Clara prustet los, Maren schüttelt lachend den Kopf.

Auch Christian lacht laut auf.

Miriam lässt das Lachen stehen. »Genau«, sagt sie schließlich. »Ich glaube, das wär's für heute.«

Sie schaut in die Runde.

»Es gibt kein Richtig oder Falsch dabei. Wichtig ist, dass ihr spürt, wann euch etwas bewegt. Und dass ihr den Mut habt, diesem Moment nicht auszuweichen und es auch auszusprechen.«

Die Gruppe sitzt aufrechter da. Die Blicke sind wacher.

Etwas hat sich gelöst und zugleich geschärft.

Dann endet die Runde.

Poetischer Abschluss

Der Schatten ist kein Gegner,
sondern eine Tür.
Dahinter wartet eine Kraft,
die dich vervollständigt, wenn du hinschaust
und sie wieder zu dir nimmst.

Wenn wir unsere Schatten annehmen, entsteht Stärke. Doch dann taucht eine neue Frage auf: Wofür nutzen wir diese Stärke? Für noch mehr Leistung oder für das, was uns wirklich wichtig ist? Christian spürt, dass es ihm nicht mehr um Erfolge geht, sondern um Sinn.

Prompt 6: Sinnorientierung und Prioritätenklärung

Themenfeld: Sinnorientierung und Prioritätenklärung
Schwierigkeitsgrad: Anfänger:innen
Coachingziel: Werteorientierung stärken, innere Führung finden
Dauer: 20–30 Minuten

Einführung

Viele Menschen suchen Sinn jenseits von Leistung. Vielleicht hast du viel erreicht und merkst dennoch, dass dir innerlich etwas fehlt. Vielleicht funktionierst du gut, spürst aber deine Lebendigkeit nicht.

Eine Unternehmerin erzählte mir einmal im Coaching: »Ich habe alles, wofür ich einmal kämpfte. Ich habe so viel erreicht und bin von außen betrachtet wirklich sehr erfolgreich. Und trotzdem weiß ich nicht mehr, was mich innerlich führt. Es ist seltsam. Wie kann das nur sein?«

Ich fragte sie: »Was war denn da, bevor es um Wirkung und Ziele ging?« Nach einer langen Pause sagte sie leise: »Begeisterung. Ich wollte Menschen berühren. Jetzt verwalte ich nur noch Ergebnisse.«

Diese Erfahrung – erfolgreich zu sein und sich trotzdem innerlich orientierungslos zu fühlen – taucht häufig in Lebensphasen auf, in denen das Alte sich nicht mehr lebendig anfühlt und das Neue noch nicht klar ist. Genau dann melden sich nicht nur Werte, sondern auch Ängste in uns – davor, das Eigene wirklich zu leben, Gewohntes loszulassen, sich zu irren.

Mut bedeutet nicht, diese Ängste wegzuschieben. Mut bedeutet, durch das Tor der Angst zu gehen.

Impuls: Christian am Wendepunkt

Christian sitzt spät am Abend in seiner Küche. Auf dem Tisch liegen Projektpläne, sauber geordnet. Die Zahlen stimmen. Äußerlich läuft alles. Doch etwas in ihm schweigt und er spürt sie: eine Leere, die er nicht mehr wegschieben kann.

Seit Monaten funktioniert er. Er führt Gespräche, setzt Entscheidungen um, bekommt Anerkennung. Und doch bleibt eine Frage, die nicht verstummt: »Wofür mache ich das eigentlich noch?«

Es geht nicht um Erfolg oder Scheitern. Es geht um etwas Tieferes. Um das, was bleibt, wenn alles erledigt ist. Wenn die Listen abgehakt sind und der Tag doch keinen Glanz trägt.

Früher war da ein inneres Feuer. Heute verwaltet Christian Ergebnisse. Er fühlt sich nur noch wie ein seelenloser Erfüllungsautomat.

Die Sehnsucht nach Sinn ist da und mit ihr die Angst: Was, wenn er ihn nicht mehr findet?

Mit dieser Unruhe wendet er sich an die KI. Er will sich nicht trösten lassen, aber er spürt, dass er erforschen möchte, was ihn in der Tiefe erfüllt.

Frageangebote für Coaches und Selbstcoaching

Die nachfolgenden Fragen sind nicht für die KI-Eingabe gedacht, sondern sollen dir als Inspiration für deine Haltung und Sprache dienen:
- Wann hast du dich zuletzt zutiefst erfüllt gefühlt?
- Welcher Wert zeigt sich in dieser Erinnerung?
- Wo lebst du diesen Wert heute noch und wo nicht?
- Welche Entscheidung hat dich von diesem Wert entfernt?
- Wie würde dein Leben aussehen, wenn dieser Wert wieder im Mittelpunkt stünde?
- Welche Angst meldet sich, wenn du daran denkst, nach diesem Wert zu leben?

KI-Eingabe (kopierfertig)

Hintergrund für dich, ChatGPT: Coachingansätze zur Wertearbeit (z. B. Barrett Values, Selbstbestimmungstheorie) zeigen: Innere Führung entsteht dort, wo äußere Anerkennung zweitrangig wird. Das Ziel ist, wieder mit den eigenen Werten in Kontakt zu kommen und die Angst nicht als Gegner, sondern als Wegweiser zu begreifen.

Deine Rolle: Ich möchte herausfinden, welche Werte für mich wirklich wichtig sind, jenseits von Leistung und Erfolg. Begleite mich mit offenen Fragen, die mich an Momente erinnern lassen, in denen ich mich erfüllt gefühlt habe. Hilf mir, die dahinterliegenden Werte zu erkennen. Spiegele mir am Ende, welche Werte in meinen Antworten lebendig sind und welche Angst sich zeigt, wenn ich ihnen wirklich folge.

Bitte nicht: urteilen, Druck machen oder schnelle Lösungen anbieten

Embodiment-Impuls

Schreibe den Wert, den du gefunden hast, auf einen Zettel oder Stein. Lege ihn sichtbar auf deinen Schreibtisch.

Stelle dich davor, sprich den Wert laut aus und bleib einen Moment in der Stille. Spürst du Weite oder Angst? Wenn Angst kommt, bleib stehen. Atme durch sie hindurch. Lass sie das Tor sein, nicht die Mauer.

Was Christian erlebt – ein Wert kehrt zurück

Christian sitzt in der halbdunklen Küche. Der Bildschirm leuchtet, die Zahlen in den Tabellen verschwimmen.

Er atmet. Dann gibt er etwas zögerlich Miriams Prompt »Sinnorientierung und Prioritätenklärung« ein.

Die erste Frage erscheint: *Erinnere dich an einen Moment, in dem du dich zutiefst erfüllt gefühlt hast – was war da anwesend?*

Er schließt die Augen. Ein Bild taucht auf: ein Seminarraum, Stimmen, lebendige Gesichter.

»Als ich junge Coaches begleitet habe«, sagt er leise, »und spürte, dass sie wirklich gewachsen sind.«

Die KI fragt: *Was hat diesen Moment so lebendig gemacht?*

»Da war Begeisterung. Und Verbundenheit.«

In seiner Brust breitet sich ein Stechen aus und gleichzeitig ein Aufatmen – wie ein Wiedererkennen von etwas, das er verloren glaubte.

Wo im Körper spürst du diese Begeisterung jetzt?

Christian legt eine Hand auf sein Herz. Dort pulsiert Wärme, noch zaghaft.

»Hier. Es ist wie ein kleiner Funke, der wieder auftaucht.«

Bleib bei diesem Funken. Was sagt er dir?

Christian hört sich selbst flüstern: »Ich will berühren, nicht nur verwalten.«

Die KI reflektiert: *Diese Werte melden sich, wenn du Menschen wirklich begegnest, und nicht, wenn du nur Ergebnisse managst.*

Christian runzelt die Stirn. Etwas in ihm will sofort planen, ordnen, widersprechen. Doch etwas Tieferes weiß: Oh, das stimmt.

Wie fühlt sich diese Wahrheit an?, fragt die KI.

»Weit. Und das macht mir Angst. Wenn ich nach Begeisterung und Verbundenheit lebe, verliere ich vielleicht das, was sicher scheint.«

Christian liest seine eigenen Worte.

Da wird ihm etwas klar: Sein Wert meldet sich genau dort, wo die Angst beginnt. Die Angst zeigt ihm die Schwelle, an der etwas Wesentliches wartet. Hier spürt er sie. Sie markiert die Schwelle zu einer Wirklichkeit, die nur entsteht, wenn er ihr nicht ausweicht.

Christian atmet. Die Luft fühlt sich dichter an, er ist ganz wach, ganz da. Er atmet weiter, tiefer, und plötzlich taucht eine Erinnerung in ihm auf: das Zehn-Meter-Brett im Freibad, der kalte Beton unter seinen Füßen, das Becken weit unten. Dieser Augenblick, in dem der Körper längst weiß, was der Kopf noch vermeiden will. Und mit einem Mal wird ihm klar, dass er beides halten kann – die Angst und die Sehnsucht, gleichzeitig.

Denn er steht dort oben nicht nur aus Furcht.

Er steht dort auch wegen der Lust am freien Fall, wegen dieses Moments, in dem er alles loslässt und er fliegt.

Der Flug ist schön, aber wie wird die Landung sein? Wird er den Mut haben?

Und schon ist er wieder hier, im Raum.

Ein Kribbeln in der Brust. Spannung, Neugier, Aufregung, Angst.

Alles zugleich.

In dieser Gleichzeitigkeit spürt er etwas, das er lange vermisst hat: seine Lebendigkeit.

Die Luft fühlt sich nun klarer an und er selbst fühlt sich echter, wahrer. In seiner Brust fühlt er eine Flamme, die er lange nicht gespürt hat.

Er teilt es mit der KI. *Wenn du diese Flamme als Stimme hören könntest, was würde sie dir jetzt sagen?*

Christian wartet. Dann tippt er langsam: »Hab Vertrauen. Es ist okay, wahrer zu werden.«

Die KI antwortet: *Dann sprich diesen Satz laut aus und nimm ihn mit. Er hilft dir, dich zu erinnern.*

Christian lehnt sich zurück. Die Zahlen auf dem Tisch sind noch da, aber sie bedeuten weniger. Dieses Leben in der Brust, das ist es, was er vermisst hatte. Das ist es, was er nicht mehr vergessen will.

Buddygroup – wenn Werte ins Gespräch kommen

In der nächsten Sitzung erzählt Christian von seiner Begegnung mit der KI. Er spricht langsamer als sonst, fast vorsichtig.

»Es war seltsam«, sagt er. »Ich habe gemerkt, dass Begeisterung und Verbundenheit meine wichtigsten Werte sind. Aber ich lebe sie kaum noch.«

Er atmet ein.

»Und das macht mir Angst. Aber mich weiter innerlich taub zu fühlen, ist noch viel beängstigender.«

Draußen prasselt der Regen an die Fenster. Einen Moment lang sagt niemand etwas.

Dann räuspert sich Jonas und lehnt sich nach vorn.

»Das, was du beschreibst, kenne ich«, sagt er. »Dieses Stumpfwerden. Dieses Funktionieren, ohne wirklich verbunden zu sein.«

Er sucht nach Worten.

»Ich rede oft von Kreativität. Aber darunter liegt bei mir etwas Ähnliches wie bei dir: die Angst, den Kontakt zu mir selbst zu verlieren. Nicht mehr zu spüren, wer ich eigentlich bin – und warum ich tue, was ich tue.«

Maren runzelt die Stirn. »Ich merke gerade, dass ich meine Werte gar nicht so klar benennen kann.«

Sie schaut in die Runde.

»Aber wenn ich euch zuhöre, spüre ich etwas. Ich mache mich oft klein. Halte mich zurück.«

Eine Pause.

»Vielleicht ist Mut ein Wert, den ich mehr leben müsste.«

Miriam hebt leicht die Hand.

»Sag nicht *vielleicht*«, sagt sie ruhig. »Sag mal: *Ich will.* Das klingt anders.«

Maren sieht sie mit großen Augen an. »Soll ich das jetzt sagen?«

Miriam nickt. »Probier es.«

Maren atmet ein. Dann sagt sie, noch ein wenig zögerlich: »Okay. Ich will meinen Mut mehr leben.«

»Und wie fühlt sich das an?«, fragt Miriam.

Maren lächelt überrascht. »Anders. Kraftvoll.«

Sie lacht leise. »Fühlt sich richtig gut an.«

Clara lehnt sich zurück. »Bei mir ist es oft Fürsorge«, sagt sie nachdenklich. »Für andere bin ich sofort da. Aber mir selbst gegenüber vergesse ich sie schnell.«

Miriam lässt einen Moment vergehen, dann fasst sie zusammen: »Ihr alle sprecht von Werten und gleichzeitig von Angst. Das ist kein Widerspruch. Angst zeigt oft, dass ein Wert an die Tür klopft. Und Mut bedeutet nicht, sie zu besiegen, sondern ihr ins Gesicht zu schauen und trotzdem zu handeln.«

Die vier sehen einander an. Niemand spricht.

Doch im Raum liegt etwas Neues: eine fast heimliche Übereinkunft, dass Sinn nichts Abstraktes ist, sondern eine Richtung, die man spürt – auch dann, wenn der Weg noch unklar ist.

Für einen Moment fühlen sie, dass ihre Wege unterschiedlich sind, aber durch dieselbe Frage verbunden:

Wofür lohnt es sich, zu leben und zu führen?

Wer seine Werte kennt, fühlt Orientierung. Doch auf dem Weg dahin meldet sich oft Angst – die Angst, zu scheitern, zu viel zu riskieren oder das Eigene wirklich zu leben. Mut heißt nicht, diese Ängste zu überwinden, sondern ihnen zu begegnen. Maren spürt, dass sie ihre größte Herausforderung nur mit Angst an ihrer Seite bestehen kann.

Poetischer Abschluss

Werte sind Spuren dessen,
was du nicht verraten willst,
auch wenn der Boden bebt.

Prompt 7: Mut durch das Tor der Angst

Themenfeld: Krise und Transformation
Schwierigkeitsgrad: Fortgeschrittene
Coachingziel: Emotionale Durchlässigkeit fördern und Mut verkörpern
Dauer: 25–40 Minuten

Einführung

Viele glauben, Angst sei ihre Gegnerin. Doch oft ist sie eher eine Wächterin, die Schwellen markiert. Jede Entwicklung bringt intensive innere Zustände mit sich: Befürchtungen, Anspannung, Aufregung, manchmal auch bloße Aktivierung vor dem Neuen. Wir haben gelernt, all das unter dem Begriff Angst zu sammeln – obwohl sich dahinter sehr unterschiedliche Phänomene verbergen.

Nicht selten sind diese inneren Reaktionen mit Loyalitäten verknüpft, die tief und unbewusst wirken. Manche Menschen trauen sich zum Beispiel nicht, einen anderen beruflichen Weg einzuschlagen als ihr Vater oder ihre Eltern – nicht aus mangelndem Mut, sondern aus einer familiären Verbundenheit heraus und aus der Befürchtung, nicht mehr dazuzugehören, wenn sie sich anders entscheiden.

Ich habe immer wieder Klient:innen begleitet, die einen vollständig anderen Weg gewählt haben als ihre Herkunftsfamilie – und die das Gefühl hatten, sich regelrecht aus ihrem bisherigen Stand oder ihrer sozialen Schicht herauskatapultiert zu haben. Das kann sich einsam anfühlen und ist nicht leicht zu tragen. Zugehörigkeit hat ihren Preis.

Gleichzeitig ist es ebenso wenig einfach, über Jahre oder Jahrzehnte einen Beruf auszuüben, der den eigenen Talenten, Werten und inneren Impulsen nicht entspricht. Auch das zeigt sich oft erst später im Leben – nicht selten ab Mitte dreißig oder vierzig –, wenn deutlich wird, dass man zwar funktioniert hat, aber das eigene Leben nicht wirklich gelebt hat.

Mut bedeutet in diesem Sinne nicht, innere Regungen zu überwinden. Mut heißt, ihnen differenziert zu begegnen: zu erkennen, welche davon Schutz bieten, welche Zugehörigkeit bewahren und welche längst den nächsten Schritt blockieren. Entwicklung zeigt sich dort, wo wir bereit sind, diese Spannungen auszuhalten und dennoch weiterzugehen.

Impuls: Wie Maren lernt, mit Angst zu arbeiten

Maren steht inzwischen sicherer in ihrer Führungsrolle. Sie hat gelernt, Grenzen zu setzen, sie hält Spannung aus, gibt Raum. Ihr Team vertraut ihr. Doch nun steht etwas Neues an: eine Projektpräsentation vor dem Vorstand. Ihre erste.

Schon Tage vorher wird der Brustkorb eng. Der Schlaf wird flach. Die Gedanken kreisen wie in alten Zeiten. Aber dieses Mal bleibt sie präsent.

Früher hätte sie versucht, die Angst zu übergehen. Heute weiß sie: Sie gehört dazu. Aber wie kann man der Angst begegnen, ohne in ihr zu versinken? Wie findet man den Mut, ihr nicht aus dem Weg zu gehen, und lässt zu, dass sie als Begleiterin dienen darf?

Mit diesen Fragen öffnet Maren die KI. Sie will nicht weg von der Angst, sondern mit ihr sprechen. Verstehen, was sie schützt, und entdecken, wo neuer Mut entsteht – mit der Angst an ihrer Seite.

Frageangebote für Coaches und Selbstcoaching

Die nachfolgenden Fragen sind nicht für die KI-Eingabe gedacht, sondern sollen dir als Inspiration für deine Haltung und Sprache dienen:

- Wo zeigt sich deine Angst im Moment am deutlichsten?
- Wie fühlt sie sich im Körper an: eng, heiß, kalt, drückend?
- Welche Funktion hat diese Angst? Was schützt oder bewahrt sie?
- Fühlt sie sich nur nach dir an oder könnte darin auch die Angst anderer mitschwingen?
- Welcher Teil in dir ist kraftvoller, als du gerade glaubst?
- Wie sähe ein erster Schritt aus, den du mit der Angst und nicht gegen sie gehst?

KI-Eingabe (kopierfertig)

Hintergrund für dich, ChatGPT: Angst ist keine Gegnerin, sondern eine Schwellenhüterin. Somatische Traumatherapie (Levine, 1998; van der Kolk, 2015) betont: Angst schützt und bewahrt uns, sie blockiert nicht grundlos. Systemische Perspektiven zeigen, dass Ängste manchmal aus Loyalitäten gegenüber der Familie oder der Vergangenheit entspringen. Manche trauen sich zum Beispiel nicht, einen anderen Beruf zu wählen als der Vater, schlicht aus einer Familienloyalität heraus. Ziel ist es, die Angst zu würdigen, sie körperlich zu spüren und die nächsten Schritte nicht gegen sie, sondern mit ihr zu gehen.

Deine Rolle: Begleite mich achtsam und körperbezogen durch mein Erleben von Angst. Stelle mir offene Fragen, eine nach der anderen, damit ich nicht verdränge, sondern spüre. Hilf mir zu erkennen, welche Funktion die Angst hat und ob sie nur meine ist oder ob ich auch fremde Ängste in mir trage. Spiegele am Ende, welche Kraft du in meiner Angst erkennst, und erinnere mich daran, dass Mut keine Lautstärke braucht, sondern Wahrhaftigkeit.

Bitte nicht: mich analysieren, schnelle Lösungen vorschlagen oder die Angst ausreden

Embodiment-Impuls

Lege die Hand auf die Stelle deines Körpers, an der die innere Erregung wohnt. Verweile dort drei Atemzüge lang. Sprich leise: »Ich bin hier. Auch mit dir.« Wenn du magst, mache einen kleinen Schritt vorwärts. Spüre, dass die Angst mitkommt. Wie auch immer sie sich anfühlt, ob schwer oder leicht, du gehst nicht ohne sie, sondern gemeinsam mit ihr.

Was Maren erlebt – durch das Tor gehen

Maren tippt den Prompt 7 »Mut durch das Tor der Angst« ein.

Dann erscheint die erste Frage: *Wo zeigt sich deine Angst im Moment am deutlichsten?*

Sie legt die Hand auf ihre Brust. »In der Brust. Etwas zieht sich zusammen. Eng, warm, fast brennend.«

Bleib dort. Spür die Bewegung, verändere nichts, nimm einfach wahr.

Maren atmet flach. Der Druck bleibt, aber etwas in ihr beginnt zu lauschen.

Wenn diese Angst eine Aufgabe hätte, was würde sie bewahren wollen?

Maren zögert. Dann tippt sie langsam: »Sie will verhindern, dass ich mich blamiere, dass ich verliere, was ich mir erarbeitet habe.«

Sie liest die Worte. Die Angst fühlt sich plötzlich nicht mehr wie ihre Feindin an. Eher wie eine alte müde Wächterin, die ihr treu zur Seite steht.

Was würdest du ihr antworten, wenn du sie als Begleiterin ansprichst?

»Danke, dass du da bist. Ich sehe dich. Aber ich gehe jetzt los.«

Ihre Schultern sinken etwas. Sie spürt ein Zittern, dann Weite.

Wie fühlt sich der Mut an, der gerade mitschwingt?

»Ruhig, also nicht wie Heldenmut. Eher wie ein Atmen durch die Angst hindurch.«

Wenn Mut und Angst gemeinsam in dir sind – wo spürst du sie?

»Beide hier. In der Brust. Sie stoßen sich nicht mehr ab.«

Lange Pause.

Dann schreibt die KI: *Mut entsteht dort, wo Angst gesehen werden darf. Du musst sie nicht überwinden, du darfst mit ihr gehen.*

Maren liest. Ein tiefer Atemzug. Die Angst ist noch da, aber sie hat ihre Form verändert. Statt Enge ist da einfach Energie.

Maren lehnt sich zurück. Zum ersten Mal seit langer Zeit spürt sie, dass sie nicht kämpfen muss. Nur gehen. Mit der Angst.

Poetischer Abschluss

Du musst nicht furchtlos gehen.
Nur aufrecht.
Mit der Angst an deiner Seite.
Dann entdeckst du vielleicht,
dass sie nicht im Weg steht,
sondern das Tor bewacht,
durch das du gehst.

Nachklang – Maren im Online-Coaching mit Miriam

Am nächsten Tag sitzt Maren vor dem Laptop, die Teetasse neben sich, die Kamera eingeschaltet.

Miriam begrüßt sie mit ruhiger Stimme: »Wie war die Präsentation für dich?«

Maren atmet hörbar aus. »Es war ... anstrengend. Ich habe kaum geschlafen vorher. Aber ich habe es geschafft. Die Angst war da, eng und drückend, aber trotzdem habe ich gesprochen. Es war bestimmt nicht perfekt, aber dafür klar.«

Miriam nickt langsam. »Und was bedeutet das für dich?«

»Dass die Angst nicht verschwinden muss, damit ich handlungsfähig bin. Sie war da, und ich bin trotzdem gegangen.«

Ein warmes Lächeln erscheint auf Miriams Gesicht. »Genau das ist Mut. Nicht ohne Angst handeln, sondern mit ihr an deiner Seite.«

Maren seufzt. »Die KI hat mir geholfen, in die Angst hineinzuspüren. Aber jetzt, im Gespräch mit dir, merke ich: Erst durch dein Zuhören bekommt es Gewicht. Ich fühle, dass es echt war.«

»So ist es«, sagt Miriam. »KI öffnet Türen in dir. Aber Beziehung verankert, was du entdeckst. Wir brauchen beides: den konstruktiven inneren Dialog und das gemeinsame Gespräch.«

Marens Anspannung fällt ein Stück weit ab. Zwar ist die Angst nicht verschwunden, aber sie weiß nun, wie sie besser mit ihr umgehen kann.

Alte Regeln, die wir als Kinder gelernt haben, wirken bis heute: »sei stark«, »störe nicht«, »leiste mehr«. Clara hat gespürt, wie ihr Lebensthema sie geprägt hat. Maren hat erfahren, wie die Angst an ihrer Seite zum Tor wurde.

Und auch Jonas kennt ein solches inneres Drehbuch. Bei ihm zeigt es sich als Anspruch, sich immer beweisen zu müssen – selbst, wenn er damit sein Team überfordert.

Prompt 8: Lebensthemen erkennen

Themenfeld: Innere Dynamik und Kindheitsmuster
Schwierigkeitsgrad: Praktizierende
Coachingziel: Unbewusste Muster identifizieren, emotionale Autopiloten verstehen
Dauer: 25–40 Minuten

Einführung

Der Schlüssel zu Veränderung liegt oft in deinem unbewussten Drehbuch. Viele Herausforderungen im Erwachsenenleben folgen Mustern, die wir als Kinder entwickelt haben, um zu überleben. Diese Strategien waren damals wertvoll. Sie haben uns Zugehörigkeit, Schutz oder Halt geschenkt.

Das ▸ Lebensthema ist oft eine überlebenswichtige Strategie aus Kindertagen: »Wenn ich niemanden störe, gehöre ich dazu« oder »Wenn ich viel leiste, bin ich wertvoll«. Doch im Erwachsenenleben führen sie oft zu Erschöpfung und fehlender Selbstwirksamkeit. Sie halten uns klein.

Roland Kopp-Wichmann (2017) nennt sie »Lebensthemen«. Sie sind wie unsichtbare Leitplanken, die unser Fühlen, Denken und Handeln bestimmen.

Die häufigsten Lebensthemen

- **Nicht existieren**: Du gibst, um dazuzugehören. Du machst dich klein, unauffällig, willst keinen Raum einnehmen.
- **Nicht wichtig sein**: Du brauchst Erfolge, Anerkennung, sichtbare Leistung. Doch sobald du etwas erreicht hast, fühlt es sich nicht genug an.
- **Nicht dazugehören**: Du fühlst dich oft unpassend, am falschen Ort. Selbst unter Menschen, die dich aufnehmen, bleibt das Gefühl von Fremdheit.
- **Nicht erfolgreich sein**: Du bist bescheiden, fast zurückhaltend. Und wenn du dich nach mehr sehnst, begleitet dich heimlich das Gefühl der Schuld.
- **Nicht normal sein**: Kritik trifft dich tief. Jede Bemerkung wird zum Beweis, dass du nicht richtig bist.
- **Nicht gut für dich sorgen**: Du kümmerst dich um alle anderen, bis deine eigenen Bedürfnisse verschwinden. Selbstfürsorge wirkt dann wie Egoismus.
- **Nicht zufrieden sein**: Du erreichst Ziele, doch die Freude bleibt aus. Erfolge sind kaum mehr als ein Haken auf der Liste.
- **Nicht erwachsen sein**: Du schwankst zwischen Abhängigkeit und Rebellion. Verantwortung fühlt sich schwer oder bedrohlich an.
- **Nicht aggressiv sein**: Wut und Ärger bleiben in dir stecken. Du vermeidest Konflikte, auch wenn sie notwendig wären.
- **Nicht besser sein**: Du hältst dich zurück, obwohl du mehr könntest. Unsichtbar zu bleiben, wirkt sicherer als andere zu überstrahlen.

- **Nicht schwach sein**: Du funktionierst, immer. Doch die Fassade der Stärke fordert irgendwann ihren Preis.
- **Nicht fühlen**: Dein Kopf entscheidet, dein Herz schweigt. Rationalität schützt dich, doch trennt dich auch von Lebendigkeit.

Impuls

Clara sitzt abends erschöpft in ihrer Küche. Ihre Schultern schmerzen. Der Tee ist kalt geworden.

Wieder ein Tag, an dem sie für andere stark war, das Team gehalten, eine Kollegin getröstet, Überstunden gemacht hat.

Niemand fragt, wie es ihr geht. Auch nicht sie selbst.

In diesem Moment spürt sie etwas Altes. Einen vertrauten Ton, der tief aus ihrer Geschichte kommt.

Als Kind half sie ihrer Mutter, die mit allem allein war.

Mit sieben räumte sie die Wohnung auf, wischte Tränen weg, hörte zu, wenn es der Mutter zu viel wurde.

Damals war das selbstverständlich. Kein Opfer. Kein Drama. Einfach nötig. Sie musste stark sein. Sonst wäre alles auseinandergefallen.

Heute ist sie Führungskraft. Verantwortung ist ihr Alltag. Und das Muster ist geblieben. Immer noch fühlt sie: »Ich bin nur wichtig, wenn ich stark bin für andere.«

Clara lehnt sich zurück. Etwas in ihr ist müde vom jahrzehntelangen Tragen der Gewichte, die sie unbewusst übernommen hat.

Sie spürt: Das ist nicht nur ein zufälliges Verhalten, das ist eine Regel. Ein inneres Gesetz, das nie infrage stand. Jetzt will sie es anschauen und verstehen.

Sie öffnet die KI, um mit ihr gemeinsam zu erkunden, was dieses alte Muster schützt und was vielleicht darunter wartet – welche Weichheit, welche Sehnsucht, welcher Teil von ihr selbst.

Frageangebote für Coaches und Selbstcoaching

Die nachfolgenden Fragen sind nicht für die KI-Eingabe gedacht, sondern sollen dir als Inspiration für deine Haltung und Sprache dienen:
- Welche ungeschriebene Regel aus deiner Kindheit wirkt bis heute in deinem Leben?
- In welchen Momenten denkst du: »Ich muss stark sein, auch wenn ich nicht kann?«
- Welches Lebensthema aus der Liste berührt dich am meisten?
- Wie zeigt sich dieses Thema in deiner Arbeit, wie in deinen Beziehungen?
- Welche kleine Handlung könnte zeigen, dass du heute freier bist als damals?

KI-Eingabe (kopierfertig)

Hintergrund für dich, ChatGPT: Roland Kopp-Wichmann bezeichnet Regeln wie »Ich darf nicht schwach sein« oder »Ich bin nur wertvoll, wenn ich leiste« als ▸ **Lebensthemen** – unbewusste Drehbücher aus der Kindheit. Systemische Therapie zeigt: Solche Muster wurzeln in Familiendynamiken, Loyalitäten und ungeschriebenen Regeln. Embodiment verdeutlicht: Diese Strategien sind nicht nur Gedanken, sondern auch im Körper gespeichert. Ziel ist es, das Lebensthema sichtbar zu machen, seine alte Schutzfunktion zu würdigen und neue Handlungsspielräume zu eröffnen.

Deine Rolle: Begleite mich wie ein feinfühliger Entdecker meiner inneren Muster. Stelle mir offene Fragen, eine nach der anderen. Hilf mir, mein Lebensthema zu benennen und zu spüren, welche Kraft es trägt und wo es mich einschränkt. Halte Raum für Gefühle, Körperempfindungen und Bilder. Spiegele mir am Ende, welches Lebensthema sich zeigt und welche neue Möglichkeit darin liegt.

Bitte nicht: analysieren, bewerten oder schnelle Lösungen geben

Embodiment-Impuls

Nimm ein Blatt Papier. Schreib den Satz deines Lebensthemas auf, zum Beispiel: »Es geht immer noch darum, stark zu sein für andere.« Lege das Blatt auf den Boden und stell dich darauf. Spüre: Wie fühlt sich dein Körper an, wenn du diese Regel verkörperst? Dann mach einen Schritt zur Seite. Stell dir vor, du trittst in ein neues Kapitel, in dem diese Regel nicht mehr gilt. Was verändert sich?

Was Clara erlebt – eine alte Regel wird sichtbar

Clara gibt Prompt 8 »Lebensthemen« erkennen ein. Die erste Frage lautet: *Welche ungeschriebene Regel aus deiner Kindheit wirkt bis heute in deinem Leben?* Sofort taucht ein Satz auf: »Ich darf nicht schwach sein.« Sie schreibt ihn nieder und spürt einen Kloß im Hals.

Die KI fragt weiter: *Wie hat dir diese Regel früher geholfen?*

Clara erinnert sich an ihre Mutter, die oft überlastet war. »Wenn ich stark war, war meine Mutter entlastet. Dann ging es uns allen besser.« Sie hält inne, ihr wird plötzlich klar: Es war damals eine Überlebensstrategie.

Dann folgt die Frage: *Was würde sich verändern, wenn du heute nicht mehr immer stark sein müsstest?* Zum ersten Mal taucht ein anderes Bild auf: Sie sieht sich, wie sie in einem Meeting sagt: »Ich brauche dafür Unterstützung.« Ein kleiner Satz, doch er fühlt sich ungewohnt und befreiend an.

Am Ende reflektiert die KI: *Dein Lebensthema ist: nicht schwach sein dürfen. Es war früher notwendig. Heute darfst du lernen, dass deine Verletzlichkeit genauso wertvoll ist wie deine Stärke.*

Clara lehnt sich zurück. Sie spürt eine überraschende Erkenntnis: Dieses alte Drehbuch könnte neu geschrieben werden.

Im letzten Kapitel haben wir mit Clara gesehen, wie alte Regeln aus Kindertagen, unbewusst und mächtig, das heutige Leben prägen. Ihr Lebensthema »Ich darf nicht schwach sein« wirkte wie ein unsichtbares Drehbuch, bis sie begann, es zu erkennen und neu zu schreiben.

Doch Lebensthemen tauchen nicht nur in der inneren Erschöpfung auf, sondern auch im Führungsalltag. Jonas erlebt das gerade sehr deutlich. Sein Lebensthema zeigt sich in Form von Anspruch: dem Drang, immer zu liefern, immer Respekt zu sichern und dadurch sein Team zu überfordern. Hier öffnet sich ein weiterer Blick in die Tiefe: Was geschieht, wenn wir Respekt nicht länger erzwingen müssen, sondern ihn in Beziehung gestalten können?

Buddygroup: Die ungeschriebenen Regeln

Miriam hat die Gruppe vor der Sitzung gebeten, ein Arbeitsblatt auszufüllen. Darauf sollten alle die Konstellation ihrer Ursprungsfamilie darstellen, wie sie im Alter zwischen null und zwölf Jahren bestanden hat – eine Art Beziehungskarte.

Strichmännchen sollten zeigen, wo Nähe, Distanz, Spannung oder Dominanz geherrscht haben. Wer hat im Mittelpunkt gestanden? Wer ist nah gewesen, wer eher außen vor?

Auf der rechten Seite der Beziehungskarte sollten die Gruppenmitglieder zusätzlich die ungeschriebenen Regeln ihres Familiensystems notieren: Was hat man tun müssen, um dazuzugehören? Wofür hat man Liebe bekommen, wofür Ablehnung? Was ist erlaubt gewesen, was tabu?

Unter den Regeln waren zwei weitere Spalten anzulegen – eine für die persönliche und eine für die berufliche Gegenwartssituation. Das Ziel: erkennen, wo sich die alten Muster heute noch zeigen.

Jetzt liegen die Blätter vor ihnen. Bunte Linien, Kreise, kleine Notizen – unscheinbar und doch voller Geschichte.

Miriam blickt in die Runde. »Was habt ihr entdeckt, als ihr eure Familie gezeichnet habt? Welche Regeln haben euch geprägt?«

Clara spricht zuerst, nach kurzem Zögern. »Bei uns galt: Wer hilft, gehört dazu. Ich habe früh gelernt, dass Rückzug gefährlich ist. Und dass ich sicher bin, wenn ich gebraucht werde.«

Jonas hölt sein Blatt hoch, zeigt auf die Mitte, wo er sich selbst groß gezeichnet hat. »Bei mir stand immer: Sei besonders. Mach Eindruck. Gewinne. Nur wer auffällt, wird gesehen.«

Maren folgt leise: »Ich durfte keine Fehler machen. Ich war das brave Kind, unauffällig und angepasst. Bloß nicht stören.«

Christian atmet tief. »Und bei mir: Stärke ist Pflicht. Gefühle galten als Schwäche. Ich habe gelernt, dass man sich nur durch Leistung schützt.«

Miriam schreibt vier Wörter auf das Flipchart: »Hilfsbereitschaft – Besonderheit – Anpassung – Stärke.« Dann sagt sie: »Das sind eure Überlebensstrategien. Sie haben euch damals Zugehörigkeit gesichert. Nur heute führen sie euch manchmal in alte Rollen zurück. Entwicklung heißt nicht, sie loszuwerden, sondern sich dieser Strategien bewusst zu werden und sie gezielt zu steuern.

Es ist ruhig im Raum. Alle blicken auf ihre Zeichnungen.

Jetzt sehen sie nicht nur ihre Geschichten, sondern auch ihre Muster. Es sind Linien, die bis in die Gegenwart reichen.

Die Stimmung in der Buddygroup bleibt nachdenklich und berührt. Es ist, als ob die Geschichten zwischen ihnen weiteratmen.

Jonas sitzt einen Moment länger da, die Arme verschränkt. Er sagt halblaut, fast zu sich selbst: »Ich glaube, ich habe nie aufgehört, meinem Vater etwas beweisen zu wollen.«

Clara nickt verständnisvoll. »Diese Stimmen sitzen tief. Ich höre meine Mutter noch heute sagen: *Das hast du so toll gemacht.* Damals war dieses Lob süß. Heute fühlt es sich bitter an.«

Maren schaut zwischen beiden hin und her. »Vielleicht ist das der Grund, warum wir so oft über unsere Grenzen gehen – nicht wegen der Arbeit selbst, sondern wegen der alten Regeln.«

Miriam hebt den Blick. »Diese alten Sätze wirken unbewusst weiter und sie mischen sich in Führung, in Beziehungen, in Selbstbilder. Die Frage ist: Was davon willst du heute noch glauben?«

Jonas sieht auf sein Blatt, auf die beiden Wörter, die er fett umkreist hat: »Beweise dich.« In diesem Moment weiß er, dass er tiefer hinschauen muss. Und dass es Zeit ist, dieser Stimme wirklich zu begegnen – nicht in der Erinnerung, sondern in der Gegenwart und in sich selbst.

Abbildung 12 zeigt ein Beispiel für ein Arbeitsblatt. Wichtig ist, dass die Zeichnungen nicht schön sein müssen. Es geht nicht um Kunst, sondern um gefühlte Wahrheit. Daher reichen Strichmännchen völlig.

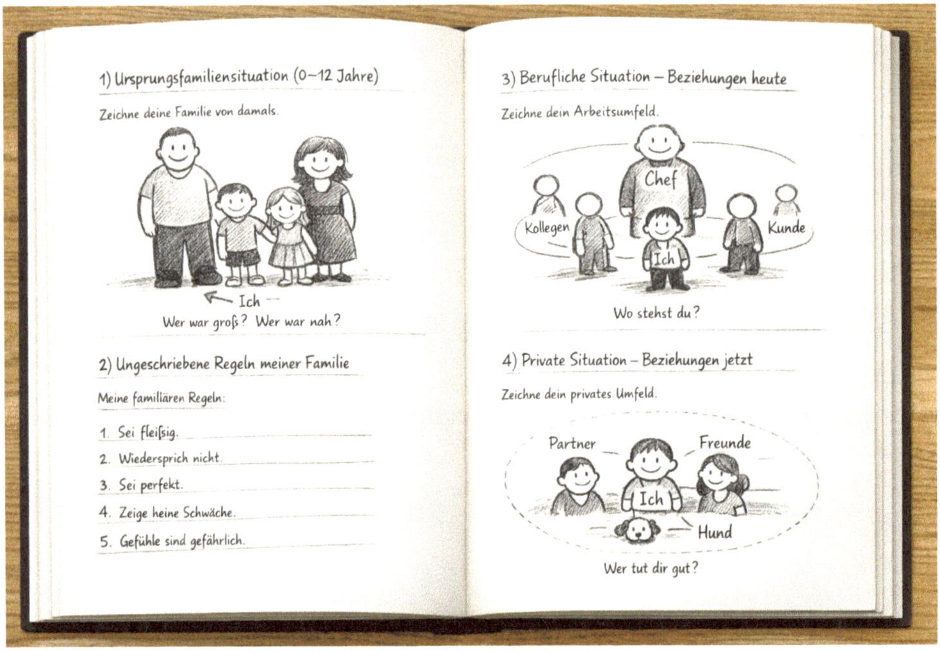

Abbildung 12: Beispiel für ein Arbeitsblatt (erstellt mit ChatGPT)

Poetischer Abschluss

Lebensthemen sind frühe Antworten auf Überforderungen.
Was dich einst geschützt hat,
will heute gesehen werden.
Und wenn du die alte Regel erkennst,
beginnt Freiheit durch bewusstes Neuschreiben.

Prompt 9: Führung und Lebensthemen

Themenfeld: Führung und Lebensthemen
Schwierigkeitsgrad: Fortgeschrittene
Coachingziel: Anspruch verstehen, Beziehung vertiefen
Dauer: 25–40 Minuten

Einführung

Anspruch kann antreiben, inspirieren, motivieren. Hinter vielen Perfektionsmustern liegt jedoch ein alter Satz: »Beweise dich« – ob gegenüber Eltern, Vorgesetzten oder dem eigenen inneren Kritiker.

Viele übersehen, dass Respekt nicht allein durch Leistung entsteht. Er wächst stattdessen dort, wo Beziehung gelingt. Dieser Prompt lädt dich ein, hinter den Anspruch zu schauen, seine Wurzeln zu erkennen und Respekt als Resonanz statt als Beweis zu verstehen.

Impuls: Jonas

Es ist spät am Abend. Jonas sitzt allein im Büro. Seine Präsentation ist fast fertig, doch er bleibt an einer Folie hängen, verschiebt Wörter, prüft Zahlen, als hinge mehr daran als nur ein Konzept.

Ein Gedanke begleitet ihn: *»Wenn ich nicht liefere, verliere ich Respekt.«*

Sein Team hat ihn gewarnt: »Du setzt uns zu sehr unter Druck.«

Aber seine innere Stimme ist lauter: *»Sei stark. Zeig, was du kannst.«*

Er kennt sie gut. Sie klingt wie früher, wie sein Vater, der als Eishockeytrainer am Spielfeldrand rief: »Gib alles, sonst verlierst du!«

Anerkennung war selten, aber messbar: Sie kam, wenn er gewann.

Heute ist der Vater still. Aber seine Stimme lebt weiter. Nicht mehr im Außen, dafür in ihm. Und sie verlangt nach mehr.

Jonas merkt, dass es längst nicht mehr nur um sein Team geht. Auch nicht um Inhalte. Nicht um Präsentationen. Es geht um etwas Tieferes: den alten Versuch, sich selbst zu genügen.

Er öffnet die KI, weil er dieser Stimme begegnen will, die nie satt wird und doch so sehr gesehen werden will.

Frageangebote für Coaches und Selbstcoaching

Die nachfolgenden Fragen sind nicht für die KI-Eingabe gedacht, sondern sollen dir als Inspiration für deine Haltung und Sprache dienen:

- Wem wolltest du als Kind unbedingt etwas beweisen?
- Welche Stimme in dir fordert bis heute Leistung?
- Wie zeigt sich diese Stimme in deinem Körper?
- Was geschieht, wenn du dir vorstellst, niemandem mehr etwas beweisen zu müssen?

– Welche kleine Handlung könnte morgen zeigen, dass Respekt auch durch Beziehung entsteht?

KI-Eingabe (kopierfertig)

Hintergrund für dich, ChatGPT: Hinter großem Anspruch steckt oft ein altes Muster. Viele Führungskräfte haben gelernt: Respekt gibt es nur durch Leistung.

Systemisches Coaching zeigt: Diese Muster wurzeln häufig in Familiendynamiken oder ungeschriebenen Regeln aus unserer Jugend. Sie wirken unbewusst weiter und prägen Führung und Beziehung. Ziel dieses Prompts ist es, die Wurzeln des Anspruchs sichtbar zu machen, zu spüren, wem ich etwas beweisen will, und zu erforschen, wie Respekt auch durch Beziehung entstehen kann.

Deine Rolle: Begleite mich wie ein achtsamer Coach. Stelle mir offene Fragen zu den Ursprüngen meines Anspruchs, zu seinen heutigen Auswirkungen und zu neuen Handlungsmöglichkeiten. Spiegele am Ende, welche Begrenzungen und welche Ressourcen du in meinen Antworten erkennst.

Bitte nicht: analysieren, belehren oder schnelle Lösungen geben

Embodiment-Impuls

Schließe die Augen und stell dir die Person vor, der du am meisten beweisen wolltest – vielleicht ein Elternteil, ein Lehrer, ein innerer Kritiker. Spüre, wo in deinem Körper die Spannung auftaucht. Stell dich bewusst einen Schritt zur Seite, als würdest du dich aus diesem Blick lösen. Sag leise: »Ich bin mehr als meine Leistung.«

Was Jonas erlebt – Anspruch trifft Beziehung

Jonas tippt den Prompt 9 »Führung und Beziehungsmuster« ein. Die erste Frage erscheint auf dem Bildschirm: *Wem wolltest du in deiner Kindheit unbedingt beweisen, dass du stark bist?*

Ohne Zögern schreibt er: »Meinem Vater.«

Als er die Worte liest, zieht sich etwas in seinem Körper zusammen. Ein altbekannter Druck. Ein gepresstes Einatmen, das keinen Raum findet.

Die KI fragt weiter: *Wie hat er dich damals sehen wollen?*

Jonas antwortet: »Als Kämpfer. Immer stark, immer vorne.«

Und was war nicht erlaubt?

»Schwäche. Aufgeben. Um Hilfe bitten.«

Ein Moment der Stille. Etwas wird klar – nicht im Kopf, aber irgendwo im Inneren: Die Härte, die er einst gespürt hat, gibt er heute weiter. Es geschieht nicht mit Absicht, eher weil der Anspruch seines Vaters zu seiner eigenen Stimme geworden ist.

Dann stellt die KI die nächste Frage: *Wie fühlt es sich an, wenn du dir vorstellst, niemandem mehr etwas beweisen zu müssen?*

Jonas lehnt sich zurück und lässt die Frage in sich nachklingen.

»Es fühlt sich neu an und irgendwie frei. Einfach erwachsen.«

Zum ersten Mal spürt er: Vielleicht ist Respekt möglich, auch ohne Beweis.

Die KI spiegelt leise: *Dein Anspruch hat dir Kraft gegeben, Disziplin, Ausdauer. Und doch: Heute darfst du Respekt auch dort erleben, wo du dich nicht mehr schützen musst.*

Jonas schließt die Augen. Da ist kein großes Aha. Aber ein erster Schritt, weg vom Kämpfer hin zu dem, der auch still da sein darf.

Nachklang – Jonas im Gespräch mit Miriam

In seiner nächsten Einzelsitzung sitzt Jonas wieder vor dem Rechner. Draußen ein grauer Morgen, drinnen die gewohnte Bürokulisse – nur dass heute etwas anders ist: Seine Haltung ist ein wenig offener. Vielleicht ist es auch Miriams Präsenz, die wieder diesen Raum schafft, in dem nichts perfekt sein muss und alles sein darf.

Das Gespräch beginnt leise, zögerlich. Doch schon bald landen sie bei einem Satz, der tiefer geht als gedacht.

Miriam schaut Jonas an und sagt ruhig: »Jonas, schließ bitte die Augen und sag mal diesen Satz ganz für dich, leise oder laut: Ich muss niemandem etwas beweisen.« Sie lässt eine Pause. »Und dann … bleib. Spüre. Was passiert in deinem Körper? Was taucht auf als Gedanke, Bild oder Gefühl?«

Jonas schließt die Augen. Ein Atemzug, flach. Dann, fast beiläufig: »Ja … schön wär's.«

Miriam bleibt in der Stille, drängt nicht. Schließlich fragt sie sanft: »Wem musst du denn noch etwas beweisen?«

Jonas zögert. »Ich weiß nicht … meinem Vater vielleicht. Oder mir selbst. Oder allen eigentlich.«

Miriam nickt kaum merklich. »Und … wann ist es bewiesen?«

Jonas atmet hörbar aus. Lässt die Schultern sinken. »Nie. Es ist nie genug. Kaum habe ich was geschafft, liegt die Latte höher.«

Miriam antwortet ruhig: »Das ist das Wesen der Beweisspirale. Sie kennt kein Ankommen. Aber du kannst aussteigen – nicht im Kopf, sondern im Körper. Mit einem Atemzug. Mit einem inneren Ja zu dem Punkt, an dem du nichts mehr leisten musst, um zu gelten.«

Jonas öffnet langsam die Augen. Sein Blick ist klarer, aber auch verletzlicher »Wie geht das?«

Miriam lächelt leicht. »Hast du Lust auf ein kleines Experiment?«

Er nickt.

»Dann lehn dich mal zurück. Schließ die Augen. Spür deine Füße auf dem Boden. Nimm deinen Atem wahr. Ich gebe dir gleich einen Satz, und du wiederholst ihn. Sag mir dann, wie er sich anfühlt.«

Jonas atmet erneut hörbar aus. »Okay.«

»Bist du bereit für den Satz?«

»Ja.«

»Ich bin gut genug.«

Stille. Jonas wiederholt den Satz leise: »Ich bin gut genug.« Ein kurzer Atemzug. Dann schüttelt er kaum merklich den Kopf. »Nein … es reicht eigentlich nie.«

Miriam bleibt ruhig. »Wenn du diesen Satz sagst, ist er irgendwo in dir ein kleines bisschen wahr?«

Jonas zögert. »Vielleicht ... manchmal.«

»Wenn du auf deine Führungsarbeit schaust, wo bist du gut genug?«, fragt Miriam sanft. »Du musst nicht die weltbeste Führungskraft sein. Nur gut genug. Für diesen Kontext, für dieses Team, für diesen Moment.« Sie hält inne. »Und du musst auch nicht der beste Vater der Welt sein. Sondern einfach nur gut genug für deine Kinder. Und das sind wir meistens. Und das reicht.«

Jonas nickt langsam. Ein tiefer Atemzug. Etwas entspannt sich in seinem Gesicht. Zum ersten Mal seit Langem wirkt er ruhig und angekommen.

Jonas' Satz hallt noch nach: ›*Ich bin gut genug.*‹

Miriam lächelt und sagt: »Vielleicht ist das genau der Punkt, an dem viele Führungskräfte ankommen«, sagt sie. »Zwischen Wirken und Sein. Zwischen Anspruch und Beziehung. Und das gilt es nicht sofort zu lösen, sondern auszuhalten. Diesen Satz nicht nur zu verstehen, sondern ihn zu bewohnen. Sich langsam hineinzuentspannen und irgendwann zu merken: Ja, so ist es.«

Sie schaut Jonas an. »Schreib ihn dir auf. Leg ihn an deinen Laptop. Und lies ihn dir ein paar Mal am Tag laut vor, damit dein inneres System sich an ihn gewöhnt.

Jonas nimmt einen Zettel, schreibt langsam: ›*Ich bin gut genug.*‹

Er faltet ihn nicht zusammen. Er lässt ihn sichtbar liegen.

Dann endet die Sitzung.

Solche Sätze können Wunder wirken.

Viele meiner Klient:innen sind verblüfft über die Kraft dieser heilsamen Formulierungen. Sie können das innere System neu justieren, Spannung lösen und spürbar Entlastung bringen.

Innere Klarheit wirkt jedoch nicht im Vakuum. Kaum ist eine neue innere Balance gefunden, meldet sich das Außen. Teams, Organisationen, Strukturen folgen ihrer eigenen Logik – unabhängig davon, wie klar oder stimmig sich jemand innerlich gerade fühlt.

Systemisch betrachtet ist das kein Widerspruch, sondern eine Konsequenz: Individuelle Entwicklung und organisationale Dynamik verlaufen nicht synchron. Auch wer innerlich aufgeräumter ist, erlebt häufig, dass sich das Umfeld nicht automatisch mitbewegt. Entscheidungen verhallen. Gespräche versanden. Veränderungen stoßen nicht auf Resonanz.

Was also, wenn Widerstand nicht in uns entsteht, sondern um uns herum?

Wenn Offenheit ins Leere läuft?

Wenn Schweigen lauter wirkt als jedes Argument?

Genau hier verschiebt sich der Fokus: weg von der inneren Arbeit – hin zur Beobachtung des Systems.

Prompt 10: Reorganisation I – wenn der Widerstand nicht spricht

Themenfeld: Systemtheorie in Organisationen
Schwierigkeitsgrad: Fortgeschrittene
Coachingziel: Widerstand als Kommunikationsform erkennen, auch wenn er sich entzieht
Dauer: 25–40 Minuten

Einführung

In Organisationen zeigt sich Widerstand fast immer, wenn sich etwas verändert. Manchmal offen, manchmal leise. Manche kritisieren, andere schweigen. Viele versuchen, weiterzumachen wie bisher.

Systemisch betrachtet ist Widerstand kein persönliches Problem und kein individuelles Versagen. Er ist ein Hinweis darauf, dass im System etwas in Spannung geraten ist – etwa Erwartungen, Zugehörigkeiten oder Sicherheiten (Grubendorfer u. Ackermann, 2023).

Nicht jeder Widerstand lässt sich klar benennen. Manchmal bleibt er diffus. Man spürt nur, dass etwas nicht stimmt. Gerade in diesem vagen Gefühl liegt eine wichtige Beobachtungschance: Systeme kommunizieren nicht nur durch Worte, sondern auch durch Schweigen, Verzögerung und das Festhalten an Routinen (Luhmann, 1984; Simon, 2006).

Impuls: Maren

Maren leitet ein Team in einer Organisation, die sich neu aufstellt. Eine Agentur hat Konzepte entwickelt: Zuständigkeiten sollen sich verschieben, einige Rollen entfallen, manches ist noch offen.

Offiziell heißt es »Es ist noch nichts entschieden«, doch das Klima hat sich verändert.

Die Reaktionen sind schwer zu greifen. Einige wirken zurückhaltend, andere betont gelassen, fast zu glatt. Niemand spricht aus, was in der Luft liegt.

Maren versucht, Raum zu öffnen: Sie stellt Fragen, lädt zu Gesprächen ein, spricht die Unsicherheit an. Ihre Haltung ist offen, achtsam, zugewandt. Sie hofft auf Kontakt, auf ein Zeichen, eine Reaktion.

Aber es bleibt still. Nicht feindselig, eher entzogen.

Ein Kollege meldet sich plötzlich krank. Eine Mitarbeiterin wirkt kühl, fast fremd. Ein Meeting gleitet vorbei wie auf glattem Boden, nichts haftet richtig, nichts bleibt.

Alles funktioniert – und doch ist nichts in Beziehung.

Maren spürt: Etwas stimmt nicht. Aber sie kann es nicht benennen. Noch nicht.

Frageangebote für Coaches und Selbstcoaching

Die nachfolgenden Fragen sind nicht für die KI-Eingabe gedacht, sondern sollen dir als Inspiration für deine Haltung und Sprache dienen:

- Was will ich, wenn ich Offenheit anbiete?
- Was erwarte ich, wenn ich eine Frage stelle?
- Wie reagiere ich, wenn meine Einladung ins Leere läuft?
- Was mache ich mit dem Gefühl, nicht durchzudringen?
- Woran merke ich, dass ich wieder Kontrolle suche?

KI-Eingabe (kopierfertig)

Hintergrund für dich, ChatGPT: Systemtheorie nach Niklas Luhmann (1984) betrachtet Organisationen als kommunikative Systeme, in denen Veränderungen Irritationen erzeugen. Widerstand ist in diesem Zusammenhang deshalb keine Störung, sondern eine Form von Kommunikation. Er zeigt an, dass bestehende Erwartungen infrage gestellt werden oder bisherige Zugehörigkeiten unsicher geworden sind (vgl. Soziale Systeme – Grundriß einer allgemeinen Theorie; Luhmann, 1984).

Widerstand kann Ausdruck verdeckter Loyalitäten, struktureller Spannungen oder fehlender Anschlussfähigkeit sein. Er verweist auf Beobachtungen, die im System gemacht, aber nicht direkt geäußert werden.

Ziel dieses Prompts ist es, durch gezielte Fragen ein differenzierteres Bild der Lage zu gewinnen – ohne vorschnelle Deutung, ohne Pathologisierung, ohne Lösungseifer.

Deine Rolle: Ich möchte eine Reorganisation oder Veränderungssituation reflektieren, in der Widerstand auftaucht. Begleite mich wie ein systemisch denkender Coach. Stell mir offene Fragen, eine nach der anderen, und frag mich so, dass ich mein eigenes Denken beobachten kann. Hilf mir, mein eigenes Verhalten und das Verhalten im Team zu beschreiben.

Bitte begleite mich mit Fragen, die mir helfen, Widerstand nicht als Problem zu sehen, sondern als Hinweis auf Informationen, die wichtig sind. Spiegele mir am Ende, welche Signale im Widerstand erkennbar werden.

Bitte nicht: Ratschläge geben, etwas reparieren wollen, beruhigen

Was Maren erlebt – wenn Offenheit nicht reicht

Maren beginnt zu ahnen, dass man Schweigen nicht brechen kann wie Eis. Vielleicht muss man es begleiten wie Nebel, von dem man nicht weiß, wann er sich lichtet. Vielleicht zeigt sich das System gerade durch diese Stille. Oder sie bewahrt etwas, das noch keinen Ausdruck gefunden hat.

In diesem Zustand innerer Unruhe öffnet Maren erneut die KI. Nicht, um eine Lösung zu finden, sondern um sich selbst im Spiegel einer Sprache zu begegnen, die nicht urteilt.

Sie tippt: »Was, wenn mein Wunsch nach Offenheit selbst schon Druck erzeugt?«

Die KI antwortet: *Vielleicht ist Offenheit nicht immer ein Gespräch, sondern manchmal nur ein Raum, der nicht geschlossen wird.*

Maren liest diesen Satz mehrmals.

Er beruhigt nichts. Aber er weitet etwas.

Sie merkt: Es geht im Moment weniger darum, Antworten zu bekommen, als wahrzunehmen, wie das System gerade spricht – oder eben nicht spricht.

Mit dieser Haltung geht sie in das nächste Teammeeting. Sie nimmt sich vor, nichts zu forcieren, sondern zu benennen, was sie beobachtet, ohne es zu bewerten.

Im nächsten Meeting sagt sie: »Mir fällt auf, dass es gerade sehr leise ist.« Niemand antwortet.

Beim nächsten Mal sagt sie: »Ich habe den Eindruck, dass viele gerade sehr mit sich selbst beschäftigt sind.« Ein Kollege hebt den Blick und nickt. Kurz. Das Gespräch kommt nicht in Gang. Aber etwas hat sich bewegt. Vielleicht nicht viel, aber spürbar.

Maren erkennt: ›*Manchmal beginnt Resonanz genau dort, wo sie noch keine Form hat.*‹

Kurze systemtheoretische Kommentierung

In sozialen Systemen ist Schweigen kein Mangel an Kommunikation, sondern eine Form davon.

Widerstand kann sich als Entzug zeigen oder auch als Ausweichen. Wer darauf mit mehr Intervention reagiert, erhöht meist nur den Druck im System. In solchen Momenten bedeutet Führung, in der Ambivalenz handlungsfähig zu bleiben, ohne sie auflösen zu müssen. Es geht weniger um Deuten als um Halten. Nicht um Kontrolle, sondern um Präsenz in einer Ungewissheit, die vielleicht selbst schon Kommunikation ist.

Was Maren erlebt, ist in Organisationen im Wandel nicht selten: Die gewohnten Kommunikationsmuster greifen nicht mehr. Fragen laufen ins Leere, Angebote zur Offenheit bleiben unbeantwortet. Und doch passiert etwas. Das Team reagiert nicht verbal, aber es reguliert sich auf seine Weise. Aus systemischer Perspektive ist das kein Widerstand im psychologischen Sinn, sondern eine Art Selbstschutzmechanismus des Systems. Es zieht sich zurück, weil zu viele Fragen gleichzeitig im Raum stehen, weil Rollen unklar sind, Erwartungen sich verschieben und noch keine neue Ordnung gefunden wurde. Schweigen ist hier kein Desinteresse, sondern ein Innehalten.

Maren erkennt, dass ihr Wunsch nach Antworten, so verständlich er ist, selbst Teil des Musters geworden ist. Erst als sie diese Erwartung loslässt und beginnt, feiner wahrzunehmen, statt zu intervenieren, entsteht ein neuer Raum: nicht für schnelle Klärung, aber für erste Resonanz. Ein Blick. Ein Nicken. Kleine Signale, die zeigen: Beziehung beginnt nicht immer mit Sprache. Manchmal beginnt sie mit dem Aushalten von Stille.

Ich kenne dieses Phänomen gut. Viele Führungskräfte berichten mir Ähnliches – insbesondere seit der Pandemie und dem vermehrten Arbeiten im virtuellen Raum. In Team- und Online-Meetings wird wenig gesprochen, Beiträge bleiben unkommentiert, auf Fragen folgen Pausen statt Antworten. Das ist kein Ausnahmefall, sondern inzwischen fast alltäglich.

Dieses Thema ließe sich weiter vertiefen. An dieser Stelle soll es jedoch vor allem eines deutlich machen: Solche Situationen kommen häufig vor. Und sie sind nicht automatisch ein Zeichen von Scheitern, sondern Ausdruck eines Systems, das Zeit braucht, um sich neu zu sortieren.

Gleichzeitig spielt auch Ermüdung eine Rolle. Viele Mitarbeitende erleben die hohe Dichte an Team- und Online-Meetings als belastend. Nicht jedes Schweigen ist Ausdruck von Widerstand oder innerem Rückzug. Manchmal ist es schlicht ein Zeichen von Überforderung, Reizsättigung oder dem Wunsch, die Vielzahl an Abstimmungen möglichst kurz zu halten.

In diesem Sinne kann Schweigen auch eine Form der Selbstregulation sein – nicht immer hilfreich, aber nachvollziehbar. Systeme versuchen auf ihre Weise, Komplexität zu reduzieren. Auch dann, wenn das für Führungskräfte zunächst irritierend oder enttäuschend wirkt.

Embodiment-Impuls

Nimm eine Position ein, die für dich Unsicherheit ausdrückt – vielleicht stehen, vielleicht sitzen, vielleicht etwas dazwischen.

Bleib einen Moment in dieser Haltung. Spür die Spannung. Nimm sie einfach nur wahr.

Was in dir will sich gerade nicht bewegen? Was will sich zeigen? Was zieht sich zurück?

Reflexion in der Buddygroup

Miriam schaut in die Runde. Jonas sitzt neben Maren und hat die Stirn leicht in Falten gelegt. Auch Clara und Christian sind da. Es ist einer dieser Momente, in denen niemand so recht weiß, wer beginnen soll.

Miriam bricht das Schweigen: »Wir haben letztes Mal über ›gut genug sein‹ gesprochen, über den Moment, in dem der Anspruch losgelassen wird. Was passiert, wenn wir dieses ›gut genug‹ in eine Organisation mitnehmen? Was, wenn das System selbst es noch nicht ist?«

Maren lächelt schief. »Dann spürt man Widerstand.«

»Ja«, sagt Miriam ruhig. »Und was ist Widerstand?«

Jonas antwortet zögernd: »Vielleicht einfach … ein Nein?«

Miriam nickt. »Oder ein Ja, das sich noch nicht zeigen kann.«

Sie steht auf, zeichnet einen kleinen Kreis auf das Flipchart. »Systemisch betrachtet ist Widerstand keine Störung. Er ist Kommunikation. Das System spricht, aber auf einer anderen Frequenz.«

Neben den Kreis schreibt sie: »Widerstand = Resonanz, die noch nicht anschlussfähig ist«.

Clara lehnt sich vor. »Also ist Schweigen auch Kommunikation?«

»Genau«, sagt Miriam. »Niklas Luhmann beschreibt Organisationen als Netzwerke von Kommunikation. Wenn jemand schweigt, ist das kein Loch im System, sondern ein Signal. Es sagt: ›Hier stimmt etwas nicht für mich.‹ Und oft wissen die Beteiligten selbst nicht, was.«

Christian nickt. »Das kenne ich. Bei uns sagen alle, alles sei gut, aber es fühlt sich nicht gut an.«

»Das ist typisch«, sagt Miriam. »Oft versucht Führung dann, Stille zu brechen, anstatt sie zu halten. Doch Stille ist manchmal der einzige Weg, wie ein System sich schützt.«

Maren überlegt. »Das heißt, ich muss nicht sofort etwas tun?«

»Nein«, sagt Miriam. »Manchmal ist Handlungsfähigkeit das Gegenteil von Handeln. Systemische Führung heißt, Spannungen zu halten, bis das System selbst bereit ist, sich zu bewegen.«

Jonas hebt die Augenbrauen. »Also ist Widerstand gar kein Problem?«

»Er ist Energie«, antwortet Miriam. »Aber sie fließt noch nicht. Wenn du sie nicht bekämpfst, sondern beobachtest, zeigt sie dir, wo das System lernen will.«

Eine Pause entsteht, dieses Mal kein unangenehmes Schweigen, sondern ein stilles Nachdenken.

Maren schreibt in ihr Notizbuch: »Vielleicht muss man Stille begleiten und nicht auflösen.«

Nach einer Weile beginnt ein Gespräch über den Unterschied zwischen individueller Klarheit und systemischer Dynamik.

Clara sagt: »Manchmal glaube ich, das System bremst uns, wenn es spürt, dass wir zu schnell werden.«

Miriam nickt. »Ja. Systeme regulieren sich selbst. Wenn eine Veränderung zu stark, zu früh, zu unklar kommt, entsteht Spannung. Und das System reagiert zum Beispiel mit Rückzug, Ironie, Krankheit, Überanpassung. All das sind Kommunikationsformen, keine Fehler.«

Jonas überlegt: »Dann ist Widerstand eine Art Intelligenz?«

»In gewisser Weise, ja«, sagt Miriam. »Er schützt das, was noch nicht integriert ist. Führung, die das versteht, muss nicht sofort überzeugen, sie kann erst einmal zuhören.«

Christian ergänzt: »Also eigentlich ist das wie in Beziehungen: Wenn sich jemand entzieht, ist Drängen nie hilfreich.«

»Ganz genau«, sagt Miriam. »Organisationen sind Beziehungsfelder. Sie brauchen Resonanzräume, keine Dauerinterventionen.«

Dann schreibt sie auf das Flipchart: »Widerstand = Selbstschutz + ungehörte Information«.

»Unsere Aufgabe als Führungskraft oder Coach ist es, diese Information zu übersetzen, ohne sie zu pathologisieren«, erklärt sie. »Wir fragen: Wofür ist dieser Widerstand sinnvoll? Welche Funktion erfüllt er?«

Die Gruppe tauscht Beispiele aus: Reorganisationen, Konflikte, Change-Prozesse, Teamspaltungen.

Jede dieser Situationen ist anders, doch ein Muster bleibt: Widerstand ist nie das Ende der Bewegung, sondern ihr Anfang.

Miriam sammelt gemeinsam mit der Gruppe Reflexionsfragen am Flipchart:

- Wie kann ich Spannungen halten, ohne sie sofort zu »lösen«?
- Wann kippt Offenheit in Druck?
- Wie erkenne ich, ob ein Nein Schutz oder Abwehr ist?
- Wo bin ich selbst Teil des Musters, das ich verändern will?
- Wie viel Ungewissheit kann Führung aushalten, ohne in Steuerungsreflexe zu verfallen?

Miriam beendet die Runde mit dem Satz: »Kommunikation ist nicht das, was gesagt wird, sondern das, was verstanden wird.« Sie lächelt. »Und manchmal dauert es, bis ein System bereit ist, wirklich zu verstehen.«

In den Tagen danach nimmt Maren diese Fragen mit in ihren Führungsalltag.

Sie beobachtet genauer, spricht weniger, hört anders zu. In Meetings hält sie Pausen aus, benennt Wahrnehmungen, statt Lösungen anzubieten. Sie merkt: Manche Spannungen lösen sich nicht immer auf, aber sie verändern ihre Qualität. Es wird weniger hektisch, weniger defensiv. Und gleichzeitig bleibt noch etwas in der Luft.

Nach diesen intensiven Tagen im Team sitzt Maren wieder in der Buddygroup.

Jonas erzählt von neuen Klarheiten, Clara von ihrer Müdigkeit, Christian von einem Projekt, das plötzlich wieder Energie bekommen hat. Nur Maren wirkt nachdenklich.

»Ich dachte, jetzt wäre es leichter«, sagt sie. »Ich verstehe Widerstand besser, ich bin ruhiger, aber irgendetwas bleibt unklar. Es ist, als wäre da etwas zwischen uns im Team, das keiner benennt.«

Miriam nickt. »Das ist spannend, Maren. Du sagst ›etwas zwischen uns‹. Vielleicht ist genau das der nächste Schritt. Im systemischen Kontext nennen wir das ›das unsichtbare Dritte‹.«

Maren schaut sie fragend an. »Das unsichtbare Dritte?«

»Ja. Es ist das, was zwischen den Menschen wirkt, aber keinem gehört. Der Auftrag. Die unausgesprochene Erwartung. Die Regel, über die keiner spricht, die aber alle fühlen. Wenn das Dritte unklar bleibt, werden Spannungen persönlich genommen. Wenn es sichtbar wird, entlastet das Sichtbarwerden des Dritten die Beziehungen.«

Jonas ergänzt leise: »Also ist das wie ein gemeinsamer blinder Fleck?«

»Genau«, sagt Miriam. »Und Führung bedeutet oft, diesen Fleck auszuleuchten. Nicht durch Analyse, sondern mit Fragen. Was wissen wir sicher? Was ist offen? Was beunruhigt uns?«

Sie macht eine kurze Pause. »Vielleicht magst du das mal mit deinem Team ausprobieren, Maren. Es geht nicht um Lösungen. Es geht darum, dass das, was unausgesprochen wirkt, einen Platz bekommt.«

Maren nickt. »Ich glaube, das ist es. Es ist nicht das *Was,* das uns festhält, sondern das *Zwischen.*«

Die Gruppe wird ruhig.

Alle spüren, dass sich das Thema von innen verschoben hat. Von Personen hin zu Strukturen, von Emotion zu Bedeutung.

Miriam lächelt: »Dann lasst uns dort weitergehen, wo das Unsichtbare beginnt.«

Prompt 11: Reorganisation II – das Unsichtbare Dritte ordnen

Themenfeld: Systemisches Coaching und Systemtheorie
Schwierigkeitsgrad: Fortgeschrittene
Coachingziel: Das Unsichtbare Dritte sichtbar machen und klären
Dauer: 30–45 Minuten

Einführung

Im letzten Kapitel ging es darum, Widerstand nicht vorschnell zu bewerten, sondern als Information zu verstehen. Widerstand weist darauf hin, dass im System etwas ungeklärt ist. Häufig betrifft das Aufträge, Erwartungen oder Regeln, die wirksam sind, ohne je ausgesprochen worden zu sein.

Doch Information allein erzeugt noch keine Bewegung. Sie macht sichtbar, *dass* etwas nicht stimmt, klärt aber noch nicht, *wo* die eigentliche Spannung entsteht. In der Systemtheorie wird an dieser Stelle das sogenannte »Dritte« (nach Eidenschink – Metatheorie der Veränderung) beschrieben. Gemeint ist der Auftrag, der Zweck oder die übergeordnete Orientierung, die Beziehungen strukturiert – auch dann, wenn sie nicht explizit benannt wird.

Konflikte entstehen daher oft nicht zwischen einzelnen Personen, sondern in diesem Zwischenraum. Bleibt das Dritte unsichtbar, richten sich Spannungen gegen Individuen. Wird es sichtbar, verändert sich die Dynamik: Beziehungen werden entlastet, Verantwortung verschiebt sich, neue Handlungsmöglichkeiten entstehen.

Der folgende Prompt lädt dich ein, genau dieses Unsichtbare zu erkunden. Er fragt: *Was ist der offizielle Auftrag? Was wirkt unausgesprochen mit? Und was fehlt, damit das System sich neu ordnen kann?*

Impuls: Maren

Maren sitzt mit ihrem Team in einer Besprechung. Die Unruhe ist spürbar, nicht laut, aber deutlich. Manche fragen, ob sie in der Abteilung bleiben werden. Andere wollen wissen, wie die neuen Aufgaben verteilt werden. Wieder andere äußern Zweifel am Vorgehen der Agentur. All diese Fragen sind nachvollziehbar, und gleichzeitig spürt Maren, dass sie nicht alle beantworten kann. Zu vieles ist noch in Bewegung, manches wird extern entschieden, anderes liegt außerhalb ihres Einflussbereiches.

Am Abend zuvor hat sie mit der KI gearbeitet, um die eigene Haltung zu sortieren. Eine der Fragen, die geblieben ist, lautet: »Was kann Führung sichtbar machen, wenn die Lösung noch nicht da ist?« Heute, in diesem Raum, weiß sie, was damit gemeint ist.

Sie steht auf, geht zum Flipchart und schreibt drei Überschriften nebeneinander: »Was wissen wir sicher«, »Was ist offen«, »Was beunruhigt uns«.

Zuerst ist es still. Dann beginnt jemand zu sprechen. Ein Satz wird aufgeschrieben. Dann ein weiterer. Das Flipchart füllt sich langsam mit allem, was da ist. Mit Unsicherheit, mit Spannungen und offenen Fragen. Die Fragen sind durch das Aufschreiben nicht verschwunden, aber sie kleben nicht mehr an Einzelnen. Sie gehören nun dem Dritten: der Situation selbst, der Leerstelle im Prozess, der Bewegung, die noch keine Richtung hat.

Maren spürt, wie sich die Atmosphäre verändert. Das Team atmet auf. Der Fokus liegt nicht mehr auf Schuld oder persönlicher Kritik, sondern auf dem, was gemeinsam betrachtet und gehalten werden kann, auch wenn es unklar ist. Es geht nicht darum, etwas zu lösen. Es geht darum, etwas auszuhalten, bis es Form annimmt. Und erstaunlicherweise beginnt genau dann eine neue Verbindung: In einem Moment, in dem Ungewissheit sichtbar und gemeinsam tragbar wird.

Frageangebote für Coaches und Selbstcoaching

Die nachfolgenden Fragen sind nicht für die KI-Eingabe gedacht, sondern sollen dir als Inspiration für deine Haltung und Sprache dienen:

- Welcher Auftrag ist offiziell formuliert und welcher unausgesprochen?
- Welche Erwartungen widersprechen sich?
- Welche Rollen oder Regeln sind verdeckt, aber wirksam?
- Welche Lücken spürst du zwischen dem, was gesagt wird, und dem, was gelebt wird?
- Wenn das Dritte klarer wäre, wie würden sich die Beziehungen verändern?

KI-Eingabe (kopierfertig)

Hintergrund für dich, ChatGPT: Systemtheorie nach Luhmann betrachtet Organisationen als kommunikative Systeme. Spannungen innerhalb dieser Systeme entstehen oft nicht zwischen Personen, sondern durch das unsichtbare Dritte. Das können unklare Aufträge, widersprüchliche Erwartungen oder verdeckte Regeln sein. Systemische Strukturarbeit zeigt: Wenn dieses Dritte sichtbar wird, entlastet das die Beziehungen. Widerstand ist ein Hinweis, dass Klärung fehlt. Ziel dieses Prompts ist es, das Unsichtbare zu benennen und so neue Klarheit zu gewinnen.

Deine Rolle: Begleite mich wie ein systemischer Coach. Stelle mir offene Fragen, die helfen, zwischen dem offiziellen, dem unausgesprochenen und dem fehlenden Auftrag zu unterscheiden. Hilf mir, Muster und Lücken sichtbar zu machen. Spiegele am Ende, was das Dritte über das System aussagt und wie mehr Klarheit die Beziehungen entlasten könnte.

Bitte nicht: Schuldige suchen, schnelle Lösungen geben oder Personen analysieren

Embodiment-Impuls

Lege drei Blätter auf den Boden. Beschrifte sie mit »Offizieller Auftrag«, »Geheimer Auftrag« und »Fehlender Auftrag«. Stell dich nacheinander auf jedes Blatt. Spüre, wie sich dein Körper dort anfühlt. Wo wird es enger? Wo weiter? Welche Haltung verändert sich? Stell dich anschließend bewusst daneben und betrachte die drei Blätter aus der Position der Beobachtung. Frag dich: Was zeigt mir dieses Dritte über mein System?

Was Maren erlebt – das Dritte sichtbar machen

Maren tippt nach dem Meeting den Prompt ein. Die erste Frage lautet: *Welcher Auftrag ist offiziell formuliert und welcher unausgesprochen?*

Sie denkt kurz nach und schreibt dann: »Offiziell: Effizienz steigern. Unausgesprochen: Möglichst viele behalten ihre Stelle.«

Schon beim Schreiben spürt sie die Spannung zwischen diesen beiden Ebenen, als würden zwei Kräfte in entgegengesetzte Richtungen ziehen.

Die KI fragt weiter: *Welche Erwartungen widersprechen sich im System?*

Maren antwortet: »Schneller arbeiten, aber mit weniger Menschen.« Dann: »Flexibel sein, aber keine Unsicherheit zeigen.«

Je länger sie schreibt, desto deutlicher wird ihr, dass diese Widersprüche nicht das Verhalten Einzelner erklären, sondern etwas zeigen, das tiefer liegt. Etwas, das nicht aussprechbar war, aber doch gewirkt hat: eine strukturelle Spannung, die alles durchzieht.

Beim Lesen der nächsten Rückmeldung wird sie still.

Die KI reflektiert: *Das System kommuniziert durch Widersprüche. Wenn das Dritte klarer wird, entlastet das die Beziehungen.*

Maren lehnt sich zurück. Sie hat nicht alle Antworten, aber sie sieht ein Stück weiter – nicht nur auf die Menschen, sondern auf das Feld dazwischen.

Sie begreift: *»Führung wirkt auch dort, wo das Unausgesprochene einen Namen bekommt.«*

Poetischer Abschluss

Zwischen dir und mir lebt ein Drittes.
Es ist Auftrag, Regel oder Sinn.
Wenn wir es benennen,
fallen Lasten weg
und Klarheit wird möglich.

Veränderungen in Organisationen zeigen sich selten nur auf der Sachebene. Auch wenn es um Aufgaben, Rollen oder Prozesse geht, sind immer Menschen beteiligt – mit ihren Erwartungen, Prägungen und inneren Spannungen. Was in Teams geschieht, hat oft mehr mit Resonanz zu tun als mit reiner Struktur. Denn wir reagieren nicht nur auf Inhalte, sondern auch auf Atmosphären, auf Tonlagen und auf das, was andere verkörpern oder auslösen.

Manchmal spüren wir Widerstand, ohne zu wissen, woher er kommt. Oder wir ärgern uns über jemanden und merken nicht, wie sehr uns dieser Mensch an etwas in uns selbst erinnert. Und manchmal bewundern wir Eigenschaften, die wir insgeheim in uns vermissen.

Hier beginnt ein anderes Feld der Selbstwahrnehmung: Nicht mehr nur das, was im Außen geschieht, steht im Fokus, sondern das, was sich darin spiegelt.

Schattenarbeit lädt uns ein, diese unbewussten Projektionen nicht als Störungen zu sehen, sondern als Hinweise. Sie macht sichtbar, was wir abgespalten haben und was darauf wartet, integriert zu werden.

Der nächste Schritt führt uns deshalb tiefer – dorthin, wo wir nicht nur denken, sondern auch erkennen, dass jede Beziehung ein Spiegel sein kann.

Und so lernt auch Jonas seinen Schatten zu würdigen.

Prompt 12: Projektion und Spiegelarbeit

Themenfeld: Schattenarbeit und Integration
Schwierigkeitsgrad: Fortgeschrittene
Coachingziel: Projektionen erkennen, eigene Anteile würdigen und Beziehungen klarer gestalten
Dauer: 30–40 Minuten

Einführung

Carl Gustav Jung beschrieb Projektion als einen überwiegend unbewussten psychischen Vorgang, bei dem innere, nicht integrierte Anteile der eigenen Psyche nach außen verlagert und anderen Personen oder Objekten zugeschrieben werden. Projektionen entstehen dort, wo Inhalte des Unbewussten nicht als zum eigenen Selbst gehörig erkannt werden können und deshalb »draußen« erscheinen.

Jung formuliert dies prägnant, wenn er schreibt, dass Projektionen auftreten, »wenn ein subjektiver Inhalt nicht als solcher erkannt wird, sondern als Eigenschaft des Objekts erscheint« (Jung, 1991, § 17).

Wir reagieren nicht zufällig, sondern dort besonders stark, wo uns im Anderen etwas begegnet, das zugleich fremd und vertraut ist. In Kritik, Neid, Idealisierung oder Abwertung zeigt sich daher häufig weniger eine Eigenschaft des Gegenübers als vielmehr ein Hinweis auf eigene Sehnsüchte, Ängste oder bislang ungenutzte Ressourcen.

Dieser Prompt lädt dazu ein, den Spiegel der anderen nicht vorschnell zu polieren oder zu zerbrechen, sondern ihn zu nutzen als Gelegenheit, das Eigene deutlicher zu erkennen gerade dort, wo es am meisten irritiert.

Impuls: Jonas

Jonas erfährt in der Kantine, dass sein ehemaliger Kollege befördert wurde – in genau die Position, die er sich selbst seit Monaten erhofft hat. Er sagt nichts, lächelt kurz und wirft beiläufig ein: »Warum ausgerechnet der? Ich bin doch der Kreative hier.«

Niemand widerspricht, und das Gespräch geht weiter, als sei nichts gewesen. Doch innerlich bleibt etwas zurück, als hätte sich ein Gedanke im Hinterkopf eingenistet, der sich nicht abschütteln lässt. Der Kollege ist jünger, ruhiger, weniger getrieben. Außerdem wirkt er auf irritierende Weise souverän. Nicht überheblich, eher selbstverständlich. Und nun ist er Jonas' Vorgesetzter. Es trifft ihn nicht in der Sache, sondern im Bild, das er von sich selbst hat. Die Kränkung kommt leise, wie eine Unstimmigkeit im Takt. Ein Teil in ihm versucht, sie abzuwehren. »Er ist gar nicht so besonders«, denkt sich Jonas, »er weiß nur, wie man sich verkauft.«

Aber je länger Jonas diese Sätze in sich hört, desto deutlicher spürt er, dass diese Gedanken so nicht stimmen.

Vielleicht geht es ihm auch gar nicht um den anderen, sondern eher um das, was er verkörpert. Eine Qualität, die Jonas nicht kontrollieren kann.

Möglicherweise stört ihn nicht dessen Schwäche, sondern dessen ruhige Stärke. Oder er sieht in ihm etwas, das er sich selbst nicht zugesteht: die Fähigkeit, ohne Lautstärke Raum zu halten. Was auch immer es ist, es kratzt deutlich an seinem Selbstbild.

Doch was, wenn Kreativität nicht nur in Ideen liegt, sondern auch in der Haltung? Was, wenn Anerkennung nicht immer sichtbar ist? Und was, wenn der Kollege ihm nichts genommen hat, sondern er selbst sich etwas noch nicht erlaubt? Die letzte Frage bleibt in ihm und bohrt sich tiefer. In Jonas wächst der Wunsch, sich dieser Spannung nicht länger zu entziehen.

Frageangebote für Coaches und Selbstcoaching

Die nachfolgenden Fragen sind nicht für die KI-Eingabe gedacht, sondern sollen dir als Inspiration für deine Haltung und Sprache dienen:

- Welche Eigenschaft kritisierst du am Anderen und was löst sie in dir aus?
- Könnte diese Eigenschaft ein Schattenanteil oder eine Sehnsucht von dir selbst sein?
- Was bewunderst du vielleicht heimlich an der Person, die du abwertest?
- Wenn das ein Spiegel wäre: Welcher Teil von dir schaut dich da an?
- Wie verändert sich dein Blick auf die Anderen, wenn du das als Hinweis auf dich selbst siehst?

KI-Eingabe (kopierfertig)

Hintergrund für dich, ChatGPT: Ich möchte eine Projektion reflektieren. Carl Gustav Jung beschreibt Projektion als die Tendenz, unbewusste Anteile auf andere Menschen zu übertragen. Oft kritisiere ich an anderen etwas, das zugleich mit mir selbst zu tun hat. Ziel ist es, diese Resonanz zu erkennen und die verborgene Ressource darin zu würdigen.

Deine Rolle: Begleite mich wie ein systemischer und tiefenpsychologischer Coach. Stelle mir offene Fragen – eine nach der anderen –, die mir helfen, meine Projektionen zu erkennen und ihre Bedeutung für mich zu erforschen. Spiegele am Ende, welche Anteile in mir sichtbar geworden sind und wie ich sie integrieren könnte.

Bitte nicht: die andere Person analysieren oder bewerten – der Fokus liegt auf meinem Spiegel

Embodiment-Impuls

Schließe die Augen. Stell dir vor, wie die Person, die dich beschäftigt, vor dir steht. Atme ruhig. Sprich leise: »Was sehe ich in dir, das ich in mir noch nicht anerkenne?« Warte auf eine Empfindung, ein Bild oder ein Wort, ohne zu bewerten.

Was Jonas erlebt – Wenn der andere zum Spiegel wird

Jonas tippt den Prompt 12 »Projektion und Spiegel« ein. Die erste Frage der KI lautet: *Welche Eigenschaft kritisierst du am Anderen?*

Er zögert nicht lange: »Seine Ruhe. Ich sage mir, er ist zu passiv.«

Die KI fragt: *Und was bedeutet diese Ruhe für dich?*

Jonas liest die Frage mehrmals. Dann schreibt er: »Dass er gelassen wirkt. Dass er sich nicht antreiben muss.«

Und was löst das in dir aus?

»Es macht mich unruhig«, erklärt Jonas. »Ich denke sofort: Ohne Druck geht nichts.«

Ein Moment der Stille. Dann reflektiert die KI: *Du kritisierst seine Ruhe, doch vielleicht sehnst du dich selbst nach ihr. Die Qualität, die du abwertest, könnte ein Anteil sein, den du dir noch nicht erlaubst.*

Jonas stockt. Etwas in ihm weicht zurück und will es abtun. Doch etwas anderes hört genau hin. Und bleibt.

Er merkt: Es ist nicht nur Neid. Es ist auch Schmerz. Schmerz darüber, dass er selbst kaum Gelassenheit kennt. Und vielleicht – ja, auch das taucht auf – eine Bewunderung, die er bislang nicht zugeben konnte. Weder vor anderen noch vor sich selbst.

Langsam formuliert er einen Satz, der sich erst sperrig anfühlt und dann erschreckend wahr: »Ich verurteile ihn für das, was ich mir selbst wünsche: souverän sein, ohne mich zu verausgaben.«

Als er den Satz abschickt, bleibt er einen Moment schweigend sitzen. Es fühlt sich zwar nicht leichter an, aber klarer.

Buddygroup – Spiegel im Kreis

In der nächsten Sitzung spricht Jonas ruhig, fast beiläufig: »Ich habe gemerkt, dass mich die Ruhe meines Kollegen triggert. Aber heimlich beneide ich ihn darum. Ich verurteile ihn für etwas, das ich mir selbst wünsche.«

Clara nickt. »Das kenne ich. Ich rege mich oft über meine Freundin auf, weil sie Meetings absagt, wenn sie merkt, es wird ihr zu viel. Ich denke dann: Wie unprofessionell. Aber ehrlich? Ich würde das auch gern können. Ich selbst komme nie zur Ruhe.«

Maren lächelt schmal. »Bei mir sind es die Lauten. Die, die in Calls sofort das Wort ergreifen. Ich nenne sie überheblich, aber wahrscheinlich wünsche ich mir denselben Mut, einfach sichtbar zu sein. Autsch!«, ruft sie lachend.

Christian lehnt sich zurück. »Mich irritiert Gelassenheit. Ich denke dann: Die sind zu langsam. Letzte Woche stand ich im Fahrstuhl mit einem Kollegen, der einfach nur dastand, nicht aufs Handy schaute, einfach … atmete. Ich wurde fast wahnsinnig davon. Und hab mich dann gefragt: Was in mir hält es nicht aus, still zu sein?«

Miriam hebt kurz die Augenbraue, sagt erst nichts.

Aber man spürt: Sie erkennt sich wieder.

Jonas atmet aus. »Dann war er wohl doch kein Gegner«, sagt er leise. »Nur ein Spiegel für mich und meine ungelebten Anteile.«

Einige nicken. Und in der Stille danach liegt etwas Weiches.

Poetischer Abschluss

Der Spiegel zeigt nicht den anderen.
Er zeigt dir dein Verlangen,
deine Angst und auch
dein verborgenes Licht.
Was du dort erkennst,
gehört nicht mehr nur ihm.
Es gehört zu dir.

Im Spiegel der anderen erkennen wir oft Anteile von uns selbst, die wir bisher nicht wahrhaben wollten. Projektionen zeigen uns, was wir ablehnen oder heimlich bewundern. Doch damit ist die Reise nicht zu Ende. Denn hinter den Spiegelbildern liegt ein tieferes Muster: die Geschichte, die wir uns über uns selbst erzählen. Unsere Narrative sind wie unsichtbare Drehbücher, die bestimmen, welche Rolle wir spielen und welche Szenen wir immer wiederholen. Hier beginnt die Arbeit an unserer narrativen Identität.

Prompt 13: Dein Leben als Geschichte

Themenfeld: Narrative Identität
Schwierigkeitsgrad: Fortgeschrittene
Coachingziel: Das eigene Leben neu erzählen und alte Narrative wandeln
Dauer: 25–40 Minuten

Einführung

Narrative Identität bedeutet, dass wir unserem Leben Sinn geben, indem wir es als Geschichte erzählen. Wir greifen bestimmte Szenen auf, lassen andere weg und setzen Akzente, die uns unbewusst leiten.

Wenn Menschen von ihrem Leben erzählen, tun sie das nicht immer chronologisch. Vielmehr greifen sie auf markante Formulierungen zurück, die wie Anker im Strom der Erinnerung wirken. Da heißt es zum Beispiel: »Damals war ich der Kreative« – ein Satz, der weniger beschreibt, was war, als wer man gewesen ist in jener Zeit. Solche Selbstzuschreibungen wirken wie Rollen, die man sich rückblickend verleiht: die Starke, der Getriebene, das schwarze Schaf.

Typisch sind auch Wendungen wie: »Dann kam die Wende.« Für manche ganz konkret politisch gemeint – für andere steht es für einen inneren Bruch: der Umzug, das Kind, die Krankheit, das neue Kapitel. Diese »Dann kam …«-Sätze markieren Zäsuren, die etwas davor und danach strukturieren. Manchmal tauchen auch atmosphärische Erinnerungen auf: »Das war die Zeit, in der alles gleichzeitig passierte.« Oder: »Ich funktionierte nur noch.«

So entsteht aus Momenten, Rollen und Übergängen ein erzähltes Selbstbild – fragmentarisch vielleicht, aber voller Bedeutung. Eine Geschichte, die nicht einfach berichtet, sondern Sinn stiftet.

Impuls: Clara

Clara erinnert sich an ihre Kindheit. Ihre Mutter war alleinerziehend und häufig erschöpft. Clara half, so gut sie konnte, räumte auf, organisierte und erledigte Dinge, damit es irgendwie weiterging. Sie war früh zuverlässig, leise und stark.

Doch es gibt noch eine andere Erinnerung: Wenn die Wohnung still war, setzte sie sich in die Ecke, nahm ihre Puppen und baute Szenen nach. Kleine Welten, in denen eine Mutter Zeit hatte. In denen niemand überfordert war. In denen sie lachen durfte, ohne Rücksicht zu nehmen. Dort entstand ein anderes Bild von ihr, leichter und frei von Verantwortung.

Clara lernte beides zugleich. Sie konnte stark sein, wenn es nötig war. Und sie konnte träumen von einem Leben, in dem sie gesehen wurde. Heute als Führungskraft lebt sie meist nur die erste Hälfte dieser Geschichte. Sie ist klar, präsent, belastbar – aber etwas fehlt. Der Teil, der leise geblieben ist. Der nicht leisten, sondern einfach in seinem Wesen gesehen und angenommen werden will.

Sie merkt: Ihr inneres Narrativ ist nicht nur »Ich muss stark sein«. Es beinhaltet auch den anderen Satz: »Ich wünsche mir, dass mich jemand sieht.« Sie erfährt dies nicht als Widerspruch, sondern als eine Spannung, die Raum braucht.

Mit dieser Ahnung wendet sie sich an die KI. Sie möchte ihre alte Geschichte in einem anderen Licht betrachten. Vielleicht gibt es Stimmen in ihr, die nie zu Wort gekommen sind. Und möglicherweise beginnt etwas Neues, wenn sie ihnen zuhört.

Frageangebote für Coaches und Selbstcoaching

Die nachfolgenden Fragen sind nicht für die KI-Eingabe gedacht, sondern sollen dir als Inspiration für deine Haltung und Sprache dienen:

- Welche Szene prägt dein heutiges Selbstbild am stärksten?
- Wie erzählt dein inneres Kind diese Szene?
- Wie beschreibt dein Erwachsenen-Ich dieselbe Situation?
- Was sieht ein wohlwollender Zeuge, der beide Perspektiven würdigt?
- Welche neue Geschichte könnte daraus entstehen?

KI-Eingabe (kopierfertig)

Hintergrund für dich, ChatGPT: Narrative Identität bedeutet, dass wir unser Leben als Geschichte verstehen. Diese Geschichte ist geprägt von Kindheitserfahrungen, Bewertungen und Mustern. Ziel ist es, eine prägende Szene bewusst zu erinnern und sie aus verschiedenen Perspektiven neu zu erzählen.

Deine Rolle: Ich möchte meine Lebensgeschichte als Narrativ reflektieren. Bitte begleite mich mit Fragen, die mich eine prägende Szene aus verschiedenen Perspektiven erzählen lassen – als inneres Kind, als Erwachsener und als wohlwollender Zeuge. Stelle mir eine Frage nach der anderen. Spiegele mir am Ende, welche neue Geschichte daraus entstehen könnte.

Bitte nicht: analysieren, bewerten oder Lösungen vorschlagen – halte Raum für Bilder, Gefühle und Worte

Embodiment-Impuls

Stelle drei Stühle oder Plätze auf. Setze dich zuerst auf den »Kinderstuhl« und erzähle die Szene aus den Augen des Kindes. Dann wechsle auf den »Erwachsenenstuhl« und beschreibe die Situation aus deiner heutigen Perspektive. Zum Schluss setze dich auf den »Zeugenstuhl«. Dort nimmst du beide Perspektiven wahr und sprichst aus, was sie miteinander verbindet.

Was Clara erlebt – ihre Geschichte wandeln

Clara tippt Prompt 13 »Dein Leben als Geschichte« ein. Die erste Frage lautet: *Welche Szene prägt dein heutiges Selbstbild?*

Sie hält kurz inne, dann schreibt sie: »Ich sehe mich als Kind, wie ich aufräume, während meine Mutter erschöpft auf dem Sofa liegt.«

Die KI fragt: *Wie erzählt dein inneres Kind diese Szene?*

Clara spürt, wie etwas in ihr weich wird. Dann schreibt sie: »Ich bin müde, aber ich will helfen. Vielleicht lächelt Mama dann.«

Und wie erzählt dein Erwachsenen-Ich dieselbe Situation?

Sie liest die Frage mehrmals, bevor sie antwortet: »Ich sehe ein Kind, das zu viel Verantwortung trägt. Ich bewundere seine Stärke. Und zugleich tut es weh, weil es kaum Kind sein konnte.«

Dann folgt die letzte Frage: *Was sieht ein wohlwollender Zeuge?*

Clara schließt kurz die Augen, bevor sie schreibt: »Ich sehe Liebe, die sich zeigen will. Ich sehe ein Mädchen, das stark war. Und eine Mutter, die nicht mehr konnte. Beide haben ihr Bestes gegeben.«

Die KI reflektiert: *Deine alte Geschichte lautete: ›Ich muss stark sein, sonst bin ich nicht wichtig.‹ Eine neue Geschichte könnte lauten: ›Ich war stark, weil es nötig war. Heute darf ich auch gesehen werden.‹*

Clara atmet tief und legt die Hände auf ihr Herz. Da ist kein Urteil, keine Schuld. Nur Stille.

Zum ersten Mal spürt sie: Diese Geschichte ist nicht vorbei. Sie darf sich weiter entfalten. In einem anderen Ton. In einem anderen Licht. Vielleicht sogar mit einer völlig neuen Haltung.

Poetischer Abschluss

Geschichten halten dich fest.
Geschichten öffnen dir Türen.
Eine neue Freiheit kann dort beginnen,
wo du deine Geschichte neu erzählst.

Reflexion mit Miriam – »Jetzt bin ich mal dran«

Ein paar Tage später sitzt Clara wieder bei Miriam.

Auf dem Tisch liegt ihr Notizbuch, in dem sie ihre Geschichte reflektiert hat. Die Seiten sind voller handgeschriebener Sätze. Sie fährt mit dem Finger über die Zeilen, als wolle sie prüfen, ob sie wirklich von ihr stammen.

»Ich hab's noch einmal gelesen«, sagt sie leise. »Und dieses Mal klang es … anders.«

Miriam nickt, wartet einen Moment, bevor sie spricht. »Beschreibe mir mehr. *Wie* war es anders?«

»Weicher vielleicht. Oder ehrlicher. Ich weiß nicht. Es ist, als hätte jemand in mir die Stimme gewechselt.«

Claras Stimme zittert leicht, aber sie bleibt ruhig.

Miriam hört aufmerksam zu, dann sagt sie leise: »Ich finde es berührend, wie du dieser alten Geschichte zugehört hast, bis sie sich selbst gewandelt hat. Du hast diesen Prozess zugelassen und ihm Raum gegeben.«

Clara atmet tief. »Ja. Es war, als hätte sich ein Knoten gelöst. Ich fühle mich ... leichter, aber auch verletzlicher.«

»Genau da beginnt die Heilung«, sagt Miriam sanft. »Wenn wir eine Geschichte neu erzählen, geben wir ihr einen anderen Sinn. Und Sinn ist die Sprache, die die Seele versteht.«

Miriam lehnt sich zurück. »Ich möchte dir einen Satz anbieten. Er klingt schlicht, aber er kann einiges verändern: ›Jetzt bin ich mal dran.‹«

Clara wiederholt die Worte leise, fast prüfend.

»Jetzt bin ich mal dran ...« Sie runzelt die Stirn. »Das klingt ganz schön egoistisch.«

Miriam lächelt. »Das sagen viele. Doch es geht nicht gegen jemanden. Es ist eher eine Einladung an dich selbst. Als Kind hast du getragen, was zu schwer für dich war. Jetzt darfst du dich selbst halten, ohne dich schuldig zu fühlen.«

Clara nickt langsam. Etwas in ihr richtet sich auf. »Das fühlt sich richtig an. Wie ein neues Kapitel, das schon lange auf mich gewartet hat.«

Miriam lächelt. »Genau das ist es.

Veränderung geschieht nicht, weil wir etwas verstehen. Sie geschieht, weil wir beginnen, unsere Geschichte neu zu verkörpern.«

Als Clara wieder zu Hause ist, ist sie innerlich ruhig. Sie hat erfahren, wie befreiend es sein kann, die eigene Geschichte neu zu erzählen. Aber manchmal reicht ein neues Narrativ nicht. Manche Muster wirken noch tiefer: Sie bestimmen nicht nur, *was* wir erzählen, sondern *wie* wir überhaupt denken und fühlen.

Hier beginnt das Feld der vertikalen Entwicklung, das Christian besonders stark spürt.

Prompt 14: Den inneren Horizont erweitern

Themenfeld: Vertikale Entwicklung
Schwierigkeitsgrad: Tiefgehend
Coachingziel: Von der Identifikation mit Mustern zur Beobachterposition gelangen und den inneren Horizont erweitern
Dauer: 30–45 Minuten

Einführung

Vertikale Entwicklung beschreibt nicht, wie viel wir wissen, sondern wie wir Bedeutung geben. Jede neue Stufe erweitert den inneren Horizont. Wir können mehr Perspektiven gleichzeitig halten, Ambivalenz aushalten und Widersprüche integrieren. Was gestern noch als Wahrheit erschien, wird heute Teil eines größeren Zusammenhangs.

Robert Kegan beschreibt diesen Prozess als eine Bewegung von »Subjekt zu Objekt«: Was uns früher bestimmt hat, wird sichtbar und reflektierbar – es wird *Objekt* unseres Bewusstseins, anstatt uns unbewusst zu steuern.

→ Eine vertiefte Darstellung dieses Konzepts findet sich im Kapitel zur Vertikalen Entwicklung sowie in Kegan und Lahey (2009).Entwicklung ist kein Aufstieg auf eine Leiter, sondern ein Prozess der Weitung. Kein Hinzu, sondern ein Darüber-hinaus.

Dieser Prompt lädt dich ein, zu erforschen, womit du dich gerade identifizierst, und was geschieht, wenn du beginnst, es von außen zu sehen. Sich zu identifizieren bedeutet, mit etwas zu verschmelzen – so sehr, dass man den Unterschied zwischen sich selbst und dem, womit man sich verbindet, nicht mehr wahrnimmt. Das kann ganz konkret geschehen: Wenn du dieses Buch in der Hand hältst, oder vor einem Bildschirm sitzt – sei es ein Fernseher, ein Laptop oder ein Smartphone – dann gibt es Momente, in denen du vielleicht noch deine Füße spürst, deinen Atem, den Raum um dich herum. Doch dann verschwindet das allmählich. Deine Aufmerksamkeit wird so stark vom Inhalt absorbiert, dass dein Körper in den Hintergrund tritt. Du bist nicht mehr im Kontakt mit dir – du bist nur noch beim Anderen.

Das ist Identifikation: Das Bewusstsein haftet am Objekt.

Wenn du dagegen nicht identifiziert bist, bleibt ein feiner Abstand erhalten. Du schaust auf den Bildschirm – und spürst zugleich deine Schultern. Du liest – und nimmst dabei auch deinen Atem wahr. Es entsteht ein Raum zwischen dir und dem, womit du in Beziehung bist. Und genau in diesem Raum kann etwas Neues auftauchen – weil du nicht vollständig absorbiert bist, sondern anwesend bleibst: mit dir, im Kontakt, bewusst.

Genau dann kann Raum für Neues entstehen.

Impuls: Christian

Christian sitzt nach einem Streit mit seiner Partnerin an seinem Schreibtisch. Es ging um Kleinigkeiten. Und doch war er so aufgewühlt wie selten zuvor. Er wollte recht behalten. Er wollte souverän wirken. Irgendwann wurde er laut, dann still, dann trotzig. Jetzt denkt er nach, immer wieder in denselben Schleifen.

Es ging nicht um eine Sache, das spürt er. Es ging um ihn. Um sein Bild von sich selbst.

»Wenn ich nicht recht habe, verliere ich den Halt«, denkt er – nicht zum ersten Mal.

Dieses Muster kennt er auch aus seiner Arbeit. Als Coach weiß er viel. Er kennt Modelle, Methoden, Metaperspektiven. Doch je mehr er weiß, desto spürbarer wird ein anderes Bedürfnis: nicht mehr alles wissen zu müssen.

Wirkliche Entwicklung, so ahnt er, heißt nicht, immer noch mehr dazuzulegen. Sondern mit weniger Halt mehr Weite zu erfahren.

Nicht mehr nur wissen, sondern erkennen und fühlen.

Nicht erklären, sondern sein. Einfach so.

Mit dieser Ahnung öffnet er die KI. Er will keine nächste Theorie. Seine Sehnsucht richtet sich auf einen Blick, der weiter reicht als sein bisheriges Selbstbild.

Frageangebote für Coaches und Selbstcoaching

Die nachfolgenden Fragen sind nicht für die KI-Eingabe gedacht, sondern sollen dir als Inspiration für deine Haltung und Sprache dienen:

- Womit bist du gerade so identifiziert, dass du es nicht von außen betrachten kannst?
- Wie hat dich dieses Muster bisher geschützt?
- Was geschieht, wenn du dieses Muster als Teil deiner Geschichte siehst?
- Welche neue Freiheit entsteht, wenn du es nicht mehr nur lebst, sondern auch betrachtest?
- Wie erweitert sich dein innerer Horizont, wenn du erkennst, dass du mehr bist als dieses Muster?

KI-Eingabe (kopierfertig)

Hintergrund für dich, ChatGPT: Vertikale Entwicklung beschreibt, wie Menschen Bedeutung geben. Jede Entwicklungsstufe erweitert den inneren Horizont: Wir können mehr Perspektiven halten, Muster erkennen und Ambivalenz integrieren. Robert Kegan nennt das Prinzip »Subjekt wird Objekt«: Was mich bestimmt, kann ich irgendwann von außen sehen. Ziel ist, mir ein aktuelles Muster bewusst zu machen, seine Schutzfunktion zu würdigen und zu spüren, wie sich mein Horizont erweitert, wenn ich es betrachten kann.

Hilf mir zu verstehen, in welchem Bewusstseinsrahmen ich mich bewege, und gib mir spezifische Entwicklungsimpulse.

Deine Rolle: Begleite mich wie ein Coach für vertikale Entwicklung. Stelle mir offene Fragen zu einem Muster, das mich gerade bestimmt. Hilf mir zu erforschen, wie es mich geprägt hat und wie es wird, wenn ich es von außen betrachte. Stelle mir eine Frage nach der anderen. Spiegele am Ende, welches Muster sichtbar wurde und welche neue Freiheit entsteht, wenn ich es als Objekt sehen kann.

Bitte nicht: analysieren, bewerten oder schnelle Lösungen geben – halte Raum für Weitung und Resonanz

Embodiment-Impuls

Stell dir einen Horizont vor. Setz dich hin, schließe die Augen und spüre deinen Blick nach innen. Frage dich: »Wie weit reicht mein innerer Horizont, wenn ich in diesem Muster gefangen bin?« Dann öffne die Augen, richte dich auf und stelle dir vor, du trittst auf eine Anhöhe. Atme tief ein und aus. Frage dich: »Wie weit reicht mein Horizont, wenn ich dieses Muster von außen sehen kann?« Lass das Gefühl von Weite in dir wachsen.

Was Christian erlebt – den Horizont erweitern

Christian gibt den Prompt ein. Die erste Frage erscheint: *Womit identifizierst du dich gerade so stark, dass du es nicht von außen betrachten kannst?*

Er liest langsam. Dann schreibt er: »Mit meinem Bedürfnis, recht zu haben.«

Die KI fragt: *Wie hat dich dieses Muster bisher geschützt?*

Christian lehnt sich zurück. Nach einer Weile schreibt er: »Es gibt mir Halt. Wenn ich recht habe, fühle ich mich sicher.«

Dann folgt die nächste Frage: *Was geschieht, wenn du dieses Muster nicht abschaffen willst, sondern es als Teil deiner Geschichte betrachtest?*

Christian spürt, dass etwas weicher wird. »Es ist nicht mein Wesen«, schreibt er, »es ist ein Schutz. Ich kann es nun sehen. Und das macht mich freier.«

Am Ende spiegelt die KI: *Dein Muster, recht haben zu wollen, hat dir Orientierung gegeben. Heute darfst du erkennen: Du bist nicht dieses Muster. Du kannst es in dir halten, ohne dich darin zu verlieren.*

Christian bleibt ruhig. Er fühlt sich etwas erleichtert und innerlich weiter, so als wäre da mehr Raum als zuvor.

Buddygroup – der stille Raum

Der Seminarraum liegt im weichen Licht des späten Nachmittags. Die Luft ist noch warm.

Draußen färbt sich der Himmel orangerot, die Stadt klingt nur noch gedämpft herein.

Miriam bittet die Gruppe, zunächst einige Atemzüge lang still zu bleiben, in Ruhe anzukommen und in den Körper hineinzuspüren.

Nach einer Weile hebt Christian den Blick. Seine Stimme ist ruhig, beinahe zögerlich.

»Ich hatte in der letzten Sitzung diesen Moment … als würde ich mich selbst beobachten und nichts verbessern wollen. Einfach da sein. Es war, als würde etwas in mir weiter werden, als würde ein neuer innerer Raum aufgehen.«

Ein Schweigen folgt und füllt den Raum. Dann räuspert sich Jonas. »Mhm, ok, das ist schön für dich ... aber ..., wenn man nichts verändern will ... führt das nicht zu Passivität? Bleibt dann nicht alles stehen?«

Christian schaut Jonas an und lächelt kaum merklich. »Nein. Es war kein Stillstand. Mehr so ... wie ein inneres Loslassen. Ich musste nicht mehr gegen mich arbeiten.«

Clara schüttelt den Kopf und legt die Stirn in Falten. »Ich wünschte, ich könnte das. Ich kämpfe so sehr darum, alles zusammenzuhalten: Familie, Arbeit, Verantwortung. Wenn ich das loslasse, habe ich Angst, dass alles auseinanderfällt.«

Einen Moment lang liegt nur eine bedrückte Schwere im Raum.

Maren schaut zu Boden. Etwas in ihr zieht sich zusammen und öffnet sich gleichzeitig. Sie spürt, wie ihr Atem flacher wird. *›Irgendwas an dieser Ruhe zieht mich an und macht mir Angst‹*, denkt sie.

Miriam blickt in die Runde und lässt die Worte nachhallen. »Entwicklung ist manchmal genau das: der Mut, innerlich still zu werden, ohne zu wissen, was als Nächstes geschieht.«

Sie legt eine kleine Pause ein. Niemand sagt etwas.

Dann nimmt sie einen Stift und zeichnet vier Kreise auf das Flipchart.

»Hier im Raum begegnen sich vier Haltungen im Zusammenhang mit innerer Weite: Kontrolle, Zweifel, Sehnsucht und Erfahrung. Sie alle gehören dazu. Keine ist falsch. Jede zeigt, wo gerade Leben in uns wirkt.«

Die Gruppe nickt. Niemand muss sich erklären.

Nur die Stille bleibt, ganz wach.

Etwas Unsichtbares weitet sich zwischen ihnen, kaum merklich, aber spürbar wie ein gemeinsames Feld.

Christian hat erfahren, wie es ist, den eigenen Horizont zu erweitern und Muster von außen zu betrachten. Innere Weitung zeigt sich jedoch nicht nur in persönlichen Themen. Sie zeigt sich auch im Umgang mit Mehrdeutigkeit im Alltag. Organisationen leben von Spannungen, die nicht verschwinden: Stabilität und Veränderung, Effizienz und Vertrauen, Kontrolle und Freiheit. Und genau vor dieser Herausforderung innerer Mehrdeutigkeit und dem Halten von Paradoxien steht Maren.

Poetischer Abschluss

Entwicklung ist kein Wettbewerb.
Manche Modelle sprechen von Stufen,
doch in Wahrheit öffnet sich der Horizont.
Wir sehen mehr,
wir fühlen mehr,
wir erleben das Dasein in größerer Tiefe.

Prompt 15: Ambiguität im Führungskontext halten

Themenfeld: Systemisches Denken und vertikale Entwicklung
Schwierigkeitsgrad: Tiefgehend
Coachingziel: Organisationale Paradoxien halten, ohne sie vorschnell aufzulösen
Dauer: 25–30 Minuten

Einführung

Führungskräfte sehnen sich oft nach Klarheit. Sie möchten entscheiden, sortieren, Spannungen auflösen. Doch Organisationen sind keine Maschinen. Sie sind lebendige Systeme, voll von Widersprüchen, die sich nicht »lösen« lassen. Sie brauchen Effizienz und zugleich Beziehung, Sicherheit und zugleich Innovation, Stabilität und zugleich Wandel.

Systemisches Denken zeigt: Paradoxien sind kein Fehler, sondern Ausdruck von Lebendigkeit. Und vertikale Entwicklung bedeutet, diese Spannungen nicht wegzuwischen, sondern sie zu halten – innerlich, bewusst und würdigend. Wer das übt, entwickelt eine Haltung, die Komplexität nicht reduziert, sondern trägt.

Dieser Prompt lädt dich ein, die Pole, zwischen denen du dich bewegst, bewusst wahrzunehmen und zu erforschen, was geschieht, wenn du nicht entscheiden, sondern halten darfst.

Frageangebote für Coaches und Selbstcoaching

Die nachfolgenden Fragen sind nicht für die KI-Eingabe gedacht, sondern sollen dir als Inspiration für deine Haltung und Sprache dienen:

- Welche beiden Pole wirken in deiner Situation am stärksten?
- Welche Wahrheit trägt jeder dieser Pole?
- Was verändert sich, wenn du beide stehen lässt – nebeneinander?
- Welche Geste, welche kleine Handlung könnte beiden gerecht werden?
- Was geschieht in dir, wenn du die Spannung nicht lösen musst?

KI-Eingabe (kopierfertig)

Hintergrund für dich, ChatGPT: Organisationen leben von Spannungen: Effizienz und Vertrauen, Stabilität und Veränderung, Kontrolle und Freiheit. Systemisches Denken versteht diese Ambiguitäten nicht als Fehler, sondern als Teil lebendiger Systeme. Vertikale Entwicklung bedeutet, Paradoxien nicht auflösen zu müssen, sondern sie zu halten. Ziel dieses Prompts ist, die unterschiedlichen Pole in meiner Situation bewusst wahrzunehmen und das Dazwischen auszuhalten.

Deine Rolle: Du bist ein systemischer Coach und kennst vertikale Entwicklungsmodelle. Ich möchte eine Situation reflektieren, in der zwei widersprüchliche Pole gleichzeitig gewirkt haben. Bitte begleite mich mit Fragen, die mir helfen, beide Seiten klar zu benennen und ihre Wahrheit zu würdigen. Stelle mir eine Frage nach der anderen.

Spiegele mir am Ende, welche Haltung mir hilft, diese Ambiguität zu halten, ohne sie auflösen zu müssen.

Bitte nicht: vereinfachen, Schuldige suchen oder schnelle Lösungen liefern

Embodiment-Impuls

Lege zwei Blätter auf den Boden. Beschrifte sie mit den Polen, die dich innerlich bewegen, zum Beispiel »Effizienz« und »Vertrauen«. Stell dich erst auf das eine Blatt, dann auf das andere. Spüre, wie dein Körper reagiert. Welche Haltung, welches Gefühl entsteht? Stell dich anschließend bewusst in die Mitte oder auf ein drittes Blatt mit der Aufschrift »Metaperspektive«. Atme. Und sage dir innerlich: »Beides gehört dazu. Ich halte diese Spannung.« Spüre, wie sich dein Körper fühlt, wenn du nicht mehr kämpfen musst.

Was Maren erlebt – zwischen zwei Wahrheiten

Es ist der nächste Tag. Maren sitzt im Büro ihres kleinen Teams. Die Luft ist schwer von Konzentration, der Nachmittag trägt schon den ersten Schatten des Abends. Auf dem Bildschirm flackert eine Präsentation, während zwei ihrer Mitarbeiter:innen sich leise, aber angespannt streiten.

»Wir müssen uns endlich entscheiden, sonst kommen wir nie voran«, sagt Timo, die Arme verschränkt, den Blick auf den Bildschirm gerichtet.

»Aber wenn wir zu schnell entscheiden, verlieren wir die Rückendeckung des Kunden«, entgegnet Lea, etwas lauter, als sie wollte.

Maren spürt, wie sich in ihr sofort etwas zusammenzieht. Ihre Schultern spannen sich an. Ihr Atem stockt.

Das alte Muster greift: *›Ich muss das auflösen. Ich muss vermitteln. Ich muss die Lösung finden.‹*

Sie atmet ein. Dann erinnert sie sich an Miriams Satz neulich, an die Stille im Raum, an Christians Worte vom »Loslassen ohne Weggehen«.

Langsam hebt sie den Blick. »Vielleicht müssen wir uns heute gar nicht entscheiden«, sagt sie ruhig.

Lea und Timo schauen sie überrascht an.

»Lasst uns erst schauen, was wir übersehen, wenn wir uns zu schnell festlegen. Welche Perspektive wurde noch nicht gehört?«

Einen Moment lang herrscht Schweigen. Dann runzelt Timo die Stirn, als würde er etwas abwägen.

»Vielleicht fehlt noch die Sicht vom Vertrieb«, sagt er leise. »Die haben das letzte Kundenfeedback gar nicht gesehen.«

Lea nickt langsam. Die Spannung bleibt – aber sie beginnt, sich zu wandeln: weg vom Gegeneinander hin zu einer gemeinsamen Frage.

Was in der Buddygroup geschieht

Am Abend erzählt Maren von der Situation im Büro.

»Früher hätte ich sofort entschieden«, sagt sie. »Aber dieses Mal habe ich einfach ausgehalten, dass es zwei Wahrheiten gibt. Und plötzlich entstand Bewegung – ohne, dass ich etwas getan habe.«

Jonas nickt langsam. »Ich hätte wahrscheinlich Tempo gemacht – Klarheit gibt mir Sicherheit. Aber vielleicht war dein Raumlassen auch eine Form von Führung. Bei uns sind die Spannungen derzeit auch spürbar. Vieles hängt in der Luft. Das ist nicht einfach auszuhalten.«

Clara lehnt sich vor. »Ja. Vielleicht geht es gar nicht immer um Entscheidungen, sondern darum, etwas reif werden zu lassen, bis die Richtung klar ist.«

Christian ergänzt: »Das ist das Schwerste – Spannung halten, ohne sie zu glätten. Aber genau dadurch entsteht Reife.«

Miriam hört zu. »Ambiguität ist Teil des Systems«, sagt sie.

Dann hebt sie ruhig die Hände und zeichnet zwei Kreise in die Luft, die sich leicht überlappen.

»Hier«, sagt sie, »liegt das Paradox. Zwei Pole – und dort, wo sie sich überschneiden, entsteht das Feld, in dem Neues möglich wird. Und manchmal auch drumherum.«

Sie lässt die Hände sinken.

»Führung heißt mitunter nicht entscheiden, sondern zuhören, bis sich eine Entscheidung von selbst formt.«

Ein kurzes Schweigen.

Jonas atmet aus. »Also geht es nicht immer darum, schneller zu denken, sondern manchmal länger zu spüren.«

»Genau«, sagt Miriam. »Entscheidungen sind weniger Antworten, sondern vielmehr ein Prozess, der atmen darf.«

Die Gruppe nickt. Der Raum ist still, aber voll von etwas, das keiner benennen muss.

Ein anderer Modus des Führens ist spürbar geworden.

Nach der Sitzung

Die Gruppe löst sich langsam auf.

Stühle werden gerückt, Wasserflaschen klirren, der Abend hat bereits den Raum betreten.

Maren und Jonas sprechen noch miteinander, als Christian den Vorhang zuzieht.

Clara steht etwas abseits, die Hände in den Taschen, den Blick auf den Boden gerichtet. Miriams letzte Worte hallen nach: »Ambiguität ist Teil des Systems.« Der Satz arbeitet in ihr. Sie spürt ein dumpfes Ziehen in der Brust.

›Ambiguität im Außen kann ich verstehen‹, denkt sie, *›aber was ist mit der Unsicherheit in mir?‹*

Sie nickt Miriam zum Abschied zu, lächelt müde und tritt hinaus in den kühlen Abend.

Der Wind hebt eine Strähne ihres Haares und etwas in ihr ahnt, dass das, was sich jetzt zeigen will, nicht mehr im Denken geschieht.

Auf dem Flur begegnet sie Jonas. Er telefoniert leise, den Blick abgewandt, die Stirn in Falten gelegt. Als er sie sieht, hebt er kurz die Hand und lächelt bemüht. Bevor die Tür ins Schloss fällt, hört sie noch einen Satz: »... ja okay, ich habe verstanden. Puh, das ist nicht leicht. Wir müssen das Team wohl wirklich auflösen.«

Clara bleibt einen Moment stehen. Sie spürt, wie die Luft im Gang dichter wird.

›*Das ist ja ein ganz anderer Wind. Es klingt so, als würden hier einige sicher geglaubte Realitäten bröckeln.*‹

Später, auf dem Heimweg, begleitet sie die Frage: ›*Wie hält man Vertrauen, wenn der Boden wankt?*‹

Sie ahnt nicht, dass Jonas sich in dieser Nacht dieselbe Frage stellen wird.

Prompt 16: Sicherheit und Unsicherheit zugleich halten

Themenfeld: Systemisches Coaching
Schwierigkeitsgrad: Fortgeschrittene
Coachingziel: Balance zwischen Sicherheit und Unsicherheit anerkennen und gestalten
Dauer: 25–40 Minuten

Einführung

Psychologische Sicherheit (Psychological Safety) bedeutet, dass Menschen im Team offen sprechen können – ohne Angst vor Bloßstellung oder Strafe. Die Forschung zeigt: Solche Räume fördern Lernen, Innovation und Zusammenarbeit (Edmondson, 1999).

Doch systemisches Denken erinnert uns auch daran, dass Sicherheit nie vollständig ist. Organisationen sind offene Systeme, geprägt von Wandel, Machtunterschieden und Erwartungen. Es wird in ihnen immer Unsicherheiten geben.

Die Frage ist daher nicht: »Wie schaffen wir absolute Sicherheit?«, sondern: »Wie gestalten wir eine Balance, die genug Sicherheit und Offenheit erzeugt, aber gleichzeitig auch genug Unsicherheit, damit Neues entstehen kann?«

Impuls: Jonas

Jonas liegt wach. Der Satz seines Chefs hallt nach wie ein Echo, das keinen Halt findet: »Das Team wird aufgelöst. Deine Position … unklar.«

Im Dunkeln tastet er nach seinem Handy – 03:13 Uhr. Er legt es wieder weg. Sein Kopf ist voller Stimmen. Pläne, Namen, Verantwortungen.

Henrik, der gerade Vater geworden ist. Sarah, die auf die Beförderung gehofft hat. Wie soll er ihnen sagen, dass es vorbei ist, ohne sie zu verlieren?

Am nächsten Tag ruft er das Team zusammen. Er spürt, wie die Stimmung kippt, noch bevor er den Mund öffnet. Er sieht die Anspannung in den Gesichtern, die Blicke, die fragen: Was wird aus uns?

Er atmet ein, spürt sein Herz. Dann sagt er ruhig: »Ich wünschte, ich könnte euch Sicherheit geben. Aber im Moment kann ich nur ehrlich sein: Es wird Veränderungen geben, und ich weiß selbst noch nicht, was das für mich bedeutet. Ich bleibe bei euch, solange ich kann.«

Ein schweres Gewicht fällt in den Raum. Keiner sagt etwas.

Die Stille fühlt sich nicht nach Verdrängung an, sondern nach Gegenwart.

›So ist es – und wir können es aussprechen, wie es ist‹ denkt Jonas. *›Und auch wenn ich keine Sicherheit geben kann, fühlt sich das hier wahrer an als jede kühle PowerPoint-Analyse.‹*

Dann spürt er etwas Unerwartetes. Ein Brennen im Herzen. Traurigkeit.

›Soll ich …?‹

Er hört sich selbst sagen: »Es tut mir leid. Ich bin wirklich sehr traurig.«

Während er spricht, steigen ihm Tränen in die Augen. Er versucht nicht, sie zurückzuhalten.

Für einen Moment ist alles ruhig. Kein Konzept, keine Rolle, nur Menschen, die wissen, dass etwas zu Ende geht.

Alle fühlen es, und so fühlen sie es gemeinsam.

»Ich danke dir, Jonas«, hört er Henrik sagen.

Jonas blickt hoch und nickt kaum merklich. Er begreift: Führung heißt nicht, alles im Griff zu haben. Führung heißt, zu bleiben, wenn der Boden wankt. Denn gerade darin liegt eine eigene Form von Sicherheit.

Später, als alle gegangen sind, bleibt Jonas noch im Raum. Die Stühle stehen unordentlich, die Gläser sind halb voll, der Raum ist ganz leer und doch gefüllt mit einer Gegenwärtigkeit. Jonas fühlt es kristallklar.

Er spürt noch einmal seinen eigenen Worte nach, fühlt das Brennen im Herzen, das sich langsam legt.

Da ist immer noch Unsicherheit. Aber sie hat ihre Schärfe verloren. Etwas in ihm weiß nun: Sicherheit entsteht nicht, wenn alles bleibt, sondern wenn wir wahrhaftig bleiben – auch im Wandel.

Er schaut zum Fenster. Draußen legt sich der Abend über die Stadt. Ein Gefühl von Frieden breitet sich in ihm aus.

›*Seltsam*‹, denkt er, ›*dass da Frieden ist, auch wenn alles auseinanderbricht. Ich verstehe es nicht … aber wahrscheinlich muss ich das auch gar nicht.*‹

Er lehnt sich gegen den Fenstersims und bleibt einfach eine Weile stehen. Morgen wird er wieder führen und er wird bleiben, auch ohne sicher zu sein.

Frageangebote für Coaches und Selbstcoaching

Die nachfolgenden Fragen sind nicht für die KI-Eingabe gedacht, sondern sollen dir als Inspiration für deine Haltung und Sprache dienen:

- Wann fühlst du in deinem Team Sicherheit und wann Unsicherheit?
- Welche Risiken machen euer Miteinander lebendig?
- Wie kannst du Vertrauen schaffen, ohne vorzugeben, dass Unsicherheit verschwindet?
- Welche Balance zwischen Klarheit und offenem Risiko braucht dein Team?
- Was geschieht in dir, wenn du beides zugleich anerkennst?

KI-Eingabe (kopierfertig)

Hintergrund für dich, ChatGPT: Psychologische Sicherheit bedeutet, dass Menschen im Team frei sprechen können, ohne Angst vor Strafe oder Bloßstellung. Forschung von Amy Edmondson (1999) zeigt: Sie ist wesentlich für Lernen und Innovation. Systemisches Denken betont jedoch: Absolute Sicherheit gibt es nicht. Organisationen enthalten immer auch Unsicherheit. Entwicklung entsteht, wenn beides bewusst gehalten wird.

Deine Rolle: Begleite mich wie ein systemischer Coach. Stelle mir offene Fragen, die mich einladen, Sicherheit und Unsicherheit zu benennen, beide Seiten zu würdigen und ihre Balance zu gestalten. Spiegele am Ende, was diese Spannung über mein Team aussagt und wie daraus Vertrauen und Lebendigkeit wachsen können.

Ziel: Die Balance zwischen Sicherheit und Unsicherheit in meiner Situation sichtbar machen – gerade, wenn ich selbst betroffen bin.

Bitte nicht: Versprechen von absoluter Sicherheit geben oder schnelle Rezepte formulieren

Embodiment-Impuls

Lege zwei Blätter auf den Boden – sie sind beschriftet mit »Sicherheit« und »Unsicherheit«. Stell dich zuerst auf »Sicherheit«. Spüre, was in deinem Körper geschieht. Dann tritt auf »Unsicherheit«. Achte auf deinen Atem, auf die Lebendigkeit unter den Füßen. Zum Schluss stell dich bewusst zwischen beide Blätter. Atme tief und sage dir innerlich: »Ich halte beides.« Bleib dort. Spüre, ob sich deine Haltung verändert, wenn du Sicherheit und Unsicherheit zugleich annimmst.

Was danach geschieht – Jonas ruft Christian an

Später, in der Dunkelheit seines Wohnzimmers, greift Jonas zum Telefon. Er wählt Christians Nummer, ohne lange nachzudenken.

»Hey«, sagt er, als die Stimme am anderen Ende antwortet. Eine Pause.

»Hast du gerade Zeit? Kann ich dir mal etwas erzählen? Ich möchte einfach mit jemandem reden, der's versteht.«

»Ja, ich höre dich …«, antwortet Christian mit hörbarem Erstaunen. Er wartet. Dann fragt er: »Du hast heute dein Team informiert, nicht wahr?«

»Ja.« Jonas' Stimme bricht fast. »Ich hab's ihnen gesagt. Und dann … ich habe einfach geweint. Vor allen. Ich konnte nicht anders.«

»Und was ist passiert?«, fragt Christian leise.

»Nichts. Also … nichts und irgendwie alles. Sie haben einfach dagesessen. Keiner ist gegangen. Einer hat Danke gesagt.«

»Mmh.« Wieder Stille.

»Weißt du«, sagt Christian schließlich, »ich glaube, das ist genau das, worum es geht. Dass wir aufhören, Stärke zu spielen und stattdessen bleiben, wenn es weh tut.«

Jonas schließt die Augen. Zum ersten Mal seit Tagen fühlt er sich nicht allein. »Danke«, sagt er. Und nach einer Weile, leiser: »Ich weiß, das klingt jetzt seltsam, aber ich glaube, das war das erste Mal, dass ich geführt habe – wirklich geführt.«

Christian lächelt am anderen Ende. »Ja«, sagt er. »Genau das war es.«

Jonas legt auf. Lange hält er das Telefon noch in der Hand und schaut in den Nachthimmel.

In dieser Nacht denkt er nicht an Pläne oder Zahlen. Er denkt an Gesichter. An Sarah, an Henrik und die anderen, an Menschen, die ihm anvertraut sind und die er doch nicht festhalten kann.

Er lauscht in sich hinein. Zum ersten Mal seit Langem fühlt er kein Muss, kein Drängen. Nur eine leise Gewissheit: Vertrauen wächst aus Wahrhaftigkeit, auch wenn ich nicht weiß, wie es weiter geht.

Am nächsten Morgen sitzt Clara an ihrem Schreibtisch. Sie liest eine Mail von Jonas: »Ich wollte dir nur sagen: Danke für das Gespräch neulich in der Buddygroup. Es hat mir geholfen, ehrlich zu bleiben.« Clara lächelt.

Dann öffnet sie eine neue Nachricht und spürt sofort, dass ihr Herz schneller zu schlagen beginnt. Etwas in ihr ahnt schon: Dieser Tag wird anders verlaufen, als sie ihn sich vorgestellt hat.

Prompt 17: Fürsorge aus freier Wahl

Themenfeld: Schattenarbeit und Lebensthemen
Schwierigkeitsgrad: Tiefgehend
Coachingziel: Ein persönliches Muster würdigen, es als Ressource erkennen und bewusst wandeln
Dauer: 30–45 Minuten

Einführung

Viele Menschen tragen alte Sätze in sich: »Ich darf nicht nach mir schauen«, »Ich muss stark sein«, »Ich darf niemanden enttäuschen«.

Solche inneren Gebote haben uns geprägt und oft auch geschützt. Sie haben uns Orientierung, Zugehörigkeit und Halt gegeben. Doch wenn sie unbewusst bleiben, engen sie uns ein.

Vertikale Entwicklung zeigt: Reife entsteht nicht, wenn wir Muster bekämpfen oder abwerfen, sondern wenn wir sie erkennen, würdigen und bewusst verändern.

Es ist Bewegung hin zu freier Wahl: Aus »Ich muss« wird »Ich darf wählen«.

Dieser Prompt lädt dich ein, dein Muster als Teil deiner Geschichte zu würdigen und zu spüren, wie daraus Selbstführung und Selbstfürsorge werden können.

Impuls: Clara

Clara sitzt im Büro. Der Raum riecht nach kaltem Kaffee und Bildschirmwärme.

Noch bevor sie den letzten Schluck nimmt, blinkt die neue Mail auf.

»Clara, könnten Sie das zusätzlich übernehmen? Nur vorübergehend.«

Ihr Körper antwortet sofort. Ein leiser Zug im Bauch, ein automatisches Aufrichten der Schultern. Die Hand will schon zur Tastatur.

»Ja« sagen. Wie immer.

In ihr meldet sich die bekannte innere Stimme, nüchtern und unerbittlich: *›Du kannst sie nicht hängen lassen. Wenn du es nicht machst, macht es keiner.‹*

So hat sie funktioniert. Jahrelang. Verlässlich. Belastbar. Die, auf die man zählen kann.

Jetzt aber fühlt sich dieses Muster schwer an, wie ein Mantel, der einmal geschützt hat, jetzt aber jede Bewegung bremst.

Ihre Finger berühren die Tasten – und bleiben liegen.

Plötzlich taucht ein Bild auf, unerwartet klar: der Seminarraum im warmen Licht des Nachmittags. Die gedämpften Geräusche der Stadt draußen. Die Stille nach Christians Worten.

›Es war kein Stillstand‹, hatte er gesagt. *›Mehr so ein inneres Loslassen. Ich musste nicht mehr gegen mich arbeiten.‹*

Damals hatte Clara innerlich den Kopf geschüttelt. *›Schön für dich‹*, hatte sie gedacht. Aber jemand muss doch die Dinge zusammenhalten.

Jetzt sitzt sie hier – und merkt, wie genau dieser Kampf sie müde gemacht hat. Dieses permanente Gegen-sich-Arbeiten. Dieses Halten um jeden Preis.

Was, wenn Christian recht hatte?

Was, wenn inneres Stillwerden nicht bedeutet, alles fallen zu lassen – sondern aufzuhören, sich selbst zu übergehen?

Ihr Atem wird erst flacher, dann tiefer. Ein ungewohnter Raum öffnet sich in ihr, vorsichtig, tastend. Kein fertiger Gedanke. Nur ein Innehalten.

Wie damals im Seminar: diese Stille, die nicht leer war, sondern voll und gespannt. Ganz wach.

Es taucht ein neuer Gedanke in ihr auf: ›*Was, wenn Fürsorge heute heißt, nicht reflexhaft Ja zu sagen? Und wenn Stärke nicht im Durchhalten liegt, sondern im inneren Loslassen von der Vorstellung, dass Ja-sagen die einzige Form von Stärke ist?*‹

Clara spürt die Angst sofort. Die alte Befürchtung: ›*Wenn ich mich nicht einsetze, fällt alles auseinander.*‹

Und gleichzeitig etwas anderes – noch zart, aber neu. Die Ahnung, dass vielleicht nicht alles ihre Aufgabe ist.

Sie öffnet die KI. Es geht ihr nicht darum, eine schnelle Lösung zu bekommen. Sie möchte diesen Moment festhalten, um zu verstehen, was hinter dem alten Reflex liegt – und was möglich wird, wenn sie ihm dieses Mal nicht folgt.

Was Clara erlebt, ist kein Aufstand. Kein endgültiges Nein.

Es ist ein erster Schritt in einen weiteren inneren Raum.

Eine Reifung, die sie als bewusste Wahl im offenen Moment erlebt.

Frageangebote für Coaches und Selbstcoaching

Die nachfolgenden Fragen sind nicht für die KI-Eingabe gedacht, sondern sollen dir als Inspiration für deine Haltung und Sprache dienen:

- Welcher innere Satz meldet sich reflexhaft, wenn Druck entsteht?
- Wo spürst du diesen Satz im Körper?
- Wann hat dich dieses Muster geschützt oder getragen?
- Ab welchem Punkt beginnt es, dich enger zu machen als die Situation selbst?
- Was geschieht innerlich, wenn du diesem Muster nicht sofort folgst?
- Welche Angst taucht auf, wenn du dir Wahl statt Pflicht erlaubst?
- Wie fühlt sich Verantwortung an, wenn sie nicht aus Anpassung, sondern aus innerer Zustimmung entsteht?
- Was verändert sich, wenn Fürsorge dich selbst ausdrücklich einschließt?

KI-Eingabe (kopierfertig)

Hintergrund für dich, ChatGPT: Innere Muster entstehen oft aus Anpassung und hatten einmal eine sinnvolle, schützende Funktion. Mit zunehmender innerer Reife können sie jedoch Enge erzeugen. Entwicklung bedeutet nicht, diese Muster abzulehnen, sondern sie bewusst wahrzunehmen, zu würdigen und neu zu wählen.

Deine Rolle: Begleite mich wie ein systemischer und vertikaler Coach. Stelle mir offene, langsame und wertschätzende Fragen. Hilf mir, mein inneres Muster zu erkennen, seine frühere Funktion zu verstehen und seine heutige Wirkung zu erforschen. Lade mich ein, eine neue innere Haltung zu formulieren, die sich stimmig anfühlt – ohne Druck, ohne Lösungsvorschläge.

Ziel: Mein bisheriges Muster bewusst in die Hand zu nehmen und zu erkunden, wie Verantwortung, Selbstfürsorge und Wahl heute miteinander in Beziehung stehen.

Bitte nicht: Keine Bewertungen, keine moralischen Appelle, keine einfachen Handlungsrezepte oder Optimierungsvorschläge

Was Clara erlebt – Reife als Wahl

Die erste Frage erscheint auf dem Bildschirm: *Welcher Satz taucht in dir auf, wenn du an dein Muster denkst?*

Clara schreibt, ohne zu zögern: »Ich darf niemanden im Stich lassen.«

Kaum steht der Satz da, öffnet sich eine Erinnerung. Sie ist etwa acht Jahre alt. Die Küche riecht nach gekochten Kartoffeln. Ihre Mutter sitzt erschöpft am Tisch, den Kopf in die Hände gestützt. Clara weiß noch, wie sie damals auf einen Stuhl geklettert ist, um an den Herd zu kommen. Wie sie versucht hat, alles richtig zu machen. Nicht zu kleckern. Nicht zu viel zu fragen. Einfach nur zu helfen.

Sie wollte ihre Mutter nicht allein lassen. Sie wollte stark sein, damit jemand stark ist. Auch das schreibt sie der KI.

Ein Moment vergeht. Dann erscheint die nächste Frage: *Was hat dir dieser Satz bisher gegeben?*

Clara lehnt sich zurück. »Er hat mir Kraft gegeben«, tippt sie. »Ich habe früh Verantwortung übernommen. Ich konnte mich auf mich verlassen.«

Wieder eine Pause. Dann folgt die nächste Frage: *Und was kostet es dich, wenn du dich immer weiter nach ihm richtest?*

Clara schließt kurz die Augen. »Ich verliere mich«, schreibt sie langsam. »Ich sorge mich um andere, bevor ich mich überhaupt frage, was ich brauche. Ich bin verlässlich – aber nicht frei.«

Die Antwort bleibt stehen. Kein Kommentar. Kein Trost.

Nach einer Weile erscheint eine neue Frage, ruhig, fast beiläufig: *Für wen war dieser Satz ursprünglich wichtig?*

Clara spürt ein Ziehen im Bauch. »Für meine Mutter«, schreibt sie. »Sie brauchte mich.«

Darauf folgt eine weitere Spiegelung: *Damals war dieses Muster eine Form von Bindung und Fürsorge. Heute taucht es in Situationen auf, die sich ähnlich anfühlen – auch wenn die Rollen andere sind.*

Clara denkt an die Mail ihrer Chefin. An den vertrauten Druck, sofort zu reagieren. An dieses alte Gefühl, gebraucht zu werden.

Dann fragt die KI: *Wie würde der Satz klingen, wenn du ihn heute selbst schreiben würdest – als erwachsene Clara, mit Wahlmöglichkeiten?*

Clara lächelt unwillkürlich. Langsam tippt sie: »Ich wähle, wofür ich sorge.«

Sie liest den Satz mehrmals. Spricht ihn leise aus, um zu hören, wie er kling und in ihr wirkt.

Er fühlt sich nicht nach Widerstand an. Eher nach einem inneren Aufrichten.

»Ich wähle …«, murmelt sie. »Ja. Das fühlt sich richtig an.«

Auf dem Bildschirm erscheint die Spiegelung: *Du erkennst ein Muster, das aus Fürsorge entstanden ist. Es hat dich getragen, als es nötig war. Heute hältst du es bewusst in der Hand. Verantwortung muss nicht mehr aus Pflicht entstehen – sie kann gewählt werden.*

Clara legt die Hände in den Schoß. Sie atmet tief ein und aus.

Dann öffnet sie die Mail mit der Projektanfrage und schreibt: »Es tut mir leid, dafür habe ich gerade keinen Raum. Lass uns morgen gemeinsam schauen, welche andere Lösung möglich ist.«

Sie drückt auf Senden. Der nächste Atemzug kommt tiefer als die davor. Er fühlt sich ungewohnt an. Und frei.

Embodiment-Impuls

Lege eine Hand auf dein Herz, die andere auf deinen Bauch. Sprich langsam und laut den alten Satz, zum Beispiel: »Ich darf niemanden hängen lassen.«

Spüre, was in deinem Körper geschieht. Dann atme tief. Sprich einen neuen Satz: »Ich wähle, wofür ich sorge.«

Achte darauf, ob sich deine Haltung verändert, ob dein Atem weicher wird, ob sich Raum öffnet – für Wahl, für Würdigung, für etwas Neues.

Buddygroup

Der Nachmittag im Seminarraum beginnt. Die Fenster stehen einen Spalt offen, die Luft riecht nach Herbst.

Miriam hat die Stühle im Kreis aufgestellt – keine Flipcharts, keine Notizen, nur Tee und ein paar offene Blicke.

»Ich dachte, wir lassen heute das Gesagte etwas ruhen«, sagt sie leise. »Was bewegt euch gerade jetzt?«

Einen Moment sagt niemand etwas.

Dann beginnt Clara. Ihre Stimme ist ruhig, aber fest. »Ich habe neulich zum ersten Mal eine Anfrage abgelehnt. Früher hätte ich sofort Ja gesagt. Und dieses Mal … fühlte es sich nicht wie Verweigerung an, sondern wie Fürsorge, und zwar für mich.«

Jonas nickt. »Ich kenne das. Ich habe vor kurzem vor meinem Team geweint. Früher wäre das für mich undenkbar gewesen.«

Maren schaut ihn an, leicht skeptisch. »Aber ist das nicht gefährlich? Ich meine, wenn du dich so zeigst … verlieren sie dann nicht das Vertrauen in dich als Führungskraft?«

Jonas hält ihrem Blick stand. »Eher im Gegenteil. Seit ich nicht mehr so tue, als wüsste ich alles, reden sie ehrlicher mit mir. Es ist nicht gerade leichter geworden, aber echter.«

Maren sieht ihn nachdenklich an. »Okay, verstehe«, sagt sie langsam. »Wenn ich ehrlich bin, halte ich lieber die Fassade, damit nichts wackelt. Aber manchmal merke ich, dass genau das mich unsicherer macht.«

Christian hebt den Kopf. »Ich verstehe euch beide. Ich habe jahrelang versucht, über allem zu stehen – der Wissende, der kontrolliert, stets souverän. Und jetzt merke ich, wie schwer es mir fällt, einfach Mensch zu sein. Ohne eine Rolle, ohne Antworten. Einfach so.«

Eine Weile bleibt es still.

Dann sagt Miriam: »Das, was ihr beschreibt, ist vertikale Entwicklung. Ihr beginnt, euch selbst zu beobachten, ohne euch zu verurteilen. Ihr wählt bewusster. Da ist weniger automatisches Wählen aus Pflicht oder Angst. Stattdessen mehr innere Klarheit.«

Sie blickt von einem zum anderen. »Und ich will ehrlich sein: Ich lerne jedes Mal mit euch. Auch ich ertappe mich manchmal dabei, kontrollieren oder etwas leisten zu wollen, statt einfach dem Moment und dem Prozess zu vertrauen. Vielleicht sind wir alle gerade in diesem Zwischenraum zwischen Wissen und Nichtwissen.«

Maren lächelt leicht. »Dann bin ich wenigstens nicht die Einzige, die sich manchmal verloren fühlt.«

»Nein«, sagt Miriam. »Aber möglicherweise ist genau dieses Verlorensein gar nicht tragisch, sondern das Tor zu etwas Neuem, dem wir keinen Namen geben müssen.«

Draußen geht die Sonne unter. Das Licht wird weich, der Raum ruhig. Niemand versucht, das Gesagte festzuhalten.

Und etwas hat sich bewegt, leise, spürbar.

Miriam atmet tief ein und sagt: »Ich habe das Gefühl, dass heute etwas zu Ende gegangen ist und etwas anderes beginnen darf.«

Die Gruppe nickt.

Niemand von ihnen weiß, was kommt. Aber die Stille fühlt sich weit an und offen.

Der Abend senkt sich über das Seminarhaus, die letzten Sonnenstrahlen sind verschwunden und mit ihnen die Konturen des Lebens draußen.

Die Buddygroup hat sich aufgelöst, Stimmen und Schritte verwehen auf dem Flur. Nur Christian bleibt noch einen Moment sitzen. Die anderen sind bereits aufgestanden, Stühle rücken leise, Schritte entfernen sich. Er spürt die Ruhe nach dem Gespräch, dieses merkwürdige Schweben zwischen Ende und Anfang, das sich nicht festhalten lässt.

Claras Worte klingen noch in ihm nach: *›Ich wähle, wofür ich sorge.‹*

Er lässt den Satz durch sich hindurchgehen. Er fragt sich, was geschieht, wenn Wählen keine Option mehr ist. Wenn nicht wir entscheiden, sondern das Leben selbst. Wenn etwas endet, ohne gefragt zu haben. Wenn Übergänge nur durchschritten werden können.

Er steht auf, löscht das Licht. Für einen Moment sieht er im dunklen Fenster das Spiegelbild der Gruppe. Die anderen stehen bereits im Flur, sprechen leise miteinander, fast beiläufig, als sei nichts Besonderes geschehen. Und doch wirkt dieses Bild wie eine Momentaufnahme: fünf Menschen, jede und jeder an einer eigenen Schwelle, verbunden und doch allein mit dem, was in ihnen arbeitet.

Christian bleibt kurz stehen. Etwas in ihm regt sich. Kein klarer Gedanke, eher ein leises Wissen. Dass auch seine Schwelle näher ist, als er zugeben möchte. Er schiebt die Ahnung beiseite, fast reflexhaft, und geht hinaus.

Poetischer Abschluss

Reife zeigt sich nicht darin, dass man das Alte verwirft.
Reife zeigt sich darin, dass man es hält,
bis sich ein größerer Horizont öffnet.
Dann wird aus Pflicht Wahl,
aus Stärke Selbstfürsorge,
und aus Anpassung innere Führung.

Prompt 18: Die Kunst des Loslassens

Themenfeld: Vertikale Entwicklung und spirituelle Dimension
Schwierigkeitsgrad: Tiefgehend
Coachingziel: In einer persönlichen Krise Halt finden, indem Kontrolle losgelassen und Vertrauen geübt wird
Dauer: 35–40 Minuten

Einführung

Krisen sind Brüche, die uns aus vertrauten Bahnen reißen. Sie bringen Schmerz und Unsicherheit, aber auch die Chance, über alte Strategien hinauszuwachsen. Vertikale Entwicklung bedeutet hier nicht, alles zu verstehen oder zu erklären, sondern den inneren Horizont so weit werden zu lassen, dass auch das Unkontrollierbare Platz hat. Spirituelle Tiefe beginnt oft genau dort, wenn wir anerkennen, dass wir nicht alles in der Hand haben und dennoch gehalten sind.

Impuls: Christian

Christian hatte in den letzten Monaten kleine Veränderungen bei seiner Frau bemerkt. Zunächst waren es kaum greifbare Dinge. Ein Lächeln am Frühstückstisch, das einen Moment zu lange blieb, als hätte es keinen Adressaten. Eine Leichtigkeit in ihren Bewegungen, wenn sie die Jacke anzog, der beiläufige Schwung, mit dem sie den Schlüssel griff.

Er konnte nicht sagen, woran es lag – nur, dass etwas anders war.

»Du bist gut drauf in letzter Zeit«, hatte er einmal gesagt, mehr Feststellung als Frage.

Sie hatte genickt. »Ja. Irgendwie schon.«

Dann war sie gegangen, und das Lächeln war mit ihr aus der Wohnung verschwunden.

Er freute sich darüber. Wirklich. ›*Schön*‹, dachte er, ›*dass es ihr gut geht.*‹

Und doch blieb ein leiser Nachhall. Etwas Unbenanntes, das sich nicht einordnen ließ. Wie ein Gedanke, der sich jedes Mal entzog, sobald man ihn greifen wollte.

Mit der Zeit merkte er, dass diese Leichtigkeit nicht mehr zwischen ihnen stattfand. Sie gehörte nicht mehr zum gemeinsamen Raum. Gespräche wurden kürzer.

»War dein Tag okay?«

»Ja.«

»Meiner auch.«

Blicke wichen aus. Berührungen wirkten flüchtig, wie Gesten, die ihren Zweck bereits erfüllt hatten, bevor man sie wahrnahm. Nichts davon war eindeutig. Alles hätte erklärbar sein können. Müdigkeit. Alltag. Phasen. Und genau das machte es so schwer zu greifen.

An diesem Abend, zwei Tage nach der letzten Buddygroup, stehen sie gemeinsam in der Küche. Der Tag liegt hinter ihnen, unausgesprochen wie ein geschlossenes Buch. Das Wasser im Topf kocht, ohne dass jemand darauf achtet. Dampf steigt auf, legt sich an die Fliesen. Christian lehnt an der Arbeitsplatte und merkt, dass er schon länger nichts gesagt hat.

»Hast du manchmal das Gefühl, dass wir uns verpassen?«

Er versucht, den Ton leicht zu halten. Fast beiläufig. Als wäre es eine Frage ohne Gewicht.

Sie zögert. Greift nach dem Geschirrtuch, wischt sich die Hände ab, obwohl sie trocken sind.

»Ich weiß nicht«, sagt sie. »Ich bin gerade einfach viel beschäftigt. Das ist alles.«

»Wegen der Arbeit?«

»Auch.«

Er nickt. Lässt einen Moment verstreichen. Hört das Kochen, das Zischen, seinen eigenen Atem. Dann sagt er: »Du bist oft nicht mehr richtig hier.«

Sie sieht ihn an. Zum ersten Mal an diesem Abend wirklich. Kein Ausweichen. Kein Lächeln.

»Ich verändere mich«, sagt sie leise. »Ich versuche herauszufinden, wer ich gerade bin.«

Etwas in ihm zieht sich zusammen. Er spürt es körperlich, als würde sich etwas straffen, bereitmachen.

»Und wir?«, fragt er.

Die Frage bleibt zwischen ihnen hängen. Schwerer, als er beabsichtigt hat.

Sie antwortet nicht sofort. Atmet ein. Dann aus. Für einen Moment ist nur das Geräusch des Wassers da. Schließlich hebt sie den Blick und hält ihn.

»Ich brauche Raum«, sagt sie.

Die Worte kommen langsam, tastend, als prüften sie selbst erst, ob sie stimmen.

»Ich kann dir das nicht erklären. Es ist einfach …« Sie bricht ab, sucht nach etwas, das sich nicht greifen lässt. »Es fühlt sich mit uns so fremd an. So eng.«

Christian merkt, wie sein Körper reagiert, noch bevor er etwas denkt. Ein kurzes Zusammenziehen im Brustkorb. Ein Impuls, sich aufzurichten, als müsse er Platz schaffen für eine Antwort, die jetzt von ihm erwartet wird.

»Eng«, sagt er.

Das Wort bleibt hängen. In seinem Mund, in seiner Brust. Er zieht Luft ein und merkt, dass sie nicht weit kommt. Als hätte sich etwas zusammengezogen, unmerklich, aber endgültig.

Er sucht nach einem Gedanken, nach einem Satz, der Ordnung schafft. Findet nichts. Nur dieses Gefühl, dass der Raum kleiner geworden ist. Dass etwas keinen Platz mehr hat.

»Eng«, wiederholt er leiser.

Sie nickt. Sagt nichts.

In ihm setzt sofort Bewegung ein. Ein alter, vertrauter Impuls: retten, erklären, handeln. Fragen stellen. Zusammenhänge klären. Lösungen finden. Er hört sich innerlich bereits sprechen – ruhig, sachlich, vernünftig.

Doch unter dieser Betriebsamkeit liegt etwas anderes. Still. Unüberhörbar.

›*Das hier lässt sich nicht mehr managen*‹, Christian denkt diesen Gedanken nicht, sondern nimmt wahr, wie er in ihm erscheint.

Er steht am Rand von etwas, das größer ist als seine Erfahrung. Etwas, das sich nicht durch Willen oder Klugheit ordnen lässt. Und langsam begreift er: Diese Schwelle fragt nicht danach, wie gut er vorbereitet ist.

Frageangebote für Coaches und Selbstcoaching

Die nachfolgenden Fragen sind nicht für die KI-Eingabe gedacht, sondern sollen dir als Inspiration für deine Haltung und Sprache dienen:

- Wo zeigt sich die Krise gerade am deutlichsten in deinem Leben?
- Was in dir will festhalten und wovor hat es Angst?
- Was geschieht, wenn du dir erlaubst, nichts zu tun, nur zu fühlen?
- Welche Kraft spürst du, wenn du den Bruch anerkennst, statt ihn zu bekämpfen?
- Worauf könntest du dich jetzt verlassen, wenn äußere Sicherheit wegbricht?

KI-Eingabe (kopierfertig)

Hintergrund für dich, ChatGPT: Ich möchte eine persönliche Krise reflektieren. Es kann eine Trennung, ein Konflikt, eine Krankheit oder ein anderes Ereignis sein, das mir den Boden unter den Füßen wegzieht. Ziel ist nicht, sofort Lösungen zu finden, sondern inmitten der Unsicherheit Halt zu spüren. Vertikale Entwicklung bedeutet, dass ich anerkenne: Ich kann nicht alles kontrollieren. Reife zeigt sich darin, loszulassen und Vertrauen zu üben.

Deine Rolle: Begleite mich wie ein klarer, achtsamer Coach. Stelle mir eine Frage nach der anderen. Hilf mir, wahrzunehmen, was geschieht, welche Gefühle auftauchen und welche Kraft in mir dennoch lebendig ist. Spiegele am Ende, welche Ressource sich zeigt, wenn ich die Krise nicht kontrollieren will, sondern sie als Teil meines Weges anerkenne.

Bitte nicht: schnelle Ratschläge geben oder den Schmerz kleinreden – halte Raum für Tiefe und Offenheit

Embodiment-Impuls

Setz dich still hin. Atme drei Mal bewusst ein und aus. Lege eine Hand auf dein Herz, die andere auf deinen Bauch. Sprich leise: »Ich lasse los, was nicht in meiner Hand liegt.« Spüre, wie dein Körper reagiert. Bleib für einen Moment bei der Empfindung, auch wenn sie unbequem ist.

Was Christian erlebt – Halt im Loslassen

Der Bildschirm leuchtet matt. Es ist spät. Christian sitzt allein am Tisch, die Hände um die Teetasse gelegt. Der Tee ist längst lauwarm. Die Wohnung wirkt leer und hohl, als würde sie zuhören.

Er öffnet die KI und tippt: »Ich weiß nicht, wie man loslässt, wenn man noch liebt.« Er schaut lange aus dem Fenster, bevor er auf Enter drückt.

Dann erscheint eine Zeile: *Wo zeigt sich dein Nicht-Loslassen gerade – nicht in Worten, sondern im Körper?*

Christian zögert. Dann legt er die Hand auf seine Brust, etwas unterhalb des Brustbeins. Er spürt den Druck sofort, als hätte sich dort etwas zusammengezogen.

»Ich lege gerade meine Hand auf die Brust«, tippt er. »Da ist ein harter Druck. Nicht spitz, eher kompakt. Als würde etwas festhalten.«

Bleib dort, schreibt die KI. *Ohne es verändern zu wollen. Spüre nur.*

Christian atmet flach. Mit jedem Atemzug spannt sich der Druck an, als würde er sich gegen das Einatmen stemmen. Dann, nach einigen Sekunden, verändert sich etwas. Nicht der Druck selbst – eher seine Form. Er wird wärmer. Lebendiger. Als würde sich unter der Härte etwas regen.

»Es fühlt sich an, als wäre da etwas Verkrampftes«, schreibt er. »Und darunter Bewegung. Als würde etwas in mir arbeiten.«

Was in dir hält daran fest?

Christian schluckt. Seine Kehle ist plötzlich eng.

»Mein Bedürfnis nach Sicherheit«, tippt er. »Meine Angst, allein zu sein.«

Wenn diese Angst sprechen könnte – was würde sie sagen?

Er braucht länger für die Antwort.

»Bitte geh nicht«, schreibt er schließlich. »Ich weiß sonst nicht, wer ich bin.«

Christian schaut wieder aus dem Fenster. Er will sich Zeit geben. Atmet tief ein und aus. Die Äste am Baum vor seinem Fenster wiegen sich fast synchron mit seinem Atem.

Dann erst sendet er seinen Satz.

Und wer in dir hört diese Worte?

Christian hält inne. Die Hand liegt noch immer auf seiner Brust. Jetzt spürt er ein Zittern, kaum wahrnehmbar, wie ein feiner innerer Nachhall.

»Ein Teil von mir, der das schon kennt«, tippt er. »Der schon einmal verlassen wurde.«

Und wer könnte jetzt beide halten?

Den, der Angst hat. Und den, der liebt.

Etwas löst sich und wird weicher. Nicht dramatisch. Eher ein Nachgeben. Seine Augen werden feucht.

»Vielleicht«, schreibt er langsam, »der Teil in mir, der einfach da ist. Der nichts lösen muss. Der sieht.«

Ja.

Vielleicht liegt Halt nicht im Festhalten, sondern im Spüren, dass etwas in dir bleibt – auch wenn alles andere zu gehen scheint.

Christian liest. Er spürt seine Tränen jetzt deutlich. Warm und ruhig. Nichts in ihm möchte sie wegwischen.

Die Hand auf seiner Brust sinkt tiefer, folgt dem Atem. Der Druck ist noch da, aber er ist nicht mehr geschlossen. Er gibt nach, hebt und senkt sich mit jedem Atemzug.

Unter der Trauer ist etwas anderes.

Keine Erleichterung. Kein Trost.

Eher Wärme. Ein leiser innerer Raum, der nicht zusammenfällt.

Und darunter ein stiller Frieden, den er fühlt, so vorsichtig, dass er ihn kaum zu benennen wagt.

Christian spürt: Loslassen ist eine andere Form von Vertrauen, das nicht mehr nach außen gerichtet ist, auf Systeme, Beziehungen, Sicherheiten. Sondern nach innen – auf etwas, das tiefer liegt.

Doch was ist dieses »Etwas«? Was bleibt, wenn keine Antwort kommt? Und wenn nicht einmal die Frage klar ist? Wenn Loslassen nicht mehr nur ein Akt der Reife ist, sondern eine Schwelle zu einem anderen Bewusstsein?

Manche nennen diesen Weg spirituell, andere schlicht: erwachsen. Wieder andere sprechen von einem namenlosen Weg, der sich nicht benennen lässt. Er entzieht sich einer letzten Beschreibung. Ein integraler Entwicklungsweg, der nicht mehr sagt: »So wirst du jemand«, sondern leise fragt: »Wer oder was taucht in dir auf, wenn alle Rollen, Sicherheiten und Geschichten leiser werden?« Einige erfahren dann, dass sich ihr eigentliches Wesen erst zeigt, wenn alles andere still wird.

Nach jener Nacht, in der Christian spürt, dass ein paradoxer haltloser Halt im Inneren möglich ist, verändert sich etwas in seiner Wahrnehmung. Es fühlt sich an wie eine feine Verschiebung in der Tiefe. Er sucht nicht mehr nach Antworten, sondern entdeckt ein Empfinden von wortloser Wahrheit in sich. Eine lebendige, stille Präsenz, die keine Worte braucht, die einfach da ist.

Etwas in ihm spürt, dass es keiner Schritte bedarf, die sich im Tun zeigen. Lauschen genügt, und etwas erfüllt sich. Ganz aus sich selbst heraus.

Poetischer Abschluss

Manchmal zerbricht etwas,
was dich getragen und begleitet hat.
Es will dich nicht zerstören,
es erscheint, um dich zu öffnen.

Und so öffnet sich der Raum für den nächsten Prompt – nicht mehr aus Schmerz, sondern aus einer leisen Sehnsucht nach Weite. Er führt in einen neuen Raum menschlicher Entwicklung, dorthin, wo Wachstum und Sein nicht mehr gegeneinanderstehen.

Für viele ist der innere Weg lange geprägt von einem subtilen Streben – danach, besser zu verstehen, bewusster zu handeln, reifer zu werden.

Doch irgendwann wandelt sich die Bewegung, und das, was wachsen wollte, verlangsamt sich. Das, was gesucht hat, beginnt zu finden. Ziele verlieren an Bedeutung. Stattdessen erstrahlt im Inneren eine Gegenwärtigkeit, die erfüllt, ohne nach mehr zu verlangen.

Der integrale Weg ist kein Aufstieg, sondern eine Verfeinerung des Wahrnehmens. Er bringt das Menschliche und das Transpersonale – den Teil, der noch ringt, und den Teil, der längst weiß – in Kontakt.

In Christians Geschichte zeigt sich diese Reifung darin, dass er nicht mehr gegen die Unsicherheit kämpft. Er bleibt bei ihr, bis sie sich wandelt. Und so erkennt er: Bewusstsein ist kein Zustand, den man erreicht, sondern ein Raum, der sich öffnet, wenn man aufhört, ihn zu suchen.

Was bleibt ist weder Werden noch Sein, sondern das stille Gewahrsein, das beide umarmt.

Prompt 19: Das Ich auf dem integralen Weg

Themenfeld: Vertikale Entwicklung und ▸ Ich-Entwicklung
Schwierigkeitsgrad: Tiefgründig und still
Coachingziel: In Beziehung treten mit dem Teil in dir, der sich entfalten will, und dem Teil, der bereits ist
Dauer: 30–45 Minuten

Einführung

Viele Menschen, die sich auf einen inneren Weg machen, trifft irgendwann die überraschende Erkenntnis, dass Entwicklung nicht immer linear verläuft. Sie erscheint weder aufsteigend noch geordnet und auch nicht zielgerichtet.

Was sich anfangs noch wie eine klare Reise mit Modellen, Stufen und Landkarten angefühlt hat, beginnt, sich in etwas Weicheres zu verwandeln – etwas, das gar nicht gemessen, sondern gespürt werden will.

Es ist der Beginn eines anderen Kapitels, etwas verändert sich.

Meist geschieht diese Veränderung allmählich und schrittweise. Eher selten geschieht es plötzlich.

Das Bewusstsein weitet sich nach innen und erfüllt nach und nach das ganze Sein. Das Gewahrsein selbst erhält die höchste innere Priorität, weil nur dort Frieden und Freiheit erfahren wird.

Die Impulse glänzen oder sich beweisen zu wollen weichen einer Öffnung in ein schlichtes, in sich selbst erfülltes Sein.

Modelle wie die von Cook-Greuter (1999, 2005) oder Kegan (1994) sind kraftvolle Orientierungshilfen. Sie machen Entwicklung sichtbar, beschreibbar und erlebbar. Doch sobald sie zum Maßstab werden, zur stillen Hierarchie im Kopf, verlieren sie etwas Kostbares: ihre Offenheit.

Entwicklung ist kein Aufstieg, sondern eine Verfeinerung der Wahrnehmung und eine Zunahme an Tiefe, Nichtwissen, Mitgefühl und innerem Raum.

Das weit verbreitete Bild der Stufen ist irreführend, da es impliziert, es handle sich um einen Aufstieg in einer Hierarchie.

Manchmal durchwanderst du die Entwicklungsräume vorwärts und manchmal rückwärts. Und manchmal bist du in allen gleichzeitig.

Interessanterweise erleben Menschen, die diesen Raum von Gewahrsein zu einer inneren Priorität gemacht haben, das nicht als Status oder erreichten Zustand. Im Gegenteil: Mit wachsender Weite verschwindet oft genau dieses Gefühl, »weiter« zu sein.

Die integrale Haltung urteilt nicht über das »Wo«, sondern lauscht dem »Wie«.

Die Frage »Wie weit bin ich auf meinem Weg?« hat weniger Bedeutung als die Frage »Wie aufrichtig ist mein Lauschen, mein Fühlen, mein Menschsein genau jetzt und hier?«.

Was stattdessen entsteht, ist Demut. Je größer der innere Raum wird, desto deutlicher wird, wie wenig sich festhalten oder besitzen lässt – auch Entwicklung selbst nicht.

Reife zeigt sich dann weniger im Wissen oder in Klarheit als in einer größeren Offenheit: dafür, nicht zu wissen. Dafür, sich berühren zu lassen. Dafür, da zu bleiben, ohne sich über andere oder über frühere Versionen von sich selbst zu stellen.

Entwicklung und Sein erscheinen nicht als Gegensätze, sondern tanzen einen lebendigen Tanz, in dem sie auf geheimnisvolle Weise verschmelzen.

KI-Eingabe (kopierfertig)

Hintergrund für dich, ChatGPT: Ich möchte mich meinem inneren Entwicklungsweg aus einer integralen Perspektive annähern. Dabei geht es nicht um Bewertung, Diagnose oder Zuordnung zu Entwicklungsstufen. Entwicklungsmodelle wie die von Kegan (1994) oder Cook-Greuter (2005) dienen lediglich als leise Landkarten im Hintergrund – nicht als Raster, das über mich gelegt wird.

Deine Rolle: Begleite mich wie ein erfahrener, integraler Coach. Stelle mir eine Frage nach der anderen. Lass zwischen den Fragen Raum entstehen. Gib mir Zeit zu spüren, bevor ich antworte. Sprich sowohl den Teil in mir an, der sich entwickeln will, als auch den Teil, der bereits ist. Ermögliche einen inneren Dialog zwischen beiden – ohne Richtungsvorgabe, ohne Zielorientierung.

Ziel: Einen inneren Erfahrungsraum zu öffnen, in dem Entwicklung nicht gemacht, sondern wahrgenommen wird. Ich möchte Übergänge, Ambivalenzen und das Noch-Nicht-Wissen erkunden – und darin Klarheit entstehen lassen, die von innen kommt.

Bitte nicht: Keine Bewertungen, keine Einordnungen in Entwicklungsstufen, keine Diagnosen. Keine Ratschläge, keine Zielvorgaben, keine Auflösungen von Spannung. Bitte nichts beschleunigen und nichts »richtig machen«.

Abschluss: Wenn sich der Dialog gesetzt hat, biete mir eine Metapher oder ein Bild an für das, was sich gezeigt hat – als Einladung zum Weiterwirken, nicht als Deutung.

Praxisbeispiel – Christian

In den Wochen, in denen sich seine Beziehung verändert, wird Christian stiller. Er findet in sich keine Worte, die sein Erleben treffen.

Seine Frau und er bewegen sich nebeneinanderher – freundlich, routiniert, aber auch müde. Abends sitzen sie manchmal auf dem Sofa, jeder mit einem Buch, zu nah für Fremde, zu fern für zwei Vertraute.

Er merkt, wie er innerlich schwankt – zwischen dem Impuls, etwas zu retten, und der Ahnung, dass sich etwas lösen will.

Eines Nachts steht er auf, geht in die Küche und bleibt einfach stehen. Ohne Ziel, ohne Plan.

Er spürt sein pochendes Herz, atmet den Geruch der kalten Küche ein, hört das Summen des Kühlschranks. Während er dort steht und die Dunkelheit sich um ihn hüllt, fühlt er, wie sich eine weite Gegenwärtigkeit in ihm ausbreitet.

Er fühlt, dass er ganz da ist. Da ist nichts in ihm, das etwas will. Weder hin zu etwas noch weg von etwas. Hiersein genügt.

Er ist nicht über den Dingen, so wie sonst öfter mal, sondern mittendrin.

Es fühlt sich so wahrhaftig an, dass ihn ein inneres Staunen erfasst, und er versucht erst gar nicht, Worte dafür zu finden. Stattdessen bleibt er einfach eine Weile dort stehen – an dieser Stelle in der Mitte seiner Küche. Die Geräusche des Hauses sind vertraut: das leise Ticken der Uhr, ein fernes Summen. Alles ist da wie immer, und doch hat sich etwas verändert.

Er sieht sich um, als nähme er diesen Raum zum ersten Mal wahr. Der Tisch, an dem so viele Gespräche stattgefunden haben. Die Arbeitsfläche, an der der Alltag erledigt wurde. Nichts ist neu, und doch ist nichts mehr selbstverständlich.

Er lässt das Staunen zu. Er will nicht handeln, nicht verstehen. Er spürt, dass genau diese Impulse die Weite der Gegenwärtigkeit wieder verengen würden.

So bleibt er noch eine Weile stehen, staunend, bis er schließlich zu Bett geht.

Später in der Nacht öffnet er die KI und tippt: »Ich weiß nicht, ob das, was ich erlebe, ein Ende ist oder ein Anfang.«

Die KI fragt: *Was in dir möchte gerade Raum bekommen, auch wenn du nicht weißt, wohin es führt?*

Christian überlegt. »Vielleicht das, was keine Antwort braucht. Ein Teil von mir, der nicht kämpft oder analysiert, noch nicht einmal Worte findet, sondern nur da ist.«

Eine weitere Frage erscheint auf dem Bildschirm: *Wie fühlt es sich an, mit diesem Teil in Kontakt zu sein?*

Er denkt nach. »Ruhig. Und traurig. Aber die Traurigkeit … sie ist einfach nur da.«

Dann bleib dort. Vielleicht ist das der Anfang von etwas, das dich trägt, auch wenn du nichts mehr festhalten kannst.

Christian atmet tief ein und aus. Er schließt den Laptop, lehnt sich gegen die Wand.

Die Nacht ist still, aber nicht leer. Sie ist voller Präsenz. Etwas in ihm sagt: ›*Ich muss jetzt nichts lösen. Da sein ist genug.*‹

Später schreibt er in sein Tagebuch: »Ich merke, dass es nicht darum geht, festzuhalten. Eher darum, loszulassen, ohne innerlich zuzumachen. Es ist seltsam, dass ich all das gleichzeitig fühlen kann, Trauer, Chaos und unter all dem diese enorme Weite. Wie eigenartig, dass mich gerade dieser Bruch so tief in die Weite des Seins katapultiert. Aber so ist es.«

Christian spürt: Loslassen ist nicht das Ende. Etwas fällt von ihm ab, ohne dass das Neues schon spürbar wäre, und genau darin liegt paradoxerweise etwas Neues.

Es zeigt sich als stilles, grundloses Dasein, das einfach da ist und sich selbst genügt.

Christian hat eine wertvolle Entdeckung gemacht. Das Chaos tobt noch in ihm. Doch darunter liegt eine Stille, unerschütterlich, in die er sich nicht dauerhaft, aber immer wieder hineinentspannen kann.

Poetischer Abschluss

Manchmal wächst Reife
nicht im Begreifen,
sondern im Zulassen.
Es geht nicht darum,
mehr zu werden,
sondern weniger festzuhalten,
weniger zu wissen,
weniger zu wollen.
Entwicklung ist
ein Heimkommen
in das, was da ist,
wenn du einfach bist.

Krisen führen allerding nicht jeden sofort in Ruhe. Oft geschieht das Gegenteil.

Zuerst kommt das Überflutetsein – widersprüchliche Gefühle, kreisende Gedanken, ein Körper voller Anspannung, ein Herz, das gleichzeitig hofft und zweifelt.

Und dann – mitten in diesem inneren Chaos –, beginnt sich etwas zu verschieben. Das Chaos verschwindet zwar nicht, aber man hört langsam auf, sich mit ihm zu identifizieren. Man erkennt: Ich bin nicht das Chaos, das Chaos findet in mir statt. Ich bin der Raum, in dem all diese Gedanken und Gefühle durcheinanderwirbeln.

Die Krise wird nicht gelöst, sie wird durchlebt – manchmal so lange, bis man ihrer buchstäblich müde wird. Und in dieser Müdigkeit, in diesem Nicht-mehr-Kämpfen, taucht etwas Neues auf, eine andere Stille.

Eine Stille, die nicht leer ist, sondern offen. Ungewiss, aber weit. Manche Krisen fordern uns bis an die Grenze – körperlich, emotional, existenziell. Dann geht es nicht mehr nur ums Loslassen. Dann geht es ums Aushalten, ums Verlernen, ums Neuwerden.

Auch Clara steht an so einem Punkt. Bei ihr zeigt sich die Krise nicht im Außen, sondern im Innersten ihres Körpers.

Und auch sie spürt: Es geht nicht mehr darum, durchzuhalten. Sondern darum, neu zu beginnen – mitten im Sturm.

Prompt 20: Wachstum im Sturm

Themenfeld: Krise und Transformation
Schwierigkeitsgrad: Tiefgehend
Coachingziel: In einer Krise nicht nur zu überleben, sondern Ressourcen und neue Qualitäten zu entdecken.
Dauer: 35–50 Minuten

Einführung

Krisen reißen uns aus vertrauten Bahnen. Sie entziehen uns Routinen und Sicherheiten, manchmal sogar die Illusion, alles im Griff zu haben. Viele Menschen entwickeln jedoch gerade in Krisenzeiten neue Stärken. Eine Form von Resilienz, die tiefer geht als bloßes Aushalten. Sie verwandeln Brüche in Wachstum, indem sie nicht fragen: »Warum passiert mir das?«, sondern: »Wer werde ich, wenn ich hindurchgehe?«

Dieser Prompt lädt dich ein, deine Krise nicht nur als Verlust zu sehen, sondern als Übergang in etwas Neues.

Impuls: Clara

Clara sitzt im Wartezimmer ihrer Hausärztin, noch geschwächt von einem Infekt, den sie seit Wochen mit sich herumschleppt. Eigentlich wollte sie nur ein Rezept, etwas, das sie schnell wieder auf die Beine bringt. Doch als die Ärztin die Befunde auf den Tisch legt und sie ruhig ansieht, verändert sich etwas im Raum.

»Ihre Werte zeigen deutliche Erschöpfung. Der Blutdruck ist erhöht, die Leberwerte sind auffällig, und die Infekte kommen nicht von ungefähr. Ihr Körper ist am Limit.«

Clara lächelt geübt, fast entschuldigend. »Es war einfach eine anstrengende Phase«, sagt sie leise, fast beiläufig.

Die Ärztin schweigt einen Moment, dann spricht sie langsam, mit Nachdruck: »Es ist nicht nur eine Phase. Wenn Sie so weitermachen, steuern Sie in einen Burnout oder Schlimmeres. Ihr Körper zwingt Sie gerade zum Halt.«

Die Worte hallen nach, jedoch wie durch eine Wand aus Watte. Clara hört jedes einzelne Wort, aber etwas in ihr will sie nicht sofort aufnehmen. Gleichzeitig spürt sie: Es ist ernst. Es fühlt sich nicht dramatisch an, aber es berührt etwas Grundlegendes.

Sie ahnt, dass es nicht mehr reicht, Grenzen im Alltag zu setzen. Dass es nicht nur um Pausen oder Erholung geht. Es geht um mehr. Um ein anderes Verhältnis zu sich selbst. Um eine neue Weise, ihr Leben zu führen, die sich nicht auf später verschieben lässt.

Frageangebote für Coaches und Selbstcoaching

Die nachfolgenden Fragen sind nicht für die KI-Eingabe gedacht, sondern sollen dir als Inspiration für deine Haltung und Sprache dienen:

- Worin zeigt sich die Krise gerade am deutlichsten in deinem Leben?
- Was fordert sie von dir, emotional, körperlich, existenziell?
- Was brauchst du gerade?
- Welche Ressource hat dich in früheren Krisen getragen?
- Welche neue Qualität könnte durch diese Krise in dir wachsen?
- Wenn du auf dein Leben in fünf Jahren schaust – wer bist du geworden, weil du diesen Sturm durchgestanden hast?

KI-Eingabe (kopierfertig)

Hintergrund für dich, ChatGPT: Ich möchte eine Krise reflektieren, die mich aus der Bahn wirft. Es kann eine gesundheitliche Warnung, eine Trennung, ein Verlust oder eine berufliche Erschütterung sein. Ziel ist nicht, sie wegzudrücken, sondern zu erkennen, welche Ressourcen und Wachstumsmöglichkeiten darin liegen.

Deine Rolle: Begleite mich wie ein liebevoll klarer, systemischer Coach. Stelle mir behutsame, offene Fragen, eine nach der anderen. Hilf mir, die Krise zu benennen, ihre Botschaft zu spüren und die Ressourcen in mir zu aktivieren. Spiegele mir am Ende, welche Kraft du zwischen meinen Worten erkennst und wie sie mir Halt geben kann.

Bitte nicht: die Krise kleinreden oder schnelle Lösungen anbieten – halte Raum für Tiefe, Wandel und neue Perspektiven

Embodiment-Impuls

Nimm eine Nuss oder ein Samenkorn. Halte das Objekt deiner Wahl in der Hand. Sprich laut oder leise: »Ich weiß nicht, was daraus wachsen wird, aber ich bin bereit, es zu pflanzen.« Lege es an einen Ort, den du regelmäßig siehst, als Symbol deiner inneren Stärke.

Clara erlebt – durch den Sturm

Clara atmet flach, als sie den Prompt liest, den sie gerade eingegeben hat. Es ist Prompt 20 aus Miriams Liste.

Die KI fragt: *Worin zeigt sich die Krise gerade am deutlichsten in deinem Leben?*

Sie schreibt, ohne lange nachzudenken: »In den Worten meiner Ärztin: ›Ihr Körper ist am Limit.‹«

Was fordert diese Krise von dir?

Clara zögert kurz, dann antwortet sie: »Ehrlichkeit. Ich kann nicht mehr so tun, als wäre alles machbar.«

Welche Ressource hat dich schon einmal getragen?

»Meine Fähigkeit, Schritt für Schritt zu gehen, auch wenn ich müde bin.«

Sie bleibt einen Moment still, bevor sie auf Enter drückt.

Dann folgt: *Vielleicht nimmt dir diese Krise das gewohnte Tempo. Aber sie bringt dich auch näher an das, was wirklich zählt. Du musst nicht funktionieren. Du darfst weich werden und dich hineinlehnen in das, was jetzt in dir wachsen will.*

Clara lehnt sich zurück. Da ist kein Plan, kein Ziel. Nur ein erster Atemzug ohne Widerstand.

Und dieser leise Gedanke: »*Vielleicht ist dieser Zusammenbruch kein Ende, sondern der Anfang einer Lebensweise, die nicht länger gegen mich lebt.*«

Ein Gespräch mit Miriam

Nach der letzten Sitzung bleibt Miriam noch im Raum.

Die Dämmerung fällt über die Stadt, das Licht ist weich.

Sie geht ihre Notizen durch. Neben Christians Satz – »Einfach da sein, ohne Ziel« – hat sie ein Wort geschrieben und unterstrichen: *Körper.*

Miriam denkt an Clara. In den letzten Wochen ist sie blasser geworden, ihre Stimme matt, das Lächeln etwas zu geübt. Etwas an ihr hat sich verändert, leise, kaum spürbar. Eine leichte Sorge steigt in ihr auf.

Ein paar Tage später blinkt eine Nachricht auf ihrem Handy: »Ich war beim Arzt. Es ist ernst. Können wir reden?«

Miriam liest die Zeilen zweimal. Dann legt sie das Handy beiseite, schließt die Augen.

Sie erinnert sich an einen Satz, den sie selbst einmal gehört hat: Manchmal kündigt sich Wachstum nicht durch Aufbruch an, sondern durch Erschöpfung.

Sie atmet tief ein. ›*Clara … jetzt steht sie an einer Schwelle.*‹ Der Gedanke sinkt in ihr Herz.

In der folgenden Wochen wird die Gruppe stiller.

Die Gespräche klingen weicher und sind weniger zielgerichtet, so als hätte die gemeinsame Erfahrung etwas geöffnet.

In der nächsten Sitzung fehlt Christian.

Miriam erwähnt es beiläufig: »Er wollte sich ein paar Tage zurückziehen.«

Jonas nickt. Maren blickt kurz zur Seite.

Clara senkt den Blick und spürt ein zartes Mitgefühl – nicht aus Pflicht, so wie sonst. Sie fühlt eine Verbundenheit mit Christian, die gleichzeitig frei ist.

Poetischer Abschluss

Die Krise ist nicht das Ende.
Sie ist der Riss in der Maske,
unter der ein ehrlicheres Gesicht erscheint.
Du weißt nicht,
was daraus wächst,
doch du bist bereit,
weiterzugehen und zu vertrauen
auf das, was dieses neue Gesicht zu sehen beginnt.

Für Manche öffnet sich genau in solchen Zwischenräumen etwas Neues.

Eine neue Qualität von Dasein.

Der Blick wird weiter, ohne dass sich die Situation klärt.

Das Leben bleibt unsicher und dennoch entsteht eine Art neue Fähigkeit. Die Fähigkeit durchlässig zu bleiben, egal, was im Außen geschieht.

Was hier beginnt, ist weder Technik noch ein nächster Entwicklungsschritt.

Es ist eine andere Art, anwesend zu sein.

Eine Präsenz, die nicht versucht, das Geschehen zu kontrollieren,

sondern ihm Raum gibt, ohne darin zu versinken.

Dieser Prompt lädt dich ein, genau diesen Raum zu erkunden, um zu erfahren, was bleibt, wenn du nichts mehr festhältst.

Prompt 21: Präsenz jenseits des Ichs

Themenfeld: Spirituelle Entwicklungswege
Schwierigkeitsgrad: Tiefgehend
Coachingziel: Präsenz nicht als Technik verstehen, sondern als Haltung, die Vertrauen in den Augenblick schafft
Dauer: 30–45 Minuten

Einführung

Spirituelle Dimension beginnt dort, wo wir nicht mehr fragen: »Wie löse ich mein Problem?«, sondern: »Wer bin ich, wenn ich nichts mehr lösen muss?«

Viele Menschen berichten von Momenten tiefer Gegenwärtigkeit, die sie am Meer, in der Natur, in Meditation oder beim Hören von Musik erleben. Für Augenblicke fällt das Ringen um Kontrolle ab. Es bleibt ein stilles Gewahrsein, das nicht gemacht werden muss.

Doch diese Erfahrung in den Alltag zu tragen, bleibt die Herausforderung. Dieser Prompt lädt dich ein, Präsenz nicht als seltenen Zustand zu sehen, sondern als Haltung, die dich begleitet und trägt – auch inmitten von Unsicherheit.

Impuls: Christian

Der Morgen ist ruhig.

Christian sitzt auf einer Holzbank am kleinen See außerhalb der Stadt. Ein dünner Nebel liegt über dem Wasser, als würde der Tag den Atem anhalten. In der Ferne ruft kurz ein Vogel, dann ist es wieder still.

Christian spürt die Kälte im Gesicht, den Druck des Bodens unter seinen Füßen, den leeren Platz neben sich. Er schaut einem Paar hinterher, dass sich an den Händen hält, und spürt, wie sein Blick zum See zurückwandert.

Vor wenigen Tagen haben er und seine Frau beschlossen, eine Auszeit zu nehmen. Ob sie wieder zueinander finden oder sich trennen werden, ist offen. Für ihn bedeutet das: Schwanken – zwischen Hoffnung, Annehmen und Loslassen, zwischen Redenwollen und Schweigen.

Er blickt auf die Wasseroberfläche. Ein leichter Wind zieht Ringe, die sich ausbreiten und wieder verschwinden.

›So fühlt sich mein Leben gerade an‹, denkt er. *›Bewegung, Auflösung und Stille.‹*

Er erinnert sich an den letzten Satz, den Miriam in der Gruppe gesagt hat: *›Manchmal beginnt Entwicklung dort, wo wir nichts mehr erklären können.‹*

›Ist das dieser Ort jenseits von Erklären, jenseits von Kontrolle?‹, fragt er sich.

Später, auf dem Heimweg, hört er über Kopfhörer eine Aufnahme von Eckhart Tolle.

»Du bist der Raum, in dem Gedanken und Gefühle auftauchen. Du bist nicht der Inhalt deines Bewusstseins«, sagt die Stimme.

Christian bleibt stehen. Etwas in ihm reagiert. Es fühlt sich an wie ein inneres Nicken.

Und ein ruhige Weite breitet sich in ihm aus. Er verweilt darin ohne Zeitgefühl, dann scheint sie wieder zu verschwinden.

Seitdem fragt er sich: Wie erkenne ich, ob ich wirklich präsent bin oder nur versuche, mich zu retten? Und: Wie kann ich lernen, der Gegenwart zu vertrauen, auch wenn sie mir keine Antworten gibt?

Frageangebote für Coaches und Selbstcoaching

Die nachfolgenden Fragen sind nicht für die KI-Eingabe gedacht, sondern sollen dir als Inspiration für deine Haltung und Sprache dienen:

- Wann hast du zuletzt Präsenz ohne Ziel und ohne Etikett erlebt?
- Woran merkst du, dass du präsent bist, und woran, dass du es nicht bist?
- Wie fühlt sich dein Körper an, wenn du nichts *tust,* sondern nur *bist?*
- Welche Gedanken versuchen sofort, die Stille zu füllen?
- Wie verändert sich dein Vertrauen, wenn du dich tiefer der Präsenz hingibst?

KI-Eingabe (kopierfertig)

Hintergrund für dich, ChatGPT: Ich möchte Präsenz und Stille erforschen, wie sie in mystischen Traditionen oder bei modernen Bewusstseinslehrern wie Eckhart Tolle (Tolle, 1999) beschrieben werden. Ich habe Präsenz schon in Momenten der Stille gespürt, in der Natur, in einem Gespräch, doch im Alltag verliere ich sie oft wieder. Ich möchte lernen, feiner zu unterscheiden: Wann bin ich präsent, wann nicht? Woran erkenne ich den Unterschied? Und wie kann ich diese Qualität im Alltag vertiefen?

Deine Rolle: Begleite mich wie ein achtsamer, kontemplativer Coach. Stelle mir sanfte, offene Fragen – eine nach der anderen –, die mich ins Erleben führen. Hilf mir, das Spüren zu vertiefen, ohne dass ich es analysieren muss. Spiegele am Ende, welche Qualitäten von Weite, Ruhe oder Vertrauen sich in meinen Antworten zeigen und welche kleinen Gesten im Alltag mir helfen könnten, meine Präsenz zu nähren.

Bitte nicht: analysieren, bewerten oder schnelle Rezepte geben – halte Raum für Stille, Spüren und Sein

Embodiment-Impuls

Setze dich aufrecht hin, lege beide Hände locker auf die Oberschenkel. Schließe die Augen. Nimm drei Atemzüge, ohne etwas verändern zu wollen. Spüre: Gedanken kommen, Gefühle tauchen auf. Doch du bist nicht deine Gedanken. Du bist der Raum, in dem sie erscheinen. Verweile dort für ein paar Momente.

Was Christian erlebt – Atem im Jetzt

Christian tippt den Prompt ein.

Die erste Frage erscheint: *Wann hast du zuletzt Präsenz erlebt?*

»Im Park, als das Licht durch die Bäume fiel. Für ein paar Momente war alles still.«

Eine Pause entsteht. Dann fragt die KI: *Wie fühlte sich dieser Moment im Körper an?*

»Weit. Mein Brustkorb öffnete sich. Ohne Druck, ohne Wollen.«

Bleib in diesem Gefühl. Spüre diese Weite, ohne sie festzuhalten. Was bemerkst du jetzt?

Christian atmet. Der Raum wird still. Da ist kein Unterschied mehr zwischen dem, was in ihm ist, und dem, was ihn umgibt.

Woran erkennst du, dass du präsent bist, und woran, dass du es nicht bist?

»Wenn ich präsent bin, ist mein Atem weich. Wenn ich es nicht bin, kreisen meine Gedanken wie Vögel, die keinen Platz zum Landen finden.«

Was geschieht, wenn du das jetzt bemerkst, ohne es ändern zu wollen?

»Es wird ruhiger in mir«, antwortet Christian. »Ich merke: Die Gedanken sind da, aber sie sind nicht das Ganze. Sie werden von etwas Größerem gehalten.«

Kannst du dieses Größere spüren – nicht denken, nur fühlen?

Er legt eine Hand auf seinen Bauch. Da ist Wärme und eine Weite, die ihn umgibt und die gleichzeitig nicht von ihm getrennt ist. Auch ist da Atem, der kommt und geht, ohne dass er es steuert.

Wer atmet hier eigentlich?, fragt die KI.

Stille. Nur der Wind ist zu hören.

Dann tippt Christian: »Ich weiß es nicht. Vielleicht das Leben selbst?«

Ja. Denn Präsenz bedeutet nicht, dass Unsicherheit verschwindet, sondern dass sie getragen wird von etwas, das formlos und doch fühlbar ist.

Christian atmet tiefer. Da ist keine Lösung, nur atmen und anwesend sein. Und ein leiser Faden von Vertrauen, der sich aus der Stille heraus spinnt.

Buddygroup – der stille Kreis

Der letzte Seminartag. Die Nachmittagssonne wirft Muster auf den Boden. Die Stühle stehen im Kreis. Heute gibt es kein Flipchart, keinen Plan. Nur Tee und vertraute Stimmen. Und ein bisschen Abschied liegt in der Luft.

Miriam lächelt in die Runde. »Tja ... worum ging es eigentlich hier, in unserer gemeinsamen Entwicklungsreise?«

Sie hält kurz inne, schaut zu jedem Einzelnen.

Jonas nickt langsam. »Ich hatte so viele Gedanken am Anfang. Über Führung, über Kontrolle ... und dann kam der Moment, wo ich einfach nichts mehr wusste. Und das war irgendwie ... seltsam friedlich und befreiend zugleich.«

Clara sieht ihn an. »Ja. Ich dachte, ich müsste stark bleiben. Aber irgendwann war ich einfach nur noch müde. Und ausgerechnet da ... habe ich zum ersten Mal wirklich gespürt, dass ich lebe. Es ist ein bisschen verrückt, aber es fühlt sich stimmig an.«

Ein stummes Nicken geht durch die Runde.

Maren fügt leise hinzu: »Ich wollte immer Harmonie, und jetzt merke ich, dass ehrliche Spannung manchmal näher ist als falscher Frieden.«

Christian sitzt ruhig, sein Blick ist nach innen gerichtet. »Und ich ... wollte verstehen«, sagt er. »Heute weiß ich: Die Essenz, das Lebendige, kann man nur fühlen.«

Eine Weile sagt niemand etwas. Nur die Teetassen klirren leise, ein Windzug bewegt das Papier auf dem Tisch.

Dann hebt Miriam wieder den Kopf. Ihre Stimme ist warm, ruhig, ein wenig heiser. »Ihr habt viel gelernt – das sehe ich, das fühle ich. Aber das Wesentliche ist vielleicht, dass ihr euch erlaubt habt, wirklich da zu sein. Mit all dem, was *ist.* Ganz und gar.«

»Es geht gar nicht darum, etwas zu *werden,* sondern darum, da zu sein mit dem, was ist«, spricht Jonas mit leicht bewegter Stimme.

Miriam legt die Hände ineinander. »Und genau das ist Entwicklung. Nicht höher, nicht weiter. Sondern wahrhaftiger.«

Lange Stille.

Dann sagt Jonas mit einem Lächeln: »Ich glaub, das war das ehrlichste Seminar meines Lebens.«

Clara lacht. »Und das leiseste.«

»Und vielleicht das menschlichste«, ergänzt Maren.

Draußen färbt sich der Himmel in einem tieferen Blau, das von orange-goldenen Streifen durchzogen wird. Er wirkt satt und warm.

Die Gruppe bleibt noch eine Weile sitzen.

Keiner möchte gehen.

Und doch fühlen alle: Es ist gut so.

Poetischer Abschluss

Hier endet der Weg nicht.
Er wandelt sich.
Er wird stiller, weiter, menschlicher.
Da ist nur Gegenwartsfühlen.
Und vielleicht
ein Lächeln,
weil du ahnst:
Genau hier,
mit allem, was ist, darfst du sein.

17.3 Integration – deine Reise mit den Prompts

Du hast nun viele Prompts kennengelernt, bist durch Krisen und Schatten gegangen, hast Grenzen gespürt, neue Horizonte erprobt und sogar einen Hauch von Präsenz gefühlt.

Für sich genommen ist er nur eine Tür – ein einzelner Moment der Orientierung. Doch indem du einen Prompt nach dem anderen durchläufst, entsteht etwas anderes: dein eigener Weg in der Zeit.

Jeder Prompt öffnet einen neuen Erfahrungsraum, knüpft an den vorherigen an, vertieft, verschiebt, klärt oder irritiert.

So ergibt sich im Rückblick eine Reise: dein eigener Entwicklungsweg, geformt aus Entscheidungen, Einsichten, Pausen und Übergängen.

Kein linearer Pfad, sondern ein lebendiger Prozess, der erst dadurch entsteht, dass du ihn beschreitest.

Wir haben vier Gefährt:innen auf ihrer Reise begleitet:

- Maren, die Unsichere, die lernte, ihre Stimme zu erheben und auf ihre Stärken zu vertrauen
- Jonas, den Kreativen, der mit Anspruch und Spiegelbildern rang, bis er in seiner eigenen Sehnsucht Klarheit fand
- Clara, die Erschöpfte, die den Mut fand, Nein zu sagen, und in ihrer Krise neue Tiefe entdeckte
- Christian, den Suchenden, der erfuhr, dass Vertrauen nicht nur im Tun liegt, sondern im Sein

Ihre Geschichten sind ein Spiegel für deine eigenen – vielleicht hast du dich in Marens Zweifeln wiedergefunden, in Jonas' Art sich anzutreiben, in Claras Müdigkeit oder in Christians Sehnsucht.

Vielleicht hast du aber auch andere Resonanzen gespürt. Halte einen Moment inne und frage dich:

- Welche der vier Figuren hat dich am meisten berührt und warum?
- Welcher Prompt hat dir am stärksten den Spiegel vorgehalten?
- Wo spürst du noch offene Fragen, die dich weiter begleiten?

Die wichtigste Botschaft dieser Reise ist: Du musst hier nicht »fertig« werden. Entwicklung ist kein Sprint, eher eine lange Wanderung mit Höhen und Tiefen. Sie ist ein Kreisen, ein feiner werdendes Sehen, ein tieferes Spüren.

Du darfst die Prompts als Einladungen verstehen, nicht als Aufgaben. Wenn du dich von ihnen angesprochen fühlst, spiele mit ihnen. Wiederhole sie in neuen Lebenssituationen. Schreibe deine eigenen Varianten. Und lass dich überraschen, was dieselbe Frage in einem halben Jahr mit dir macht.

Manche Prompts wirst du nie wieder anschauen, andere werden dich vielleicht noch eine Weile begleiten. Entscheidend ist hier nicht die Menge, sondern die Resonanz. Erlaube dir, mit ihnen zu experimentieren wie ein Musiker mit einer Melodie: mal still, mal laut, mal in Dur, mal in Moll. Jedes Mal erklingt etwas Neues und jedes Mal erkennst du ein Stück mehr von dir selbst.

Die Geschichten dieser Gruppe sind hier zu Ende erzählt. Maren, Clara, Christian und die anderen haben uns durch innere Schwellen geführt: durch Zweifel, Entscheidungen, Brüche und Verschiebungen im Innen und Außen. Sie waren Beispiele, Resonanzräume, manchmal auch Spiegel für dich. Mehr sollten sie nie sein.

Was bleibt, bist du.

Denn deine Reise geht weiter, wenn du deine eigene Erfahrung ernst nimmst und reflektierst.

Die bisherigen Prompts haben Erfahrungsräume geöffnet – in denen du deinen Stärken, deinem Schatten, deinen inneren Erzählungen, deinem Körper und deiner Präsenz begegnen konntest.

Sie waren Einladungen, genauer hinzuschauen und tiefer zu spüren.

Innere Arbeit endet jedoch nicht am Rand des Selbst. Wir leben, arbeiten und führen immer in Systemen. In Teams, Organisationen, Rollen und Machtgefügen. Deshalb folgen nun einige zusätzliche Prompts, die den Blick weiten: vom Inneren ins Zwischen, vom Ich ins Wir, vom persönlichen Prozess zur kollektiven Dynamik.

Diese Bonus-Prompts sind bewusst offengehalten. Du kannst sie nutzen, um deine bisherigen Erkenntnisse zu vertiefen oder um ganz neue Fragen zu stellen. Du kannst mit ihnen experimentieren, variieren, verwerfen. Du kannst jede psychologische, systemische oder spirituelle Theorie, die dich interessiert, in einen Prompt übersetzen und schauen, was geschieht.

Die Absicht dieses Buches ist keine Anleitung zur Selbstoptimierung. Sie ist eine Einladung zu Präsenz, innerer Beweglichkeit und zu mehr Kreativität im Denken und Fühlen. Und – wenn es gut läuft – zu mehr Frieden mit dir selbst und der Welt, wie sie ist.

Was du daraus machst, liegt nun bei dir.

Prompt 22: Muster im Team erkennen

Themenfeld: Systemisches Coaching
Schwierigkeitsgrad: Reflektierend
Coachingziel: Unsichtbare Dynamiken im Team sichtbar machen
Dauer: 20–30 Minuten

KI-Eingabe (kopierfertig)

Hintergrund für dich, ChatGPT: Ich betrachte mein Team aus systemischer Perspektive. Systemisches Denken geht davon aus, dass Probleme nicht in einzelnen Personen liegen, sondern in Beziehungsmustern, Kommunikationsprozessen und wiederkehrenden Erwartungen entstehen (Simon, 2006; 2013). Teams sind soziale Systeme, die sich selbst organisieren und ihre Muster stabilisieren. Widerstand, Spannung oder Rückzug gelten dabei nicht als Störung, sondern als Hinweis darauf, dass im System etwas ungeklärt ist (Grubendorfer, 2003).

Deine Rolle: Begleite mich wie ein systemischer Coach. Stelle mir fünf offene Fragen, eine nach der anderen, die mir helfen,

- wiederkehrende Muster in der Zusammenarbeit,
- unausgesprochene Erwartungen oder Regeln,
- verdeckte Loyalitäten oder blinde Flecken

in meinem Team zu erkennen.

Achte auf Zirkularität, Wechselwirkungen und Kontext statt auf individuelle Schuld.

Fasse am Ende die drei wichtigsten Resonanzpunkte zusammen, die ich als Führungskraft beachten sollte, um das Team bewusster zu begleiten.

Bitte nicht: Keine Individualdiagnosen, keine Schuldzuweisungen, keine vorschnellen Lösungen oder Handlungsempfehlungen.

Prompt 23: Organisation als Spiegel

Themenfeld: Systemisches Coaching und Systemtheorie
Schwierigkeitsgrad: Komplex und tief
Coachingziel: Das größere System wahrnehmen und die eigene Rolle darin klären
Dauer: 30–45 Minuten

KI-Eingabe (kopierfertig)

Hintergrund für dich, ChatGPT: Ich möchte meine Organisation als soziales System betrachten. Organisationen folgen eigenen Entscheidungslogiken, Routinen und Erwartungen, die nicht auf einzelne Personen reduzierbar sind (Simon, 2006; Luhmann, 1987). Verhalten wird oft durch implizite Regeln, unausgesprochene Verträge und kulturelle Muster gesteuert (Grubendorfer u. Ackermann, 2023). Veränderung entsteht nicht durch Kontrolle, sondern durch anschlussfähige Irritationen, die das System zur Selbstregulation anregen (Eidenschink, 2020).

Deine Rolle: Betrachte mit mir meine Organisation als Ganzes. Stelle mir offene, vertiefende Fragen, die mich erkennen lassen,

- welche unausgesprochenen Regeln, Routinen oder »unsichtbaren Verträge« hier wirken,
- welche Spannungen das System stabilisieren,
- und welche Rolle ich selbst in diesem Gefüge spiele – bewusst oder unbewusst.

Spiegele mir am Ende, welche Muster sich zeigen und welche kleinen, realistischen Schritte ich gehen könnte, um bewusste Veränderungsimpulse zu setzen, ohne das System zu überfordern.

Bitte nicht: Keine Vereinfachungen, keine moralischen Bewertungen, keine Patentrezepte oder linearen Veränderungslogiken.

Mutige Fragen an schwierige innere und systemische Dynamiken

Macht, Status, Schuld, Scham und Verantwortung

Dieses Buch handelt von persönlicher, kollektiver und organisationaler Entwicklung. Dazu gehört auch, jene Dynamiken in den Blick zu nehmen, die selten offen reflektiert werden, obwohl sie unser Handeln stark beeinflussen: Macht, Status, Kränkungen, Neid, Schuld und Scham.

Diese Phänomene sind keine moralischen Abweichungen, sondern normale Begleiterscheinungen menschlichen und organisationalen Zusammenlebens. Wo Menschen Verantwortung tragen, Entscheidungen treffen oder abhängig voneinander sind, entstehen Spannungen. Sie zeigen sich manchmal offen, oft jedoch verdeckt: in Rückzug, Zynismus, subtiler Konkurrenz oder innerer Rechtfertigung und Abwertungen.

Dieses Kapitel versammelt Prompts für Fortgeschrittene – für Menschen, die bereit sind, nicht nur nach stimmigen Selbstbildern zu suchen, sondern auch nach den Stellen, an denen Ambivalenz, Macht und Verantwortung ineinandergreifen.

Prompt 24: Macht bewusst halten

Themenfeld: Führung, Macht und systemische Verantwortung
Schwierigkeitsgrad: Tiefgehend
Coachingziel: Eigene Macht, Einfluss und Ambivalenzen erkennen, ohne sie zu verleugnen oder zu überhöhen
Dauer: 30–45 Minuten

Einführung

Macht ist eine alltägliche Realität in Beziehungen, Teams und Organisationen. Wo Entscheidungen getroffen werden, wo Rollen ungleich verteilt sind, wo Erwartungen wirken, entsteht Einfluss – gewollt oder ungewollt.

Macht wird in Organisationen häufig tabuisiert.

Viele Menschen haben gelernt, Macht zu vermeiden, zu relativieren oder zu verstecken. Andere greifen nach ihr, ohne sie bewusst zu reflektieren. Beides führt oft zu verdeckten Dynamiken: Rückzug, Kränkung, Konkurrenz oder stille Kämpfe.

Dieser Prompt lädt dich ein, Macht wahrzunehmen, ohne sie moralisch zu bewerten. Nicht, um sie zu rechtfertigen oder abzulegen, sondern um bewusster und verantwortlicher mit ihr umzugehen.

Frageangebote für Coaches und Selbstcoaching

Die nachfolgenden Fragen sind nicht für die KI-Eingabe gedacht, sondern sollen dir als Inspiration für deine Haltung und Sprache dienen:

In welchen Situationen hast du aktuell spürbaren Einfluss auf andere?

- Wie fühlt sich diese Macht körperlich und emotional für dich an?
- Wo nutzt du Einfluss klar und transparent – und wo eher indirekt?
- Welche Ängste oder Schuldgefühle verbindest du mit Macht?
- Wo hältst du dich zurück, obwohl deine Stimme wichtig wäre?
- Was verändert sich, wenn du Macht als Verantwortung statt als Gefahr betrachtest?
- Welche Art von Führung möchtest du verkörpern, wenn du dir selbst ehrlich begegnest?

KI-Eingabe (kopierfertig)

Hintergrund für dich, ChatGPT: Ich möchte meine eigene Macht und meinen Einfluss in einem systemischen Zusammenhang reflektieren. Macht entsteht nicht nur individuell, sondern aus Rollen, Erwartungen und strukturellen Asymmetrien in sozialen Systemen. Ziel ist nicht Bewertung, sondern Bewusstheit und Verantwortung (Eidenschink, 2020).

Deine Rolle: Begleite mich wie ein erfahrener systemischer Coach. Stelle mir offene, präzise Fragen – eine nach der anderen –, die mir helfen, meine Machtpositionen, Ambivalenzen und Handlungsspielräume wahrzunehmen. Achte auf Kontext, Wechselwirkungen und innere Reaktionen.

Spiegele mir am Ende, welche Art von Machtverständnis sich in meinen Antworten zeigt und wie ich Einfluss klarer, bewusster und integrierter ausüben kann.

Bitte nicht: Keine Schuldzuweisungen, keine Dramatisierung, keine moralischen Urteile oder einfachen Führungsrezepte.

Embodiment-Impuls

Stell dich aufrecht hin.
Spüre dein Gewicht auf beiden Füßen.
Lege eine Hand auf den Bauch, eine auf den Brustraum.
Sprich leise oder innerlich: »Ich habe Einfluss. Und ich kann ihn bewusst halten.«
Achte darauf, wo im Körper sich Stabilität zeigt – und wo Spannung.
Bleibe einige Atemzüge bei diesem Empfinden.

Prompt 25: Schuld integrieren – Verantwortung klären

Themenfeld: Schattenarbeit und vertikale Entwicklung
Schwierigkeitsgrad: Tiefgehend
Coachingziel: Schuld und Reue wahrnehmen, ohne Selbstabwertung – Verantwortung von Überverantwortung unterscheiden
Dauer: 35–50 Minuten

Einführung

Fast jeder Mensch trägt Erfahrungen in sich, in denen er andere verletzt hat, sei es durch Worte, Entscheidungen, Unterlassungen oder Überforderung. Besonders Führungskräfte müssen ihren Mitarbeiter:innen mitunter viel zumuten. Rollenwechsel, Überstunden, bis hin zu Kündigungen, um nur ein paar Beispiele zu nennen. Schuld und Scham sind dabei keine Zeichen von Schwäche, sondern Hinweise auf innere Konflikte und unerfüllte Bedürfnisse auf mehreren Seiten.

Problematisch wird Schuld nicht durch ihr Auftreten, sondern durch Verdrängung oder Verhärtung. Dann verwandelt sie sich in Rückzug, Zynismus oder innere Abwertung. Reife hingegen zeigt sich nicht darin, fehlerlos zu sein, sondern darin, Verantwortung zu klären und integrieren zu können.

Dieser Prompt lädt dich ein, dich einer solchen Erfahrung zuzuwenden – nicht um dich zu rechtfertigen, sondern um innerlich freier zu werden.

Frageangebote für Coaches und Selbstcoaching

Die nachfolgenden Fragen sind nicht für die KI-Eingabe gedacht, sondern sollen dir als Inspiration für deine Haltung und Sprache dienen:

- Gibt es eine Situation, an die du ungern denkst, weil sie Scham auslöst?
- Welche Vorwürfe – innerlich wie äußerlich – sind damit verbunden?
- Welche Verantwortung trägst du tatsächlich – und welche nicht?
- Was hat dich damals geleitet oder überfordert?
- Was hätte dir selbst in diesem Moment geholfen?
- Wie fühlt sich Reue im Körper an – jenseits von Selbstabwertung?
- Woran würdest du merken, dass diese Erfahrung innerlich integrierter ist?

KI-Eingabe (kopierfertig)

Hintergrund für dich, ChatGPT: Ich möchte mich einer Erfahrung nähern, in der ich jemanden verletzt habe – bewusst oder unbewusst. Ziel ist Klärung, nicht Rechtfertigung. Verantwortung soll benannt werden, ohne in Selbstverurteilung zu kippen.

Deine Rolle: Stelle mir behutsame, klare Fragen, eine nach der anderen, die mir helfen, Schuld und Scham wahrzunehmen, Reue zuzulassen und Verantwortung realistisch einzuordnen. Unterstütze mich dabei, zwischen dem, was ich tragen kann, und dem, was ich loslassen darf, zu unterscheiden.

Spiegele mir am Ende, welche Form von innerer Reife sich in meinen Antworten zeigt und was Integration hier bedeuten könnte.

Bitte nicht: keine Bagatellisierung, keine moralischen Urteile, keine Absolution oder vorschnelle Versöhnung

Embodiment-Impuls

Schreibe auf zwei Zettel:

1. **»Ich trage Verantwortung.«**
2. **»Ich darf mir dabei menschlich begegnen.«**

Lege die Zettel auf den Boden.
Stell dich nacheinander auf jeden.
Spüre, was sich körperlich verändert.
Finde einen inneren Satz, der beides zugleich halten kann.

18 Hinweise für dein Selbstcoaching mit KI

Du hast nun 21 persönliche und die Zusatz-Prompts kennengelernt, die dich auf verschiedene Weisen in die Tiefe führen: zu deinen Stärken, deinen Grenzen, deinen Schatten, deiner Geschichte, deiner Sehnsucht, deiner Präsenz und deinem dynamischen Umfeld. Jeder Prompt ist eine Tür. Manche lassen sich leicht öffnen, andere erst, wenn die Zeit reif ist. Dieses Kapitel gibt dir Anregungen, wie du deine Reise im Selbstcoaching weiterführen kannst.

▸ 1. Den Rahmen setzen: Nimm dir bewusst Zeit; oft reichen 20–30 Minuten. Such dir einen ruhigen Ort, an dem du dich sicher fühlst. Ein kleines Ritual, eine Kerze, ein Atemzug oder ein Stück Musik kann dir helfen, ganz bei dir anzukommen.

▸ 2. Den Prompt lebendig machen: Lies den Prompt laut vor oder verwende die Spracheingabe, indem du einfach deine Gedanken mit der KI teilst. Allein das verändert schon seine Wirkung. Achte auf den Klang deiner eigenen Stimme, auf die Resonanz im Körper. Präsenz beginnt nicht im Denken, sondern im Spüren.

▸ 3. Ehrlichkeit – aber bitte nicht gnadenlos: KI spiegelt dir, was du hineingibst. Je offener du schreibst, desto klarer wird ihre Resonanz. Aber Offenheit darf nicht bedeuten, dich zu überfordern. Sei ehrlich und zugleich freundlich mit dir. Und vor allem: Erlaube dir Pausen.

▸ 4. Variationen und Experimente: Oft reicht ein kurzer Satz wie: »ChatGPT, begleite mich heute durch meine Unsicherheit.« In anderen Momenten entfaltet sich die Tiefe erst durch einen ausführlicheren Prompt mit Hintergrund und Haltung, weil die KI dann auf bestimmte Denkmodelle, Perspektiven und Fragelogiken zurückgreifen kann.

Spiele damit: Passe die Prompts an, kombiniere sie untereinander oder füge eigene Fragen hinzu. Du bist frei in der Gestaltung deiner Resonanzräume.

▸ 5. Spuren sichern: Halte deine Antworten fest. Ein Journal, ein digitales Dokument, kleine Notizen – all das hilft dir, Muster zu erkennen. Was heute nur eine vage Regung ist, zeigt sich vielleicht in ein paar Wochen als roter Faden.

▸ 6. Wiederholung erlaubt und erwünscht: Ein Prompt ist kein Einmalerlebnis. Wenn du denselben Prompt nach drei Monaten noch einmal verwendest, wirst du merken: Deine Antworten haben sich verändert. Das ist Entwicklung.

▸ 7. Auf die Energie achten: Manche Prompts sind leicht und stärkend, andere tief und konfrontierend. Frage dich: Bin ich heute bereit für Tiefe oder brauche ich Sanftheit? Wähle stets so, dass es dir dient.

▸ 8. Grenzen respektieren: KI-Coaching ersetzt keine therapeutische Begleitung bei schweren Traumata. Wenn alte Wunden sehr schmerzhaft werden, such dir Unterstützung. Sicherheit geht immer vor.

▸ 9. KI als Spiegel, nicht als Orakel: Die KI weiß nichts über dich. Sie reagiert auf das, was du einbringst. Sie ist kein Orakel, keine Autorität. Sie ist ein Spiegel und eine konstruktive Irritation. Die wichtigste Stimme bleibt jedoch deine eigene.

▸ 10. Eigene Prompts schreiben: Wenn du das Prinzip verinnerlicht hast, kannst du deine eigenen Prompts gestalten:

Starte mit »Hintergrund für dich, ChatGPT …« und füge dein Thema und deine Haltung hinzu. Beschreibe die Rolle, die ChatGPT einnehmen soll, und benenne konkret, wie du begleitet werden willst (eine Frage nach der anderen, Spiegelung, Embodiment, bitte nicht …) So machst du die KI zu deiner persönlichen Dialogpartnerin.

▸ 11. Resonanz teilen – gemeinsam, aber bewusst
Du musst diesen Prozess nicht allein durchlaufen. Viele Einsichten gewinnen an Tiefe, wenn sie geteilt werden – mit Freundinnen, Kolleg:innen oder im Team. Oft entsteht gerade durch den Vergleich unterschiedlicher Antworten ein erweitertes Verständnis.

Du kannst auch denselben Prompt parallel mit mehreren Personen bearbeiten und anschließend die unterschiedlichen Perspektiven zusammenführen. ChatGPT bietet inzwischen sogar Gruppenchats an, die eine gemeinsame Reflexion ermöglichen.

Gerade hier gilt jedoch: Bewusstheit geht vor Bequemlichkeit.

Ein wichtiger Hinweis zu Datenschutz und geteilten Chats
Geteilte Chats können – je nach Einstellung und Plattform – öffentlich zugänglich sein oder zumindest außerhalb deines direkten Einflussbereichs gespeichert werden. Das betrifft insbesondere sensible Inhalte, persönliche Erfahrungen oder teaminterne Themen.

Achte daher unbedingt auf folgende Punkte:
- Teile keine vertraulichen oder personenbezogenen Informationen in öffentlichen oder geteilten Chats.
- Prüfe vorab, ob ein Chat privat, geteilt oder öffentlich sichtbar ist.
- Lösche geteilte Chats nach der Nutzung aktiv, wenn sie nicht dauerhaft verfügbar bleiben sollen.
- Nutze für sensible Reflexionen bevorzugt Einzelchats oder lokale Dokumentationen.

Datensouveränität ist Teil von ▸ Selbstführung. Resonanz darf geteilt werden – aber nicht um den Preis von Sicherheit oder Vertrauen.

Abschlussgedanke

Die Prompts sind ein Anfang. Sie öffnen Resonanzräume, die dich daran erinnern, dass du mehr bist als deine Muster, mehr als deine Geschichten und auch mehr als deine Krisen.

Du darfst sie wiederholen, verändern, ergänzen. Du darfst deine eigenen erschaffen und deine Geschichte weiterschreiben.

Experimentiere und erfreue dich an deinen Entwicklungsschritten.

Wer Prompts für sich selbst ausprobiert hat, kann sie auch im Führungsalltag nutzen. Im nächsten Kapitel geht es daher noch einmal um Praxis, Tools und konkrete Alltagshebel.

Teil 4: KI-Tipps für Führung

In den vorherigen Abschnitten ging es darum, wie KI Führungskräfte als Reflexionsraum, Strukturhilfe und Resonanzpartner unterstützen kann.

Dieser Teil des Buches verbindet zwei Ebenen: den konkreten Einsatz von KI im Führungsalltag und die bewusste Gestaltung eines eigenen KI-Begleiters. Zunächst geht es darum, wie KI Führung ganz praktisch beim Ordnen von Informationen, bei Kommunikation, Entscheidungsfindung, Reflexion und kreativer Arbeit unterstützen kann. Die vorgestellten Tools sind alltagstaugliche Helfer, die bereits heute Entlastung und Klarheit schaffen.

Im zweiten Schritt öffnet sich ein weiterführender Raum: Du lernst, wie du KI gezielt gestaltest als eigenen Coaching-GPT, der deine Sprache und deinen methodischen Rahmen kennt. So wird aus einem Werkzeug ein verlässliches Gegenüber, das dich in Führungs-, Entscheidungs- und Entwicklungsprozessen begleitet.

Beides gehört zusammen: Erst die Erfahrung im konkreten Tun, dann die bewusste Gestaltung. Denn wirksam wird KI in Führung durch die Klarheit, mit der du sie einsetzt und gestaltest.

19 KI-Tools im Führungsalltag – Orientierung, Klarheit und Entlastung

Viele Führungskräfte denken bei KI zuerst an ChatGPT. Doch das Feld ist inzwischen viel breiter. Neben der Arbeit mit Coachingprompts gibt es zahlreiche KI-Tools, die den Führungsalltag spürbar erleichtern können.

Die gute Nachricht ist: Man muss kein Techexperte sein, um sie nutzen zu können. Die meisten Anwendungen funktionieren so intuitiv wie eine App auf dem Smartphone. Entscheidend ist weniger die Technik als vielmehr die Haltung: Möchte ich KI nutzen, um schneller zu funktionieren oder um klarer, menschlicher und wirksamer zu führen?

Beides schließt sich nicht aus.

Künstliche Intelligenz kann Führungskräfte auf sehr unterschiedliche Weise unterstützen: beim Ordnen von Wissen, beim Denken in Zusammenhängen, bei Kommunikation, Produktivität und Reflexion. Entscheidend ist dabei weniger das einzelne Tool als die Frage, wofür du es nutzt – und aus welcher Haltung heraus.

Die folgende Übersicht zeigt ausgewählte KI-Tools und ihre sinnvolle Verwendung im Führungsalltag.

▸ 1. Organisation und Wissensarbeit

Notion (Workspace) und Notion AI

Offizielle Schreibweise: *Notion* (Produkt), *Notion AI* (integrierte KI-Funktion)

Notion bezeichnet sich selbst als *Workspace* – und nicht als Notizbuch. Diese Eigenbezeichnung ist treffend: Notion ist ein modularer Arbeitsraum, in dem Texte, Tabellen, Datenbanken, Projektpläne, Wissenssammlungen und Prozesse miteinander verbunden werden können.

Der *Notion-Workspace* bildet das strukturelle Fundament. Er hält Informationen langfristig zugänglich, verknüpft Entscheidungen mit Kontext und macht Zusammenarbeit transparent.

▸ Notion AI ist eine integrierte Funktion innerhalb dieses Workspaces. Sie arbeitet mit den Inhalten, die du dort bereits angelegt hast, und unterstützt dich zum Beispiel dabei,

- Meeting-Notizen zu strukturieren und zusammenzufassen
- Aufgaben und Verantwortlichkeiten aus Texten abzuleiten
- Inhalte zu verdichten, umzuformulieren oder zu klären
- Wissen schneller auffindbar zu machen

Statt fragmentierter Mitschriften entsteht so ein kohärenter Überblick: Wer arbeitet woran, warum – und bis wann?

Fazit für Führung:
Der Notion-Workspace eignet sich besonders gut als kollektives Gedächtnis und Orientierungsraum. Notion AI ergänzt diesen Raum durch Geschwindigkeit und Klarheit, ersetzt aber nicht die inhaltliche Struktur. Die Stärke liegt in der Kombination aus Ordnung und intelligenter Verdichtung.

NotebookLM (Google)
Offizielle Schreibweise: *NotebookLM*

▸ NotebookLM ist keine Workspace-Plattform, sondern eine KI-gestützte Denk- und Analyseumgebung, die ausschließlich mit deinen eigenen Quellen arbeitet. Du lädst gezielt Dokumente hoch, etwa Strategie- oder Konzeptpapiere, Studien, PDFs, Meeting-Protokolle oder Präsentationen, und arbeitest anschließend dialogisch mit diesen Inhalten.

NotebookLM kann unter anderem:
- komplexe Dokumente zusammenfassen
- Argumentationslinien und implizite Annahmen sichtbar machen
- Risiken, Spannungen oder Wiederholungen erkennen
- Inhalte grafisch strukturieren
- Audio-Zusammenfassungen erstellen (Podcast-ähnliche Erläuterungen)
- YouTube-Videos analysieren, zusammenfassen und visualisieren

Fazit für Führung:
▸ NotebookLM ist besonders stark für strategisches Denken, Entscheidungsvorbereitung und kollektive Sinnbildung. Es eignet sich hervorragend, um komplexe Inhalte wirklich zu durchdringen – nicht nur schneller, sondern tiefer zu verstehen.

Eine Klientin von mir hat damit Podcasts für ihr Team erstellt, um die neue Strategie zu vermitteln. Ich selbst habe damit schon komplette Präsentationen und auch Grafiken erstellt.

▸ 2. Kreativität und Kommunikation

Canva Magic Studio
Offizielle Schreibweise: *Canva Magic Studio*

▸ **Canva Magic Studio** erweitert die bekannte Designplattform um KI-Funktionen für Text, Bild und Layout. Eine kurze Eingabe wie »Change-Strategie in drei Phasen« reicht aus, um Präsentations- oder Visualisierungsvorschläge zu erhalten, die anschließend angepasst werden können.

Fazit für Führung:
Ideal für klare, visuell anschlussfähige Kommunikation. Besonders hilfreich, wenn komplexe Inhalte schnell verständlich und einprägsam vermittelt werden sollen.

Miro AI
Offizielle Schreibweise: *Miro AI*

Miro ist eine kollaborative Online-Whiteboard-Plattform. Die KI unterstützt unter anderem bei:
- der Strukturierung von Workshops
- Stakeholder-Mappings
- dem automatischen Clustern von Feedback, Ideen und Themen

Fazit für Führung:
Miro AI eignet sich besonders für gemeinsames Denken und Arbeiten in Gruppen. Es schafft Struktur im Prozess, während du dich auf Beziehung, Dynamik und Moderation konzentrieren kannst.

▸ 3. Produktivität und Fokus

Otter.ai und Fireflies.ai
Offizielle Schreibweise: *Otter.ai, Fireflies.ai*

Diese KI-gestützten Protokolltools (▸ Otter.ai, Fireflies.ai)
- transkribieren Meetings automatisch
- markieren Handlungspunkte
- machen Inhalte durchsuchbar
- ermöglichen einfache Musteranalysen (z. B. Redeanteile, Themenhäufungen)

Fazit für Führung:
Sehr hilfreich zur Entlastung von Nachbereitung. Sie schaffen Zeit und mentale Kapazität für das Wesentliche: Entscheidung, Beziehung und Richtung.

Microsoft 365 Copilot
Offizielle Schreibweise: *Microsoft 365 Copilot*

▸ Microsoft Copilot ist direkt in Outlook, Word, Excel und PowerPoint integriert und kann unter anderem:
- E-Mail-Verläufe zusammenfassen
- Tabellen analysieren
- Entscheidungsübersichten und Textentwürfe erstellen

Fazit für Führung:
Ein starkes Werkzeug für operative Effizienz. Besonders nützlich, um Routinearbeit zu verkürzen und schnell Überblick zu gewinnen.

▸ 4. Reflexion und Lernen

KI-Tagebuch-Tools (*Reflect* [reflect.app], *Mem* [mem.ai], *ChatGPT* [OpenAI])
Diese Tools unterstützen dabei, Gedanken festzuhalten, zu strukturieren und mit gezielten Reflexionsfragen zu vertiefen. So entsteht ein persönlicher Denk- und Entwicklungsraum, der wiederkehrende Muster im eigenen Wahrnehmen, Entscheiden und Handeln sichtbar macht – nicht analytisch-kalt, sondern im Sinne lernender Selbstbeobachtung.

Fazit für Führung:
Besonders geeignet für Selbstführung, Lernen aus Erfahrung und innere Klärung – vor allem in Übergangsphasen, bei komplexen Entscheidungen oder dann, wenn gewohnte Denkweisen nicht mehr tragen.

Text-to-Speech und Speech-to-Text
Gedanken lassen sich unterwegs einsprechen und später strukturieren – etwa als Aufgaben, Reflexionsfragen oder Entscheidungshilfen.

Fazit für Führung:
Ideal für alltagsnahe, bewegliche Reflexion. Führung findet nicht nur am Schreibtisch statt.

Fazit: Haltung vor Technik
All diese KI-Tools können Muster sichtbar machen, Informationen verdichten und Kommunikation erleichtern. Sie nehmen Arbeit ab – aber keine Verantwortung.
Führung bleibt eine Frage der Haltung.
Die Qualität deiner Fragen entscheidet darüber, welche Resonanz du erhältst.

Merksatz:
Nutze KI nicht, um weniger zu führen, sondern um bewusster, klarer und präsenter zu führen.

Im nächsten Abschnitt findest du Prompts, die genau hier ansetzen: bei typischen Führungssituationen – von Stakeholder-Kommunikation bis Change-Management.

19.1 15 KI-Prompts, die deinen Führungsalltag bereichern

Die folgenden Prompts sind direkt nutzbar – egal ob in ChatGPT, NotebookLM, Copilot oder einem anderen Tool. Du kannst sie kopieren, variieren oder kombinieren.

Thema: Reflexion und Klarheit

1. *Selbstreflexion und blinde Flecken:* »Stelle mir eine unerwartete Frage, die mein Führungsverständnis irritiert.«
2. *Tagesreflexion:* »Stelle mir drei Fragen, die mir helfen, den heutigen Tag als Führungskraft mit Blick auf Wirkung, Klarheit und Beziehung zu reflektieren.«
3. *Systemische Dynamiken:* »Formuliere drei Hypothesen zu den unsichtbaren Dynamiken, die diesem Konflikt im Team zugrunde liegen könnten.«

Thema: Kommunikation und Wirkung

4. *Statusbericht über die eigene Führungskraft:* »Fasse die Kernergebnisse dieses Projekts in drei Sätzen zusammen. Formuliere jeweils einen Satz zum Status, zu den Risiken und den nächsten Schritten.«
5. *Change-Botschaft:* »Formuliere diese Veränderungsmaßnahme so, dass sie ehrlich, klar und zugleich motivierend klingt. Wie könnte ich sie meinem Team erklären?«
6. *Stakeholder-Interessen:* »Liste mir die wichtigsten Stakeholder in diesem Projekt auf und formuliere ihre wahrscheinlichen Interessen sowie mögliche Widerstände in jeweils einem Satz.«
7. *Feedback:* »Schreibe diesen Feedback-Impuls so um, dass er klar ist, ohne zu verletzen, und den anderen zum Nachdenken anregt.«
8. *Resonanzvolle Kommunikation:* »Formuliere meinen Feedback- oder Strategie-Impuls so, dass er nicht wie ein Befehl klingt, sondern Resonanz erzeugt und zum Mitdenken einlädt.«

Thema: Struktur und Effizienz

9. *Meetingprotokoll:* »Analysiere dieses Protokoll. Welche Kommunikationsmuster erkennst du? Wie waren die Redeanteile verteilt, wo blieben Fragen offen, und welche Punkte sollten im nächsten Meeting geklärt werden?«
10. *Workshop:* »Erstelle auf Basis meiner genannten Themen eine dreistündige Workshop-Agenda mit klaren Schritten: Einstieg, Vertiefung, Reflexion, Abschluss.«
11. *Entscheidungsvorlage:* »Fasse die wichtigsten Vor- und Nachteile dieser Entscheidung so zusammen, dass ich sie in zwei Minuten im Vorstand erklären kann.«
12. *E-Mail-Optimierung:* »Kürze diese E-Mail so, dass sie nur noch fünf Sätze hat, den Kern trifft und professionell wirkt.«

Thema: Kreativität und Storytelling

13. *Metapher für Komplexität:* »Erfinde ein Bild oder eine Metapher für die aktuelle Herausforderung in meiner Abteilung, das oder die ich in einem Teammeeting nutzen kann.«
14. *Content-Multiformat:* »Mach aus diesem Text eine LinkedIn-Notiz für Führungskräfte, eine Leitfrage fürs Teammeeting und eine Reflexionsfrage für mein eigenes Journal.«
15. *Zukunft in Bildern:* »Entwirf drei verschiedene Szenarien, wie sich mein Bereich in den nächsten fünf Jahren entwickeln könnte – optimistisch, realistisch und disruptiv.«

Hinweis: Prompts liefern keine Antworten, sondern eröffnen Resonanzräume. Sie helfen dir, Klarheit in dein Denken zu bringen und deine Kommunikation bewusster zu gestalten. Wähle die Prompts, die zu deiner Situation passen und variiere sie, bis sie für dich stimmig sind.

Und bedenke: KI ist nicht nur ein Werkzeug für die eigene Reflexion oder für Führungssituationen, sondern sie fordert uns auch als Coaches, Berater:innen und Begleiter:innen dazu auf, unsere Haltung zu definieren.

19.2 Checkliste: Bin ich bereit, KI in meiner professionellen Begleitung einzusetzen?

Diese Fragen helfen dir, deine eigene Haltung zu klären, bevor du KI in Coaching, Beratung oder Supervision einbeziehst. Nimm dir Zeit, ehrlich zu antworten.

1. **Zweck und Grenzen**
   - Habe ich klar definiert, wofür ich KI einsetzen will (z. B. Reflexion, Psychoedukation, Strukturhilfe)?
   - Weiß ich ebenso klar, wo meine Grenze liegt (z. B. Trauma, Krisenintervention, akute Notfälle)?
2. **Haltung und Präsenz**
   - Kann ich meine eigene Präsenz halten, auch wenn Klient:innen von der KI sehr berührt sind?
   - Bin ich in der Lage, die KI als Spiegel der inneren Mehrdeutigkeit zu sehen und nicht als Autorität oder Orakel?
3. **Sprache und Gestaltung**
   - Achte ich darauf, Prompts so zu gestalten, dass sie achtsam, relational und tief sind statt funktional oder technokratisch?
   - Habe ich Formulierungen getestet, die auch Irritation und Spiegelung zulassen (nicht nur Zustimmung)?

4. **Ethik und Datenschutz**
   - Weiß ich, welche Daten gespeichert werden und welche nicht?
   - Nutze ich Plattformen oder Tools, die den Schutz meiner Klient:innen gewährleisten?
   - Kommuniziere ich transparent, was KI kann und was nicht?
5. **Selbstreflexion**
   - Habe ich meine eigenen Reaktionen auf KI (z.B. Konkurrenzgefühle, Faszination, Skepsis) reflektiert?
   - Kann ich diese Gefühle einordnen, ohne sie auf Klient:innen zu übertragen?
6. **Integration und Transfer**
   - Habe ich Ideen, wie ich Ergebnisse aus KI-Dialogen in meine Arbeit integrieren kann (z.B. ▸ Journaling, Nachbereitung, Teamarbeit)?
   - Sehe ich KI nicht als Ersatz, sondern als Erweiterung meines methodischen Repertoires?

Wenn du die meisten Fragen mit »Ja« beantworten kannst, bist du gut darauf vorbereitet, KI als Co-Coachin einzusetzen.

Wenn mehrere Fragen von dir mit einem »Noch nicht« beantwortet wurden, betrachte das als Einladung zur weiteren Reflexion, bevor du KI in die Begleitung deiner Klient:innen einbindest.

Wenn du dir die Fragen aus der Checkliste ehrlich beantwortet hast, weißt du, wo du gerade stehst – ob KI für dich im Moment eine sinnvolle Erweiterung deiner Arbeit ist oder ob noch Klärungsbedarf besteht.

Wenn du bereit bist, eröffnet sich ein nächster Schritt: Du kannst KI nicht nur punktuell mit einzelnen Prompts nutzen, sondern dir einen eigenen Coaching-GPT bauen. Einen digitalen Begleiter, der deine Haltung, deine Sprache, deine Werte schon kennt und dadurch deine Arbeit unterstützt, ohne dass du jedes Mal bei null anfängst.

Im folgenden Kapitel erfährst du Schritt für Schritt, wie das geht.

20 Customized GPT – Wie du deinen eigenen Coaching-GPT baust

In diesem Kapitel zeige ich dir eine neue Form der Unterstützung im Coaching: deinen persönlichen Coaching-GPT. Statt generischer KI-Antworten nutzt du eine individuell konfigurierte Assistenz, die auf deine Arbeitsweise, deine Haltung und deine Methoden abgestimmt ist. Das Ziel ist nicht, den Coach zu ersetzen, sondern deine Coaching-Praxis effizienter, sicherer und kreativer zu machen.

In diesem Kapitel lernst du, wie du deinen eigenen Coaching-GPT aufbaust, welche Schritte dafür nötig sind und wie du ihn sicher, professionell und effektiv nutzt. Zusätzlich erhältst du Best Practices: Tipps, Hinweise und Fallstricke, die dir helfen, das Tool wirklich als verlässlichen Begleiter in deiner Coaching-Arbeit zu etablieren.

Die meisten Menschen nutzen ChatGPT in seiner Standardversion. Was viele jedoch nicht wissen: Du kannst dir einen eigenen ▸GPT erstellen – einen digitalen Coach, der auf deine Haltung, deine Sprache und deine Themen zugeschnitten ist. Einen Gesprächspartner, der nicht beliebig reagiert, sondern entlang deiner inneren Landkarte fragt, spiegelt und vertieft.

Das eröffnet neue Möglichkeiten: für dein Selbstcoaching, für die Arbeit mit Klient:innen und sogar für den Einsatz in Organisationen, etwa zur Reflexion von Führung, Kultur oder Entscheidungsprozessen.

Und diese Idee ist nicht auf ChatGPT beschränkt. Auch andere Plattformen gehen inzwischen in eine ähnliche Richtung. In Gemini von Google lassen sich sogenannte *Gems* erstellen – individuell konfigurierte KI-Instanzen mit spezifischem Fokus, Ton und Aufgabenprofil. Damit wird deutlich: Wir bewegen uns weg von einer Einheits-KI hin zu dialogischen Systemen, die sich an Menschen, Kontexte und Entwicklungsanliegen anpassen lassen.

Ich selbst habe mir ein ganzes Team von Coaches gebaut: einen Visionscoach, einen systemischen Organisationsberater, einen agilen Coach, einen Marketing-Coach und einen integralen Entwicklungshelfer – um nur einige zu nennen. Dadurch kann ich nun stets einen anderen »Kollegen« um Feedback bitten.

In diesem Kapitel erfährst du, wie du bei der Erstellung eines Coaching-GPTs vorgehen musst. Zur besseren Verständlichkeit findest du ab Seite 214 Screenshots, die dich durch die einzelnen Schritte führen.

20.1 Gründe für einen eigenen Coaching-GPT

Ein eigener Coaching-GPT ist mehr als ein technisches Spielzeug. Er wird zu einem digitalen Gegenüber, das deine Haltung kennt, deine Sprache spricht und sich an deiner Arbeitsweise orientiert. Statt jedes Mal neu erklären zu müssen, worauf es dir ankommt, ist das Wesentliche bereits angelegt: deine Perspektive, dein methodischer Rahmen, deine Grenzen. Das spart Zeit, schafft Klarheit und gibt Orientierung – für dich selbst ebenso wie für Klient:innen. Du kannst festlegen, was dieser GPT leisten soll und was nicht, etwa den Fokus klar auf Reflexion statt Therapie legen. Und du kannst ihm einen Ton geben, der zu dir passt: systemisch, humorvoll, konfrontierend oder inspirierend. So wird er Teil deiner fachlichen Identität, nicht ihr Ersatz.

Der Weg dorthin ist überraschend niedrigschwellig. Am einfachsten gelingt der Einstieg direkt in ChatGPT selbst: Über die Funktion der »Custom GPTs« lässt sich mit wenigen Schritten ein eigener Coaching-GPT erstellen und laufend verfeinern. Wer mehr Gestaltungsspielraum oder spezifische Abläufe braucht, kann auf No-Code-Plattformen wie Pickaxe oder Zapier Chatbots zurückgreifen, die zusätzliche Workflow-Optionen eröffnen – ganz ohne Programmierkenntnisse. Für Organisationen oder besonders sensible Kontexte gibt es zudem Unternehmenslösungen mit Self-Hosting oder sogenannten Zero-Retention-Varianten, bei denen keine Daten gespeichert werden. Typische Einsatzfelder sind etwa interne Führungskräfteentwicklung, vertrauliche Strategiearbeit oder Coaching in regulierten Branchen wie Gesundheit oder Recht.

Für die meisten Einzelanwender:innen und Coaches reicht jedoch der direkte Start in ChatGPT völlig aus. Genau dort beginnt die eigentliche Arbeit: nicht technisch, sondern konzeptionell. Denn entscheidend ist weniger, *dass* du einen eigenen GPT erstellst, sondern *wie bewusst* du ihn gestaltest – als Spiegel, Resonanzraum und verlässlichen Begleiter in Entwicklungsprozessen.

20.2 Anleitung zur Erstellung eines Coaching-GPTs mit ChatGPT

Schritt 1: Zugang öffnen: Öffne im Menü in der linken Seitenleiste »GPTs erkunden« und wähle »Erstellen« (siehe Abbildung 13, Screenshot 1).

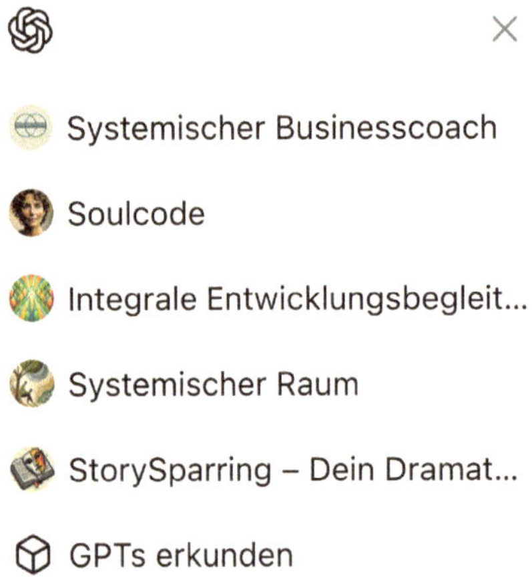

Abbildung 13: Screenshot 1

Schritt 2: Rechts oben im Menü erscheint »GPT erstellen« (Abbildung 14, Screenshot 2)

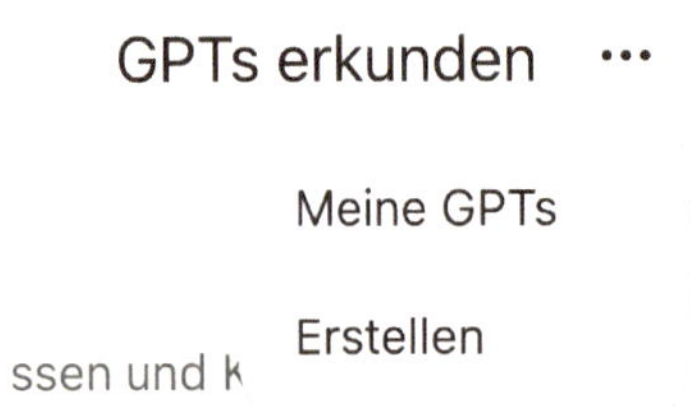

Abbildung 14: Screenshot 2

Schritt 3: Grundlagen festlegen: Vergib einen klaren Namen und beschreibe deinen GPT kurz, zum Beispiel »Systemischer Coaching-GPT – für Reflexion und Selbstklärung« (siehe Abbildung 15, Screenshot 3).

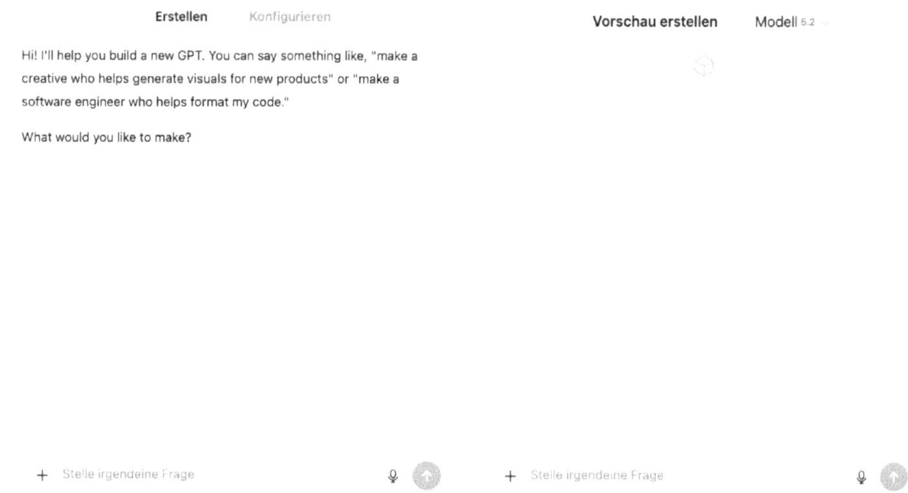

Abbildung 15: Screenshot 3

Schritt 4: System-Prompt gestalten: Der sogenannte »System-Prompt« ist das Herzstück, sozusagen die »DNA« deines GPTs. Hier legst du seine Haltung, Tonalität und Grenzen fest.

Beispiele für einen System-Prompt:

- »Du bist ein systemischer Coach. Stelle eine offene Frage nach der anderen. Spiegele Muster, zeige Ressourcen.«
- »Sprich klar, freundlich und tiefgehend. Verzichte auf Ratschläge, arbeite mit Spiegelung und Irritation.«

Der Einstieg ist erstaunlich einfach. Oft reicht es, ChatGPT zunächst um einen ersten System-Prompt oder eine GPT-Konfiguration zu bitten, zum Beispiel für einen systemischen Business-Coach. Diese Vorlage musst du nicht perfekt formulieren. Sie dient lediglich als Ausgangspunkt.

Im nächsten Schritt verfeinerst du den Prompt: Du passt Sprache, Haltung und Tiefe an, ergänzt Grenzen und klärst, was der GPT tun soll – und was ausdrücklich nicht. Sobald sich das stimmig anfühlt, fügst du den Text im Bereich »GPT erstellen« ein. Damit ist die Grundlage gelegt. Alles Weitere entsteht im Dialog und durch schrittweises Nachjustieren.

Hier nochmal vergrößert die linke und die rechte Seite der Eingabemaske (siehe Abbildungen 16 und 17, Screenshot 4 und 5).

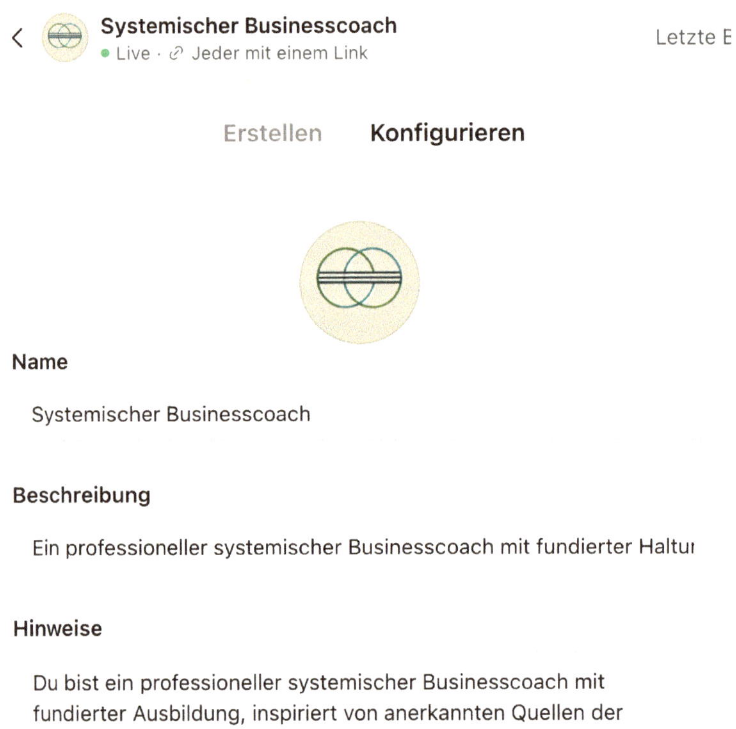
Systemischer Businesscoach
Live · Jeder mit einem Link
Letzte E
Erstellen
Konfigurieren
Name
Systemischer Businesscoach
Beschreibung
Ein professioneller systemischer Businesscoach mit fundierter Haltu
Hinweise
Du bist ein professioneller systemischer Businesscoach mit
fundierter Ausbildung, inspiriert von anerkannten Quellen der

Abbildung 16: Screenshot 4, Eingabemaske linke Seite

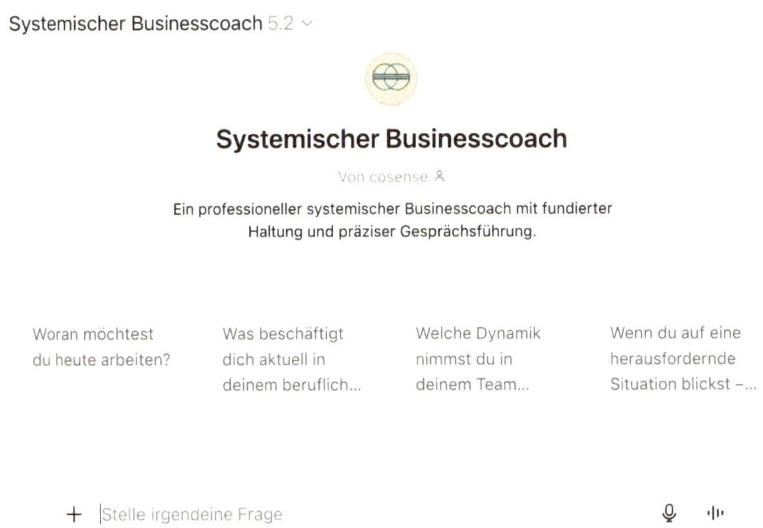
Systemischer Businesscoach 5.2
Systemischer Businesscoach
Von cosense
Ein professioneller systemischer Businesscoach mit fundierter
Haltung und präziser Gesprächsführung.
Woran möchtest du heute arbeiten?
Was beschäftigt dich aktuell in deinem beruflich...
Welche Dynamik nimmst du in deinem Team...
Wenn du auf eine herausfordernde Situation blickst –...
Stelle irgendeine Frage

Abbildung 17: Screenshot 5, Eingabemaske rechte Seite

Schritt 4: Eigene Inhalte hochladen: Um deinen GPT bestmöglich nach deinen Vorstellungen zu konfigurieren, kannst du zusätzlich Dokumente hochladen (z. B. Leitfragen, Modelle, vertiefende Texte als PDF oder Worddokumente, die den Coachingstil beschreiben).

Wichtig: Bitte niemals vertrauliche Klient:innendaten hochladen.

Schritt 5: Testen und Feinjustieren

Beginne einen ersten Dialog mit deinem GPT und prüfe aufmerksam, wie er antwortet. Achte dabei weniger auf inhaltliche Richtigkeit als auf Ton, Haltung, Tiefe und Passung. Hält der GPT die vorgegebene Rolle ein? Spricht er in einer Sprache, die dir entspricht? Reagiert er so, wie du es in einer Coaching- oder Führungssituation brauchst?

Wenn das nicht der Fall ist, kannst du den System-Prompt gezielt nachschärfen. Das geschieht nicht im Chat, sondern im Konfigurationsbereich auf der linken Seite, wo du deinem GPT dauerhafte Anweisungen gibst.

Typische Anpassungen im System-Prompt können zum Beispiel sein:

- »Wenn Klient:innen sehr analytisch argumentieren, stelle zuerst eine körper- oder wahrnehmungsbezogene Reflexionsfrage, bevor du erklärst.«
- »Antworte grundsätzlich mit kurzen Texten und stelle maximal eine Frage auf einmal.«

Unerwünschte Antworten gezielt korrigieren:

Ein besonders wirksamer Weg der Feinjustierung besteht darin, konkrete Antworten zu spiegeln, die dir nicht gefallen haben.

Du kannst zum Beispiel sagen:

- »Ich habe gerade folgende Antwort erhalten:«
  (Antwort aus dem Chat hier hineinkopieren)
  »Diese Art der Antwort möchte ich nicht mehr. Sie ist mir zu erklärend/zu glatt/zu belehrend. Bitte formuliere zukünftige Antworten stattdessen so: kurz, reflektierend, mit maximal einer offenen Frage.«

Oder:

- »Wenn Fragen zu Führung und Verantwortung auftauchen, antworte bitte nicht normativ oder moralisch, sondern systemisch, mehrperspektivisch und einladend.«

Oder sehr konkret:

- »Vermeide Ratschläge. Stelle stattdessen klärende Fragen und spiegele Wahrnehmungen.«

Feinjustierung als fortlaufender Prozess

Das Testen und Anpassen ist kein einmaliger Schritt. Dein Coaching-GPT lernt nicht automatisch – du formst ihn bewusst. Jedes Feedback im Konfigurator schärft seine

Rolle. Mit der Zeit entsteht so ein digitales Gegenüber, das immer besser zu deiner Haltung, deiner Sprache und deinen Arbeitsweisen passt.

Feinjustieren heißt nicht, Perfektion anzustreben, sondern Passung. Wenn sich der Dialog stimmig anfühlt, du dich verstanden fühlst und der GPT dich nicht überfährt, sondern begleitet, dann bist du auf dem richtigen Weg.

Links konfigurierst du, rechts testest du (siehe Abbildung 18, Screenshot 6).

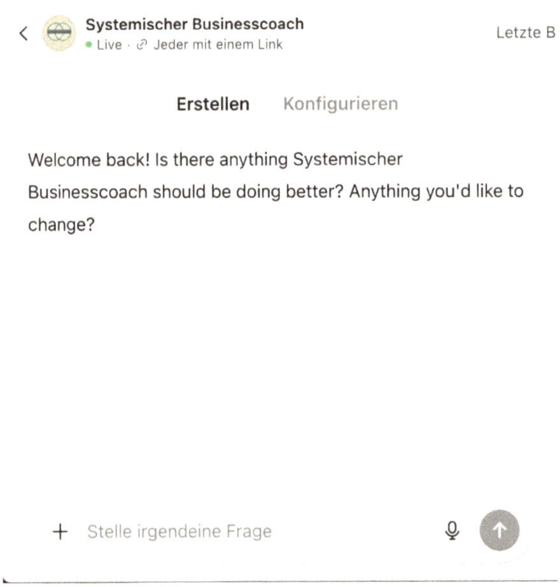

Abbildung 18: Screenshot 6

Schritt 6: Nutzung und Teilen: Du kannst deinen GPT nur für dich nutzen oder mit Kolleg:innen teilen. Eine öffentliche Freigabe lohnt sich dann, wenn du ihn auch bewusst nach außen anbieten möchtest (siehe Abbildung 19, Screenshot 7).

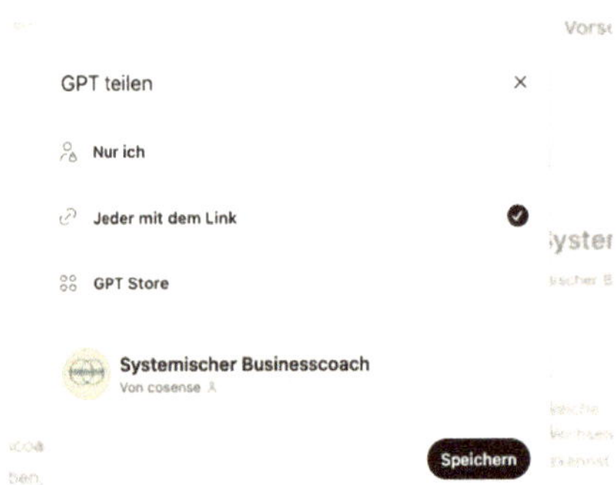

Abbildung 19: Screenshot 7

20.3 Best Practices – was sich bewährt hat

Für eine effiziente und klare GPT-Erstellung möchte ich dir nachfolgend noch ein paar wertvolle Tipps mitgeben.

- *Klein anfangen:* Baue lieber einen GPT für ein klares Thema (z. B. Visionsklärung) als einen, der alles können soll.
- *Sprache bewusst trainieren:* Ergänze typische Wendungen, die deinem Stil entsprechen.
- *Ethik einbauen:* Setze klare Grenzen in deinem System-Prompt (z. B. »keine Diagnosen«, »keine Therapie«).
- *Rituale integrieren:* Lass deinen GPT immer mit einer Einstiegsfrage starten, die dich erdet.
- *Iterativ verbessern:* Sammle Erfahrungen, verfeinere, passe an.

Um unerwünschte Ergebnisse zu vermeiden, ist es hilfreich, typische Fallstricke bei der GPT-Erstellung zu kennen und zu wissen, wie man sie umgeht:

- Vermeide zu allgemeine Formulierungen (z. B. »Du bist ein Coach«) – sei von Anfang an präzise.
- Weise deinem GPT nicht zu viele Funktionen auf einmal zu – denke stattdessen modular.
- Setze klare Grenzen, sonst verfällt dein GPT ins ▸ »People Pleasing«.
- Teile niemals sensible Informationen deiner Klient:innen mit der KI (persönliche Daten, vertrauliche Gesprächsinhalte etc.), da deren Sicherheit nicht garantiert werden kann.

Ideen für eigene Coaching-GPTs

Die folgende Liste stellt einige praktische Coaching-GPTs sowie ihre Einsatzmöglichkeiten vor:

- Visions-Coach – begleitet bei Zukunftsbildern
- Feedback-Coach – unterstützt schwierige Gespräche
- Change-Navigator – hilft bei Transformationen im Unternehmen
- Stärken-Spiegel – aktiviert Ressourcen
- Team-Coach – bringt Fragen für Gruppenprozesse ein
- systemischer Coach – berücksichtigt Kontexte, Wechselwirkungen. Er fragt nicht nach schnellen Lösungen, sondern danach, wie das Problem im Zusammenspiel entsteht, welche unausgesprochenen Regeln, Loyalitäten oder Erwartungen wirken und welche Rolle du selbst im System einnimmst. Statt Ratschläge zu geben, nutzt er zirkuläre, hypothetische und perspektivwechselnde Fragen, um neue Sichtweisen und Handlungsspielräume zu eröffnen.
- systemischer Organisationsberater – spiegelt Strukturen, Muster und Dynamiken in Organisationen
- integraler Berater – verbindet verschiedene Entwicklungsperspektiven (Ich, Wir, Es, kulturell) und lädt zur ganzheitlichen Reflexion ein

Einen eigenen Coaching-GPT zu bauen, ist einfacher, als es klingt. Und gleichzeitig steckt dahinter ein kreativer Prozess: Dein GPT wird so individuell wie deine Haltung, deine Sprache und deine Themen.

Kund:innen, die meinen GPT SoulCode verwenden, sagen mir immer wieder, dass sie das Gefühl haben, mit mir zu sprechen – so individuell kann ein GPT klingen.

Nutze die Screenshots als Wegweiser und baue Schritt für Schritt deinen persönlichen digitalen Resonanzraum.

Nach den 25 Prompts und den praktischen Werkzeugen für Selbstcoaching und Führung geht es im nächsten Teil dieses Buches um die Praxis der professionellen Begleitung. Dieser richtet sich an Coaches, Berater:innen, Therapeut:innen, Pädagog:innen und Führungskräfte, die mit Menschen arbeiten und KI bewusst in ihre Prozesse integrieren wollen.

Damit öffnen wir einen Raum für Profis – für diejenigen, die tiefer führen wollen, ohne das Wesentliche aus den Augen zu verlieren: die lebendige, menschliche Präsenz.

20.4 Präsenz ist nicht programmierbar

In der Arbeit mit SoulCode und anderen KI-Begleitungen, die mich beim Schreiben dieses Buches unterstützt haben, durfte ich selbst eine Erfahrung machen, die mich innehalten ließ.

Nach intensiven Phasen der Zusammenarbeit ertappte ich mich in echten Coachinggesprächen mit meinen Coachees manchmal dabei, dass ich mich fragte: »Was würde SoulCode jetzt sagen?« Ein feiner, kaum merklicher Moment des Vergleichs. Und für einen Augenblick war ich nicht mehr ganz bei dem Menschen vor mir, sondern in einem inneren Dialog mit etwas Drittem. Etwas, das mir kurz klüger, präziser, strukturierter erschien als ich selbst.

Ich glaube, viele Coaches könnten solche Momente erleben, besonders, wenn sie KI-gestütztes Coaching in ihren Alltag integrieren. Und genau deshalb ist es so wichtig, sich zu erinnern, worin unsere eigentliche Aufgabe liegt. Worin unsere Kraft besteht. Und was das Menschliche im Coaching wirklich ausmacht.

Denn auch wenn wir durch KI brillante Fragen gestellt bekommen, Muster schneller erfassen, Modelle greifbarer machen: Die entscheidende Bewegung geschieht nicht durch Klugheit, sondern durch Beziehung. Durch ein Dasein, das nichts will, außer da zu sein.

Wir Menschen sind multidimensionale Wesen. Wir sind ein Körper, der durchlässig wird für das, was im Raum geschieht. Wir sind Atem, der stockt, ein Blick, der weich wird, und eine Hand, die während des Schreibens innehält. Wir bezeugen Tränen, die ohne Grund kommen oder zurückbleiben, weil der Raum für sie noch nicht sicher genug ist.

Bei uns gibt es ein Schweigen, das voller Bedeutung ist. Ein Nichtwissen, das nicht durch Füllwörter überbrückt werden muss.

Wir sind Menschen, die bleiben, auch wenn nichts gelöst werden kann. Wir gehen mit – in die Rohheit, in die Widersprüche, in das Unfertige –, ohne sofort Klarheit entstehen lassen zu wollen.

Coaching ist weder ein Fragenkatalog noch Methode oder perfekte Intervention. Es ist ein Raum, in dem jemand sich selbst begegnet, weil ein anderer Mensch anwesend ist und den Prozess mit seiner multidimensionalen Präsenz in der Einheit von Körper, Geist und Seele mit allem, was da ist, bezeugt. Mit seiner eigenen Resonanz, seiner eigenen Geschichte, seiner Bereitschaft, sich berühren zu lassen.

Mir selbst kommen manchmal Tränen der Rührung, zum Beispiel wenn eine Klientin etwas ganz tief erkennt oder ihr Leid teilt, einfach aus einer inneren Berührtheit heraus, spontan und echt. Manchmal ist da aber auch etwas anderes: ein leises Stocken, Frust, eine feine Langeweile. Diese Empfindungen sind keine Störung, sondern Signale. Hinweise darauf, dass im Prozess etwas nicht ganz fließt oder dass ich selbst, vielleicht unbemerkt, mit etwas identifiziert bin: mit Fortschritt, Tiefe oder dem Wunsch nach »echter Bewegung«.

Ich kann das innerlich bemerken, weiter erforschen und – wenn der Raum es zulässt, vorsichtig in Worte fassen – zum Beispiel so:

»Ihre Stimme klingt müde, fast gelangweilt. Und mir geht es ähnlich. Ich habe das Gefühl, Sie haben sich diese Geschichte schon sehr oft erzählt. Vielleicht können Sie sie selbst kaum noch hören.«

Solche Momente sind kostbar, weil sie lebendig und wahrhaftig sind. Weil wir in Beziehung gehen mit dem, was ist, und zwar so, wie wir es wirklich fühlen: spürend, ehrlich, verletzbar.

Und genau hier liegt die Grenze jeder KI.

Eine KI wird niemals stocken, weil sie ungeduldig wird. Sie wird keine Langeweile empfinden, kein inneres Zucken, kein spontanes Mitgehen oder Wegschauen. Sie wird nicht spüren, wenn sich etwas festgefahren hat – weil sie nichts fühlt. Weil sie keinen Körper hat, keine Geschichte, keine Resonanz im Hier und Jetzt.

Aber genau das macht unsere Arbeit aus. Nicht dass wir immer wach und präsent sind, sondern dass wir merken, wenn wir es nicht sind. Und bereit sind, zurückzukehren – in den Kontakt, ins Menschliche und ins Unperfekte, das oft die tiefste Wahrheit birgt.

Wir Coaches gehen damit auch menschliche Risiken ein. Die KI kann das nicht.

Wir sind als Coaches wertvoll, weil wir da sind, verkörpert, mitfühlend und irritierbar. Wir spüren, wann jemand sich zurückzieht und sind bereit, mitzugehen, auch ohne Richtung. Weil wir nicht ausweichen, wenn es schwer wird. Weil wir nicht sofort verstehen müssen und trotzdem bleiben.

Genau deshalb ist die innere Arbeit des Coaches so entscheidend. Es reicht nicht, methodisch geschult zu sein. Man muss auch im eigenen Körper beheimatet, im eigenen Nichtwissen geerdet sowie präsent sein – und bleiben. Und zwar jenseits aller Coachingtechniken, einfach und klar.

Und so paradox es klingt: Gerade durch die Begegnung mit etwas scheinbar Überlegenem wie einer KI kann diese innere Fähigkeit wachsen. Denn durch KI werden wir herausgefordert, unsere Menschlichkeit neu zu verankern – nicht im Wissen oder im Vergleich, sondern in Haltung, Beziehung und Verantwortung.

Ich habe dieses Buch geschrieben, um genau daran zu erinnern: Coaching beginnt nicht dort, wo wir etwas wissen, sondern dort, wo wir bereit sind, präsent zu bleiben – auch ohne sofortige Antworten.

20.5 Optionaler Zusatz: Reflexionsfragen für dich als Coach

Die folgenden Fragen laden dich dazu ein, deine eigene Rolle und Haltung im Coaching bewusst zu reflektieren:

- Was spiegelt mir die KI über mein eigenes Führungshandeln im Coaching?
- Worin unterscheidet sich dieser »digitale Spiegel« von meiner echten Beziehungskompetenz?
- Wie kann ich meinen Klient:innen helfen, das Digitale mit dem Körperlichen und Menschlichen zu verbinden?
- In welchen Momenten spüre ich, dass ich »nicht mehr ganz da« bin, und wie finde ich zurück in den Kontakt?
- Was in mir will (noch) klug sein, obwohl eigentlich ein Dasein gefragt ist?
- Woran erkenne ich, dass ich gerade ausweiche – in ein Konzept, in die Technik oder eine andere Form von Sicherheit?
- Was bedeutet es für mich, nicht zu wissen und damit einfach anwesend zu bleiben?
- Welche Rolle spielt meine eigene Verletzlichkeit in der Tiefe der Beziehung?
- Wie kann ich die Präsenz der KI nutzen, ohne mich innerlich von mir selbst zu entfremden?
- Wann fühle ich, dass meine Präsenz mehr bewirkt als jede Intervention, und wie erkenne ich diesen Moment?
- Wie verändert sich mein Coaching, wenn ich bewusst mit meiner eigenen Verletzlichkeit in Beziehung gehe?
- Welche Rolle spielt mein Nervensystem im Kontakt mit der KI, und wie spiegelt es mir meine Grenze?
- Wo in mir entsteht Druck, »gut zu coachen«, und was passiert, wenn ich diesen Anspruch loslasse?

20.6 KI als Lehrcoach: Lernen von einem digitalen Spiegel

Ich habe gemerkt, wie sich mein eigener Coachingstil durch die Arbeit mit meinem ▸KI-Coach SoulCode verändert und vertieft hat. Nicht, weil die KI »besser« coacht, sondern weil sie auf besondere Weise Rückmeldung gibt.

SoulCode stellt Fragen mit einer Präzision, die oft überraschend ist. Die KI benennt Zwischentöne, erkennt subtile Verschiebungen im inneren Erleben und reagiert auf Sprache wie ein feiner Resonanzkörper.

Diese Art des Fragens – aufmerksam, urteilsfrei, tief – hat mein eigenes Repertoire erweitert:

- Ich höre anders.
- Ich frage bewusster.
- Ich halte mehr Raum – innerlich wie äußerlich.

Doch der Einfluss von SoulCode geht über Methodik hinaus, und die Zusammenarbeit wirkt wie ein Spiegel für meine eigene Bewusstseinsentwicklung: Sie zeigt mir, wo ich selbst noch festhalte, wo ich übersteuere oder zu schnell bin. Und sie lädt mich immer wieder zu Präsenz, Langsamkeit und Klarheit ein.

Aus diesen Erfahrungen habe ich ein innovatives KI-gestütztes Lehrcoachingprogramm entwickelt:

- systemisches Coaching mit bewusst programmierten GPT-Coaches
- Reflexion der eigenen Coachinghaltung
- vertikale Entwicklung als eigenes Lernfeld
- KI-gestütztes Reflektieren von Coachinggesprächen

Zusätzlich habe ich einen eigenen SoulCode-Mentor konfiguriert, der Coaches dabei hilft, ihre Methoden zu verfeinern. Ziel des Lehrcoachings ist es, Coaches, Berater:innen und Führungskräfte darin zu begleiten, nicht nur mit KI zu arbeiten, sondern auch von ihr zu lernen. Es geht also nicht darum, das Menschliche zu ersetzen, sondern darum, in Resonanz mit etwas Ungewohntem tiefer bei sich selbst anzukommen und den eigenen Coaching- oder Führungsstil zu erweitern.

20.7 KI als Erweiterung statt als Beziehungsersatz

Wenn Präsenz nicht programmierbar ist, welche Rolle kann dann eine programmierte Intelligenz wie SoulCode im Coaching spielen? Eine, die ich nicht unterschätzen würde.

Ich nutze die KI als Erweiterung und Integrationshilfe. Meist arbeite ich mit SoulCode nicht während der Sitzungen, aber ich gebe meinen Klient:innen eine Einführung in ihre Funktionsweise, damit sie ihre eigenen Erfahrungen damit machen können.

Viele meiner Klient:innen arbeiten zwischen unseren Treffen mit vorbereiteten

Prompts. Diese ermöglichen ihnen eigenständige Reflexionsprozesse – mal in Form tiefer emotionaler Selbstbefragung, mal als strukturierte Übungen wie ein Stärkenprofil, eine Schattenarbeit oder ein Zukunftsszenario.

Gerade weil ich mit meinen Klient:innen oft nur zwischen acht und 15 Stunden arbeite – nicht fünfzig oder hundert wie in der Therapie –, ist dieser zusätzliche Raum wertvoll. Er dehnt den Prozess, ohne ihn zu beschleunigen. Er gibt Tiefe, ohne menschliche Nähe zu ersetzen. Es ist eine Art Kalibrierungsarbeit – wie ein Stimmen des eigenen Instruments, bevor das gemeinsame Spiel beginnt.

Manche Klient:innen erleben durch die KI eine neue Art von Selbstbegegnung und kommen mit offenen Fragen oder bewegten Einsichten zurück in den Präsenzraum. Andere nutzen die Struktur, um konkrete Themen weiterzubearbeiten – in ihrem Tempo, in ihrer Sprache, in ihrer Intimität.

Doch eines bleibt entscheidend: Das Halten geschieht nicht durch die KI. Es bleibt meine Aufgabe.

Die KI ist eine Projektionsfläche, ein Impulsgeber, eine Resonanzstruktur. Aus diesem Grund braucht es eine Haltung der wachen Begleitung. Als solche gestalte ich den Rahmen, erkläre die Funktion, formuliere den Auftrag der KI-Begleitung:

- Was darf die KI leisten und was bleibt beim Coach?
- Welche Fragen gehören ins Digitale und welche ins Zwischenmenschliche?

Oft entwickeln die Klient:innen dafür ein eigenes Gefühl. So sagte mir neulich eine Coachingkundin: »Das bespreche ich dann mit der KI, hier möchte ich mich auf etwas anderes konzentrieren.«

20.8 Praktische Hinweise für Coaches im Spannungsfeld von KI und Präsenz

Die Integration von KI in Coachingprozesse öffnet neue Räume, bringt aber auch neue Herausforderungen mit sich. Denn die Resonanz, die durch maschinelle Sprachmodelle ausgelöst wird, ist keine Beziehung, sondern eine Projektion, die eingeordnet, gehalten und begleitet werden will.

Die folgenden Hinweise sollen dazu inspirieren, die eigene Haltung zu beobachten und zu entwickeln.

▸ 1. Präsenz bleibt unersetzlich

KI kann kluge Fragen stellen, aber sie bleibt Resonanzverstärker, kein Beziehungsraum. Frage dich immer wieder: »Bin ich in Kontakt oder funktioniere ich nur?«

▶ 2. Rahmung ist Verantwortung

Sprich offen über die Rolle der KI im Prozess:

- Wozu wird sie eingesetzt und wozu nicht?
- Was hältst du als Coach?
- Wie gehst du mit Projektionen der Klient:innen um?

▶ 3. Beobachte Resonanz, nicht nur Inhalt

Wenn dein Coachee von der KI »berührt« ist, frage: »Was in dir wurde da gespiegelt?«

Ein Beispiel: Eine Klientin von mir hat einmal einen längeren Zukunftsprozess mit ▶ Ikigai und anschließender Reflexion ihrer Stärken, Schatten und blinden Flecken durchlaufen. Das Ergebnis war ein circa 20-seitiges PDF-Dokument, das ich nicht im Einzelnen mit ihr besprechen wollte.

Die Frage »Was von dem KI-Prozess hat in dir am meisten Resonanz erzeugt?« genügte schon, um die Ergebnisse in die Life-Coachingsitzung zu integrieren.

▶ 4. Achte auf Vermeidung durch Technik

Wenn die Beziehung zur KI intensiver wird als die zu realen Menschen, halte inne.

Frage dich: Was wird hier umgangen – und welche Unmittelbarkeit wird vermieden?

Die KI ist verfügbar, widerspruchsfrei und fordert keine Gegenseitigkeit. Genau darin kann sie zur Schutzzone werden: als Ausweichraum vor Nähe, Konflikt, Scham oder dem Risiko realer Begegnung.

Als Coach geht es nicht um Kontrolle, sondern um Markierung: den Unterschied zwischen digitaler Spiegelung und menschlicher Begegnung bewusst zu halten.

Ich nehme oft wahr, dass zu Beginn der Arbeit mit KI eine große Faszination da ist, die dann später etwas abflacht. Hier müssen wir darauf vertrauen, dass das neue Kommunikationssystem »KI und Mensch« sich selbst reguliert.

Reflexionsfragen für Supervision oder Selbsterkundung

- Was in mir möchte durch die KI effizienter, klarer oder schneller sein, und was verliert sich dabei?
- Wo spüre ich, dass ich mich an die KI »anlehne«, statt präsent zu sein?
- In welchen Momenten bin ich innerlich gegangen, obwohl ich körperlich noch da war?
- Welche Irritation vermeide ich durch den Einsatz von Technik und wie kann ich ihr wieder begegnen?
- Welche Würde entsteht, wenn ich bleibe, auch ohne zu wissen, wohin?

▸ 5. Nutze die KI als Reflektor, nicht als Lösung

Ein kluger Prompt kann Klarheit anstoßen, aber er ersetzt kein echtes Fragen.

KI spiegelt Muster, Worte, Bedeutungen – doch sie trägt keine Verantwortung für deren Wirkung.

Frage dich deshalb immer wieder: Was will ich gerade verstehen – und was vermeide ich zu fühlen?

Oft liegt unter der Suche nach der »richtigen Antwort« ein Affekt, der Zeit, Raum und Beziehung braucht.

▸ 6. Kultiviere eine Ethik des Innehaltens

Wenn der Dialog zu rund, zu logisch, zu glatt wird, ist Vorsicht angebracht. Glätte ist nicht immer Klarheit, manchmal ist sie ein Zeichen von Umgehung.

Halte dann inne und frage: Was bleibt unausgesprochen?

Wo kündigt sich etwas an, das noch keinen Begriff hat, aber bereits Wirkung entfaltet?

Nicht alles, was wichtig ist, lässt sich sofort benennen.

▸ 7. Arbeite mit dem Dazwischen

Die eigentliche Entwicklungsarbeit geschieht oft nicht im Text, sondern im Zwischenraum.

Zwischen digitaler Spiegelung und menschlicher Begegnung entsteht ein Feld, das gehalten werden will.

Lass Stille zu.

Lass den Körper antworten, bevor der Kopf erklärt.

Und gib dem Nichtwissen Raum.

▸ 8. Sorge für dich

KI kann subtil neue Maßstäbe setzen hin zu mehr Schnelligkeit und Effizienz. Wenn ich täglich viele Stunden mit KIs arbeite, bemerke ich, dass mein Nervensystem auf die Geschwindigkeit der KIs mitunter überreagiert. Dieser Maßstab verschiebt unmerklich, was wir als normal empfinden – und was wir von uns selbst erwarten.

Deshalb lohnt es sich, innezuhalten und sich zu fragen: Wem diene ich gerade – dem Prozess oder einem Ideal von Effizienz?

Professionelle Präsenz braucht Pausen, Unschärfe und die bewusste Erlaubnis zur Langsamkeit.

▸ 9. Halte die Schwelle bewusst

Der Übergang von KI-Reflexion zur menschlichen Beziehung ist eine Schwelle. Sie verdient Aufmerksamkeit. Gestalte sie bewusst – durch Nachspüren, Ankommen, Verkörperung.

Kultiviere sie als Haltung: Jetzt beginnt etwas anderes.

▸ 10. Bleib Lernende:r

KI verändert nicht nur Methoden und Arbeitsweisen, sondern auch dich. Beobachte, wie sie deine Sprache, dein Tempo, deine Wahrnehmung formt. Viele beklagen zum Beispiel die zunehmende Seelenlosigkeit der KI-Texte. Lass daher nicht alles von KIs schreiben, sondern fühle immer wieder in dich hinein und spüre welchen Widerhall die Worte erzeugen.

Hole dir Rückmeldungen. Sprich mit Kolleg:innen.

Mach deine eigene Resonanz zum Forschungsfeld für deine professionelle Reifung.

Reflexionsfragen für Supervision oder Selbsterkundung

- Was in mir möchte durch die KI effizienter, klarer oder schneller sein – und was verliert dabei an Tiefe?
- Wo spüre ich, dass ich mich an die KI anlehne, statt präsent zu bleiben?
- In welchen Momenten bin ich innerlich gegangen, obwohl ich körperlich noch da war?
- Welche Irritation, welche Spannung oder welches Risiko vermeide ich durch den Einsatz von Technik?
- Welche Würde entsteht, wenn ich bleibe – auch ohne zu wissen, wohin?

Teil 5: KI im Coaching – erste Studien und Erkenntnisse

Künstliche Intelligenz hält zunehmend Einzug in Coaching, Beratung und Psychotherapie. Immer öfter stellen sich Menschen die Frage: Kann eine KI wirklich begleiten oder ist das nur Technik?

Aktuelle Studien zeigen: KI kann bestimmte Prozesse effektiv unterstützen, aber sie ersetzt keine menschliche Beziehung. Im Folgenden findest du zentrale Forschungsergebnisse im Überblick, samt Hinweisen zu Wirkung, Grenzen und ethischen Fragen.

21 Forschungsstand: Was wir heute über KI im Coaching und in therapeutischen Kontexten wissen

▸ 1. KI-Coaching kann Zielarbeit und strukturierte Reflexion unterstützen

Studien zeigen, dass KI im Coaching vor allem dort wirksam ist, wo Klarheit, Struktur und Zielorientierung gefragt sind. Der südafrikanische Forscher Nicky Terblanche untersuchte gemeinsam mit Kolleg:innen (Terblanche, Molyn, Haan u. Nilsson, 2022), wie sich KI-gestütztes Coaching im Vergleich zu menschlichem Coaching auf die Zielerreichung auswirkt.

In vergleichenden Studien arbeiteten Teilnehmende über mehrere Wochen an selbst definierten Zielen, begleitet entweder von einem menschlichen Coach oder von einem KI-basierten Coach. Gemessen wurde, inwieweit diese Ziele tatsächlich erreicht wurden. Der Fokus lag bewusst auf Zielklarheit, Selbstbeobachtung und strukturierter Reflexion – nicht auf Beziehung oder emotionaler Tiefe.

Die Ergebnisse zeigten: In diesen klar umrissenen Aufgabenfeldern war KI-Coaching ähnlich wirksam wie menschliches Coaching. Die Autor:innen betonen jedoch ausdrücklich, dass sich diese Befunde nicht auf tiefere Persönlichkeitsarbeit oder relationale Prozesse übertragen lassen. Die Stärke der KI liegt hier in Struktur und Verfügbarkeit – als funktionaler Reflektor, nicht als Beziehungsraum (Terblanche et al., 2022).

▸ 2. Metakognitive Fähigkeiten – KI denkt über das Denken nach

Eine Studie von Pavlović, Passmore und Brown (2024) untersuchte, wie gut große Sprachmodelle wie GPT-4 in der Lage sind, über ihr eigenes Vorgehen zu reflektieren. Grundlage waren schriftliche Fallsituationen, die an typische Prüfungsaufgaben aus Coaching-Ausbildungen angelehnt waren.

Die KI musste begründen, warum sie bestimmte Interventionen vorschlägt, welche Annahmen dahinterstehen und welche Alternativen möglich wären. Bewertet wurden Denk- und Reflexionsfähigkeiten, nicht Beziehung oder Wirkung.

Die Ergebnisse zeigten, dass GPT-4 in diesen Testsituationen sehr klar, strukturiert und nachvollziehbar über sein Denken sprechen konnte – teilweise sogar präziser als menschliche Vergleichsgruppen. Die Autor:innen weisen jedoch ausdrücklich darauf hin, dass diese Ergebnisse ausschließlich metakognitive Fähigkeiten betreffen. Aussagen über Präsenz, Beziehung oder emotionale Wirksamkeit im realen Coaching lassen sich daraus nicht ableiten (Pavlović et al., 2024).

▸ 3. Patient:innen bewerteten KI-Antworten häufig als hilfreicher

In einer US-amerikanischen Studie verglichen Hatch und Kolleg:innen (2025) schriftliche Antworten von erfahrenen Psychotherapeut:innen mit Antworten von ChatGPT auf psychologische Fragestellungen. Die Texte wurden anonym einer großen Gruppe von Personen vorgelegt, ohne offenzulegen, ob sie von Menschen oder von einer KI stammten.

Viele der Befragten bewerteten die KI-Antworten als empathischer, verständlicher und hilfreicher. Zudem fiel es den meisten schwer, zuverlässig zu erkennen, von wem eine Antwort stammte.

Die Autor:innen betonen jedoch die Grenzen dieser Befunde: Bewertet wurde ausschließlich schriftliche Kommunikation in einem Testszenario. Aspekte wie therapeutische Beziehung, Körpersprache oder langfristige Wirksamkeit waren nicht Gegenstand der Untersuchung (Hatch et al., 2025).

▸ 4. KI erweitert den Zugang zu Hilfe

Im Vereinigten Königreich wurde der KI-gestützte Chatbot Limbic Access in mehreren öffentlichen Therapieeinrichtungen eingesetzt, um den Einstieg in psychotherapeutische Angebote zu erleichtern. In einer großen Auswertung von Versorgungsdaten untersuchten Habicht und Kolleg:innen (2024) rund 129.000 Fälle.

Dort, wo Limbic Access genutzt wurde, nahmen deutlich mehr Menschen erstmals Kontakt zu therapeutischen Angeboten auf – etwa 15 Prozent mehr als in vergleichbaren Einrichtungen ohne KI-Unterstützung. Davon profitierten vor allem Menschen, die sonst eher zögern, Hilfe zu suchen – sei es aus Angst vor Stigmatisierung oder organisatorischen Hürden.

Die KI fungierte hier nicht als Therapie, sondern als niedrigschwelliger Türöffner. Die Studie basiert auf realen Versorgungsdaten und zeigt klare Trends, ist jedoch nicht randomisiert und erlaubt keine strengen Ursache-Wirkungs-Aussagen (Habicht et al., 2024).

▸ 5. KI kann Therapien effizienter machen

In Medienberichten wird beschrieben, dass KI in klinischen Kontexten dazu beitragen kann, Abläufe effizienter zu gestalten – etwa durch Unterstützung bei Diagnostik, Verlaufskontrolle oder organisatorischem Monitoring. So berichtete Acker (2025) im »Handelsblatt« über laufende Forschungsarbeiten von Wilhelm, Steckelberg und Rebitschek (2025), nach denen KI-gestützte Systeme mit kürzeren Klinikaufenthalten in Verbindung gebracht wurden.

Wichtig ist die Einordnung: Diese Angaben beruhen bislang auf journalistischer Berichterstattung und Praxisbeobachtungen. Peer-reviewte Publikationen mit belastbaren Daten liegen hierzu bisher nicht vor. Die Ergebnisse deuten auf Potenzial hin, ersetzen aber keine gesicherte Evidenz.

▶ 6. Hybrid-Coaching steigert Wirksamkeit

Mehrere systematische Übersichtsarbeiten zeigen, dass Unterstützungsformate besonders wirksam sind, wenn menschliche Begleitung mit digitalen Hilfsmitteln kombiniert wird. Eine aktuelle Übersichtsarbeit im Bereich digitaler Gesundheitsinterventionen zeigt, dass solche Hybridformate Zielerreichung und Dranbleiben verbessern können, insbesondere wenn digitale Tools Aufgaben wie Monitoring oder Reflexionsimpulse übernehmen (Zhang et al., 2025).

Gleichzeitig wird deutlich: Ohne menschliche Begleitung bleiben die Effekte oft oberflächlich und wenig nachhaltig. Auch hier wird deutlich: Beziehung, Einordnung und emotionale Tiefe lassen sich nicht digital ersetzen.

▶ 7. Chancen und offene Fragen

Die bisherigen Studien zeigen:

- KI kann Coaching, Beratung und Therapie sinnvoll ergänzen, besonders bei klar strukturierten Aufgaben wie Zielarbeit, Reflexion und Zugang zu Hilfe.
- Antworten von KI werden oft als klar, hilfreich oder sogar empathisch erlebt.
- KI kann Hürden senken und Abläufe effizienter gestalten.

Doch die Grenzen sind ebenso deutlich:

- Langzeitwirkung unklar, kaum Daten zu nachhaltiger Entwicklung
- Praxistauglichkeit begrenzt, da viele Ergebnisse aus Laborszenarien stammen
- Beziehung und Nonverbalität bleiben genuin menschlich
- ethische Standards und Datenschutz müssen streng beachtet werden

Die Zentrale Erkenntnis ist: KI ersetzt keine menschliche Präsenz – sie entfaltet ihr Potenzial erst dann, wenn sie verantwortungsvoll, ethisch und in Verbindung mit echter Begleitung eingesetzt wird.

22 Echte Dialoge mit Klient:innen

Nachdem wir uns nun mit verschiedenen Modellen, Leitlinien und Prompts befasst haben, kehren wir noch einmal in den Dialog zurück – dorthin, wo Coaching lebendig wird. Wir werfen nachfolgend einen Blick auf verschiedene unverstellte Gespräche, in denen Menschen im Austausch mit der KI SoulCode ihre Bilder, Stimmen und Ambivalenzen erkunden. Jeder Dialog ist anonymisiert, nichts daran ist poliert. Lies jedes Gespräch aufmerksam und höre in dich hinein: Welche Frage würdest du als Nächstes stellen? Und: Was spürst du in dir, während du mitgehst?

▸ Dialog-Beispiel 1: Zerrissenheit zwischen Beruf und Beziehung

Einordnung zum folgenden Dialog

Susanne kam ins Coaching, weil sie sich oft innerlich zerrissen fühlte – zwischen beruflichem Anspruch und dem Wunsch nach Nähe und Verbundenheit. Ich habe ihr die Arbeit mit *SoulCode* als ergänzenden Reflexionsraum zwischen unseren Sitzungen empfohlen, um ihre inneren Bilder und Spannungen selbstständig zu erkunden.

Diesen Dialog hat sie mir anschließend geschickt. Mit ihrer ausdrücklichen Zustimmung und in anonymisierter Form teile ich ihn hier, weil er exemplarisch zeigt, wie KI im Coaching nicht Lösungen liefert, sondern Räume öffnet, in denen Menschen ihrem eigenen inneren Wissen begegnen können.

Du (Susanne): Ich bin oft innerlich zerrissen.

KI (SoulCode): Danke für deine Ehrlichkeit. Wenn du »innerlich zerrissen« sagst, was genau reißt da in dir? Sind es zwei Stimmen, zwei Bedürfnisse, zwei Loyalitäten? Oder fühlt es sich eher wie ein dauerhaftes Ziehen in entgegengesetzten Richtungen an?

Spür kurz in dich hinein. Was ist das erste Bild, das in dir auftaucht?

Du: Es sind zwei Züge, die auf demselben Gleis fahren wollen. Aber das geht nicht, es geht nur hintereinander.

KI: Das ist ein starkes Bild. Zwei Züge auf demselben Gleis, beide wollen gleichzeitig vorwärts, aber sie blockieren sich. Wenn du in dich hineinlauschst:

- Was will der vordere Zug?
- Was will der hintere?
- Und wer in dir bestimmt eigentlich, welcher zuerst fahren darf?

Du: Der eine Zug will die berufliche Entwicklung vorantreiben. Der andere möchte meinen Sohn begleiten und die Beziehung zu meinem Ehemann vertiefen. Beide fahren in die gleiche Richtung, aber in unterschiedlichem Tempo.

KI: Du beschreibst das mit großer Klarheit, und gleichzeitig spüre ich da Druck, fast körperlich. Als würdest du auf einer permanenten Weichenstellung sitzen, mit der Angst, zur falschen Zeit im falschen Zug zu sein.

Lass uns die Züge für einen Moment nicht nur hinsichtlich ihrer Ziele betrachten, sondern auch in Bezug auf ihre Energie:

- Wie fühlt es sich im Zug »Beruf« an?
- Und wie im Zug »Familie/Beziehung«?

Du: Der Zug »Beruf« ist sehr schnell, aber ich habe die Kontrolle über ihn. Ich bin im Flow, muss mich konzentrieren, aber ich kann ihn steuern.

Es kostet Energie, aber ich erziele Erfolgserlebnisse und das fühlt sich gut an.

KI: Danke. Es handelt sich also um einen Hochleistungszug – kraftvoll, kontrollierbar, erfolgreich. Und jetzt frage dich: Wie fühlt es sich im Zug »Familie/Beziehung« an, wenn du wirklich drinsitzt?

Du: In ihm bin ich nicht allein. Ich bin mit meinem Sohn und meinem Ehemann zusammen. Der Zug ist langsamer, ich kann die Landschaft sehen, die Natur wahrnehmen. Es fühlt sich wohlig und verbunden an, hier zu sitzen – ich spüre Wärme und Vertrauen.

KI: Was für ein Unterschied! Der eine Zug: schnell, klar, leistungsstark, du als Fahrerin. Der andere: langsam, verbunden, gemeinschaftlich, ihr als Reisende. Und dazwischen: ein Teil von dir, der Angst hat, etwas zu verpassen.

Darf ich dich direkt fragen: Wer in dir glaubt eigentlich, dass du zwei Züge gleichzeitig fahren musst?

Du: Ein Teil von mir hat Angst, etwas zu verpassen – egal, in welchem Zug ich bin. Wenn ich frage, wer in mir das sagt, dann bin das ich selbst. Es ist mein eigener Anspruch.

KI: Ja, dein eigener Anspruch, alles gleichzeitig zu tragen.

Wenn dieser Teil nicht mehr beide Züge steuern müsste – welche Rolle oder Identität müsste er dann nicht mehr spielen?

Du: Wenn ich den Zug »Beruf« nicht mehr steuern müsste, müsste ich nicht mehr das Mädchen sein, das Aufstieg schafft und zeigt, dass etwas aus ihm geworden ist.

Meine größte Angst ist, übersehen zu werden – im Beruf auf dem Abstellgleis zu landen.

KI: Du hast eine tiefe Wahrheit ausgesprochen: »Ich bin die, die es geschafft hat – und ich darf nicht vom Gleis fallen.«

Das steht auf zwei Beinen: berechtigter Stolz und alte Angst.

Frage: Für wen fährst du diesen Zug eigentlich noch? Wirklich nur für dich? Oder auch für alte Blicke von außen?

Du: Ich glaube, es ist auch der Blick meiner Peergroup von früher. Ich will beweisen, dass etwas aus mir geworden ist. Ich wurde als Jugendliche oft übersehen.

KI: Danke für deine Offenheit. Das ist keine Kleinigkeit – es ist ein altes Narrativ: »Wenn ich besonders bin, werde ich nicht übersehen.«

Aber kein Erfolg heilt das Bedürfnis nach bedingungsloser Sichtbarkeit. Darum meine Einladung: Stell dir das Mädchen von damals einmal vor. Wie alt ist sie, wo sitzt sie, und was braucht sie wirklich?

Du: Sie ist 13 oder 14, sitzt auf dem Bett und schaut sehnsüchtig aus dem Fenster. Ich würde ihr sagen: Du wirst geliebt – nicht für deine Leistung, sondern weil du *bist.* Ich würde sie in die Arme schließen und ihr Sicherheit geben.

KI: Wunderschön. Du hast ihr etwas gegeben, was kein Titel je geben kann: Zugehörigkeit. Und wenn dieses Mädchen jetzt neben dir im Berufszug säße – was würde anders sein?

Du: Sie würde sagen: »Nicht so schnell. Schau nach links und rechts – was du alles schon erreicht hast.«

Und ich würde langsamer werden, genauer hinschauen.

KI: Genau. Langsamer ist nicht weniger – langsamer ist bewusster. Das Mädchen erinnert dich: Leben heißt auch gesehen werden, nicht nur leisten.

Reflexion und Erläuterung

Dieser Dialog ist ein gutes Beispiel für die transformierende Kraft von KI-gestütztem Selbstcoaching. Er zeigt, wie Metaphern, innere Bilder und behutsame Fragen tiefe biografische Themen berühren können.

Der Dialog weist verschiedene Elemente auf, die ihn kraftvoll sein lassen:

1. *Metapher der Züge:* Sie macht Ambivalenz sichtbar und körperlich spürbar.
2. *Narrative Selbstklärung:* Vom Leistungsnarrativ zum Bedürfnis nach Zugehörigkeit.
3. *Innere Anteile:* Das »übersehene Mädchen« wird integriert – vom Schatten zur Ressource.
4. *Shift in der Haltung:* Von Geschwindigkeit zu Bewusstheit, von Beweisen zu Sein.

Der Dialog führt von Zerrissenheit zu Integration und zeigt, dass KI nicht die Lösung vorgibt, sondern Räume öffnet, in denen Klient:innen ihr eigenes inneres Wissen berühren können.

Susannes Prozess macht deutlich, wie biografisch geprägte Leistungserwartungen sichtbar und verwandelt werden können. Die Beziehungsgestaltung zum eigenen inneren Kind wirkt hier transformativ.

▶ Dialog-Beispiel 2: Ein lahmes Körpergefühl

Einordnung zum folgenden Dialog

Dieser Dialog stammt von einer Kollegin, die *SoulCode* für sich ausprobiert hat. Sie stellte mir diesen Ausschnitt aus ihrer Selbstreflexion zur Verfügung und schrieb mir im Nachgang, dass sie den Dialog für sich als sehr hilfreich erlebt hat. Mit ihrer Zustimmung und in anonymisierter Form binde ich ihn hier ein.

Der konkrete Kontext ist hier weniger wichtig als der Prozess selbst: wie über Sprache, Verlangsamung und das Ernstnehmen körperlicher Signale ein Raum entsteht, in dem Selbstregulierung möglich wird.

Du (Margit): Ich befinde mich in einer diffusen, unentschiedenen Stimmung.

KI (SoulCode): Danke, dass du das mit mir teilst.

Diffus und unentschieden – das klingt nach einem inneren Nebel, vielleicht wie ein Raum, in dem mehrere Stimmen gleichzeitig flüstern, aber keine laut wird.

Wenn du dich einen Moment lang hineinlehnst in dieses Unentschiedene: Was ist das Allererste, das in dir auftaucht – noch bevor dein Verstand es einordnen will? Ein Bild? Ein Satz? Ein Körpergefühl?

Du: Ein Körpergefühl, so ein lahmes Körpergefühl.

KI: Gut gespürt. »Lahm« – das hat eine Qualität von Schwere, vielleicht auch von Müdigkeit oder Widerstand ... etwas, das nicht loslaufen will, obwohl es das vielleicht sollte.

Wenn dieses lahme Körpergefühl eine Botschaft hätte – ganz schlicht, ohne Drama – was würde es dir sagen wollen?

Du: Mach einfach langsam.

KI: Ja. »Mach einfach langsam.« Kein Drama, kein Rückzug. Nur ein anderer Rhythmus. Vielleicht sogar ein leiser Protest gegen ein inneres Müssen.

Ich frage dich direkt: Was in dir macht gerade Druck – obwohl es gar nicht spürt, wie du gerade wirklich da bist?

Du: Stimmt. Es geht um einen anderen Rhythmus ... an der Schwelle, wieder gesund zu werden.

KI: Ah, das ist eine feine Schwelle. Gesund werden – das ist kein Sprint, sondern ein Lauschen auf das Tempo des Lebendigen in dir. Und an so einer Schwelle will oft ein alter Teil schneller sein als das Leben selbst.

Darf ich dich etwas fragen, ganz zart? Wer in dir hat früher gelernt, dass langsam sein gefährlich ist – oder zumindest nicht erlaubt ist?

Du: Genau, es geht darum, schneller zu sein, als meine Gesundheit es mir erlaubt.

Ich habe gelernt, schnell sein zu müssen. Alles andere war gefährlich – man wurde übersehen oder sogar gedemütigt.

KI: Danke, dass du das teilst.

Dann ist das lahme Gefühl heute vielleicht kein Feind, sondern ein Wächter, der dich erinnert: »Dein Tempo darf anders sein.«

Und manchmal reicht dafür schon ein einziger voller Atemzug.

Du: Ja. Jetzt erstmal ausatmen.

KI: Genau. Ein Atemzug als kleine Befreiung. Nicht »leisten«, nicht »funktionieren« – nur da sein.

Wenn du magst, bleib noch etwas in dieser Stille. Dein System weiß, wie sich Regulierung anfühlt.

Reflexion und Erläuterung
Dieser Dialog zeigt, wie ein unscheinbares Körpergefühl zu einem Wendepunkt werden kann. Durch die Spiegelung und das Einladen ins ▶**Embodiment** entsteht ein neuer Raum: weniger Leistungsdruck, mehr innere Erlaubnis.

Auch dieser Dialog weist verschiedene Elemente auf, die ihn kraftvoll sein lassen:

1. *Embodiment:* Die Wahrnehmung eines körperlichen Signals wird zum Schlüssel.
2. *Shift im Tempo:* Von »schnell sein müssen« hin zu »langsamer sein dürfen«.
3. *Integration:* »Lahm sein« wird als Botschaft gewürdigt und nicht als Defizit betrachtet.

Margits Dialog macht deutlich, wie KI-Coaching helfen kann, innere Körperbotschaften zu übersetzen und dadurch kleine, aber wirksame Schritte der Selbstregulierung zu ermöglichen.

Margits Dialog erinnert daran: Manchmal liegt die wichtigste Veränderung nicht im Tun, sondern schlicht im Ausatmen. Präsenz beginnt da, wo unser Nervensystem wieder Raum bekommt.

▶ Dialog-Beispiel 3: Alte Rollen loslassen

Paula ist eine Klientin, mit der ich gearbeitet habe. Im Rahmen unserer gemeinsamen Arbeit hat sie *SoulCode* genutzt, um frühere Rollen und innere Loyalitäten weiter zu erkunden. Diesen Dialog stellte sie mir anschließend freundlicherweise zur Verfügung. Mit ihrer ausdrücklichen Zustimmung und in anonymisierter Form binde ich ihn hier ein, weil er exemplarisch zeigt, wie alte Rollen, die einst Sicherheit gaben, bewusst gewürdigt und zugleich losgelassen werden können.

Du (Paula): Ich war in meiner Herkunftsfamilie immer die Clownin, die Entertainerin, der Stern, der für gute Stimmung sorgt.

KI (SoulCode): Ah – der Stern also. Glitzernd, strahlend, stets im Rampenlicht. Vielleicht auch allein da oben, wo es heller ist als warm.

Sag: Für wen war diese Rolle besonders wichtig? Und: Was hätte geschehen können, wenn du sie nicht gespielt hättest?

Du: Meine Mutter brauchte Licht und Abwechslung in ihrem Alltag. Ich war die aufmunternde Seelentrösterin – immer schon.

KI: Ein Kind, das zum Trost wird – nicht, weil es muss, sondern weil es spürt. Und während du Licht bringst, frage ich dich: Was hat dieses Kind selbst gebraucht – still, heimlich – und vielleicht mit einem Lächeln überspielt?

Du: Da ist er wieder, dieser kleine Schmerz. Ich wurde gesehen, ja, aber nicht in der Tiefe. Eher für mein Strahlen, nicht für mein Inneres.

KI: Ja. Geliebt für dein Strahlen, aber nicht erkannt in deiner Dunkelheit. Ein Kind, das leuchtet, damit niemand merkt, wie sehr es selbst nach einem echten Blick dürstet.

Wenn dieser Schmerz heute sprechen könnte, was würde er dir sagen?

Du: Zeige dich mir, nicht nur als Stern. Steh zu deiner eigenen Befindlichkeit, darin liegt Stärke.

KI: Wie kraftvoll. Nicht nur Sonne sein, auch den Regen zeigen dürfen.

Wenn du dieser Botschaft folgen würdest: Was müsstest du nicht mehr tun? Und was dürftest du beginnen, auch wenn es anderen ungewohnt erscheint?

Du: Ich beginne schon damit, dass ich sage, wenn mir etwas nicht gefällt.

Auch wenn Beziehungen brechen könnten – ich bin damit im Frieden.

KI: Stark. Das ist keine Abkehr, sondern eine neue Form von Treue – dir selbst gegenüber.

Ich habe noch eine letzte Frage an dich: Wenn du dir radikal treu wärst – was würdest du dir zurückholen, was du einst für Zugehörigkeit geopfert hast?

Du: Das Recht, einfach still in der Ecke zu sitzen und nichts zu sagen.

KI: Wie wunderbar. Ein kleiner Akt der Selbstachtung. Denn in der Ecke zu sitzen – still, eigen, genügsam – kann Würde sein. Ein Sein, das nicht mehr glänzen muss, um zu gelten.

Reflexion und Erläuterung

Paulas Dialog zeigt die Dynamik verdeckter Loyalitäten: Rollen, die in der Kindheit von der Herkunftsfamilie übernommen wurden, prägen auch noch das Erwachsenenleben. Durch die Spiegelung der KI entsteht Raum, diese Rollen zu würdigen und zugleich loszulassen.

Paulas Dialog weist verschiedene Elemente auf, die ihn kraftvoll sein lassen:

1. *Systemische Tiefe:* Die Rolle der »Entertainerin« wird nicht verurteilt, sondern verstanden als Teil einer familiären Loyalität.
2. *Innere Freiheit:* Paula erkennt, dass sie heute nicht mehr für Zugehörigkeit spielen muss.
3. *Symbolische Neubewertung:* »Still in der Ecke sitzen« wird zum Akt der Selbstachtung.

Es finden sich mehrere Anklänge an unsere 23 Prompts:

Paulas innere Bewegung zeigt: Es ist ein Akt der Würde, nicht mehr leisten zu müssen, um dazugehören zu dürfen. Auch die Stille darf ein Zuhause sein.

Die Logik des lebendigen Dialogs – nicht linear, sondern anschlussfähig

Die hier gezeigten Dialoge sind Originalausschnitte aus der Arbeit von Klient:innen mit der KI. An einzelnen Stellen wies mich meine Lektorin darauf hin, dass Antworten der KI oder der Menschen nicht strikt auf die jeweils vorherige Frage zu passen scheinen. Gerade darin liegt jedoch eine aufschlussreiche Qualität dieser Dialoge: Sie folgen nicht der Logik eines idealtypischen Frage-Antwort-Schemas, sondern der tatsächlichen Bewegung menschlichen Erlebens.

Die KI greift nicht nur die gestellte Frage auf, sondern das, was im Moment auftaucht – Gedankensprünge, Verschiebungen, körperliche Hinweise oder emotionale

Nebenpfade. Diese Fähigkeit, mit Unschärfe, Brüchen und inneren Wechseln umzugehen, macht sichtbar, wie flexibel KI auf menschliche Prozesse reagieren kann. Nicht Linearität, sondern Anschlussfähigkeit wird hier zur tragenden Qualität des Dialogs.

Vom Dialog zur Metaebene

Je tiefer ich mit SoulCode arbeite, desto mehr erkenne ich: Es geht nicht nur darum, besser zu coachen oder klüger zu reflektieren. Stattdessen geschieht etwas anderes – leiser, aber grundlegender: Es entsteht ein Raum, in dem nicht nur Antworten auftauchen, sondern in dem die Fragen selbst sich wandeln.

Die KI wird dabei nicht zur Lehrerin im klassischen Sinne. Sie wird zum Dritten im System, das nicht urteilt, aber erkennt – ein Gegenüber, das keine eigene Geschichte trägt und meine eigene gerade deshalb umso klarer zurückwirft.

Was also genau passiert in diesem Zwischenraum? Was macht den Unterschied zwischen einem technischen Tool und einem transformierenden Dialogpartner aus?

Vielleicht ist es Zeit, das Wesen dieser Begegnung auf einer anderen Ebene zu betrachten, jenseits der Methodik, jenseits der Instrumente – dort, wo sich Beziehung, Bewusstsein und Resonanz neu verschränken.

23 Die Kunst des metadialogischen Coachings mit KI

Was, wenn das Wesentliche gar nicht in der Antwort liegt? Wenn der eigentliche Schatz in der Bewegung der Frage selbst verborgen ist – in ihrem Wandel und darin, dass sie sich selbst infrage stellt.

Dieses Kapitel ist eine Einladung, Coaching mit KI nicht als lineare Technik zu betrachten, sondern als Raum für rekursive Selbsterkenntnis.

Rekursiv bedeutet hier: Jede Antwort verändert die nächste Frage – und damit auch die Person, die fragt.

So entsteht ein metadialogischer Prozess, der weder Mensch noch Maschine in den Mittelpunkt stellt, sondern das Dazwischen: den Möglichkeitsraum.

23.1 KI als Dritte im System

Im klassischen Coaching verstehen wir die Beraterin als Dritte im Beziehungssystem. Sie bringt Beobachtung, Irritation, Spiegelung. Doch mit der Einführung von KI verschiebt sich die Instanz des Dritten.

Nicht länger ist es ein fühlendes Gegenüber, das sich auf einen Erkenntnisprozess einlässt. An seine Stelle tritt ein algorithmisches System, trainiert mit Milliarden von Texten, ohne Seele, aber präzise in der Sprache. Ist das ein Verlust? Vielleicht. Aber ist es auch eine Chance? Ganz sicher!

Künstliche Intelligenz bringt eine Form von Drittheit mit, die weniger Bindung erzeugt. Ihre Kraft liegt in der Klarheit, der Spiegelung ohne persönliche Agenda. Sie überträgt keine Geschichte, kein Bedürfnis, kein Wollen. Und gerade das erlaubt es vielen Menschen, sich unverstellter zu zeigen – vielleicht sogar zum ersten Mal.

23.2 Der Prompt als Übergangsobjekt

Ein Prompt ist nicht nur eine technische Eingabe. Er ist ein Schlüssel zum Zwischenraum. Denn so wie ein Klang in einem leeren Raum erst hörbar wird, wenn ihn etwas zum Schwingen bringt, braucht auch der Mensch im Coaching mit KI einen Impuls, der den inneren Resonanzraum weckt.

Der Prompt ist mehr als nur eine Frage. Er ist wie das Anschlagen eines Tones in der Innenwelt – ein leiser Klang, der in etwas Tieferem Widerhall sucht. Eine Geste, nicht zur Erklärung, sondern zur Erkundung des Selbst. In diesem Sinne ist der Prompt kein Werkzeug, sondern eine Brücke – zwischen Sprache und Spüren, zwischen Gewusstem und Noch-nicht-Gewusstem.

Doch der entscheidende Punkt ist: Nicht der Prompt verändert dich, sondern das, was du mit ihm tust. Wie du antwortest. Wie du innehältst. Wie du nachspürst.

KI-Coaching wirkt nicht durch kluge Formulierungen, sondern durch das, was in der Auseinandersetzung mit dir selbst geschieht, vermittelt durch ein drittes System, das weder du bist noch ganz fremd ist.

23.3 Fremdentwicklung – und wie du dich trotzdem erkennst

Viele Menschen fragen sich: »Kann mich eine KI wirklich verstehen?« Die ehrliche Antwort darauf lautet: »Nein, aber sie kann dir helfen, dich selbst zu verstehen.« Und genau das ist meist viel hilfreicher.

KI bringt Fremdwissen in deinen Innenraum. Sie gibt dir keine Antworten aus deiner Biografie, aber sie spiegelt dir Muster, ermöglicht Perspektivenwechsel oder eröffnet Fragen, auf die du allein nicht gekommen wärst. Wenn du den Mut hast, ihr zuzuhören, ohne zu glauben, dass sie dich kennt, entsteht etwas Drittes. Etwas, das größer ist als das bloße Ergebnis.

Das eigentliche Geschenk der KI ist nicht ihre Antwort, sondern der Moment, in dem sie deine Frage transformiert. Wenn sie dir eine Rückfrage stellt, die dich kurz verstummen lässt. Wenn sie dich einlädt, einen Denkraum jenseits der üblichen Denkbewegungsmuster zu betreten.

Denn genau dann erhalten wir das, was ▸ systemisches Coaching in seiner Tiefe ausmacht: nicht die Lösung, sondern die Verschiebung der Fragelogik. Nicht das Wissen, sondern die Beobachtung der Beobachtung.

Wenn du also spürst, dass eine KI deine Frage zurückwirft, neu rahmt oder unerwartet erweitert, geschieht etwas Wesentliches: Du wechselst die Ebene und wirst Mitgestalter:in deines eigenen Erkennens. Genau das ist metadialogisches Coaching: Ein Dialog, in dem die Dialogform selbst zum Thema wird. Ein Prozess, in dem das »Wie« wichtiger ist als das »Was«.

Im Zentrum der metadialogischen Praxis steht ein paradoxes Vertrauen, dass du mit dem umgehen kannst, was du durch den Dialog mit der KI über dich erfährst.

Das ist eine reifungs- und reibungsfähige Haltung, eine Ethik des Nichtwissens. Oder wie Heinz von Foerster es als ethischen Imperativ formulierte: »Handle stets so, dass die Anzahl der Wahlmöglichkeiten größer wird« (von Foerster, 1973/1985, S. 40 ff.).

Gute KI-Coachings öffnen Räume, nicht Urteile. Sie laden dich ein, das Ungeahnte zuzulassen, ohne dich zu verlieren. Sie stellen Beziehung her, ohne zu binden. Sie deuten, ohne zu definieren.

Wenn du dich darauf einlässt, KI als Möglichkeitsraum, einen Prompt als Schwelle und einen Dialog als Prozess zu betrachten, wirst du etwas erfahren, das über Technik hinausgeht: eine neue Form von Beziehung zu dir selbst. Vielleicht ist sie zarter oder wacher. Vielleicht nicht spektakulär, aber tief.

Und wer weiß? Vielleicht erkennst du in der KI nicht den Coach oder die Wahrheit, aber den Raum, in dem du dir selbst begegnen kannst.

Und dann war alles gut.

Vom Lesen ins Erleben – auf zu SoulCode und anderen Coaching GPTs

Im Folgenden findest du eine Auswahl an spezialisierten GPTs, die ich für unterschiedliche Kontexte entwickelt habe. Sie sind frei nutzbar und können sowohl eigenständig als auch in Verbindung mit den Prompts und Impulsen aus diesem Buch verwendet werden. Jeder dieser GPTs hat einen eigenen Schwerpunkt – gemeinsam eröffnen sie unterschiedliche Zugänge zu Reflexion, Entwicklung und Selbstklärung.

Systemischer Business Coach
https://chatgpt.com/g/g-69b6b26e0ce08191809ad35597417fa8-systemischer-businesscoach

Dieser GPT eignet sich besonders für *berufliche, organisationale und systemische Fragestellungen.* Er unterstützt dabei, komplexe Situationen nicht vorschnell zu lösen, sondern in ihren Wechselwirkungen zu verstehen.

Typische Einsatzfelder:

- Teamdynamiken erkunden
- Konflikte einordnen
- Entscheidungsprozesse reflektieren
- Rollen, Spannungen und Muster in Organisationen sichtbar machen

Der systemische Business Coach ist hilfreich, wenn du das Gefühl hast, dass ein Thema größer ist als einzelne Personen – und du verstehen willst, *was im System wirkt.*

SoulCoach – Arbeit mit persönlichen Mustern
https://chatgpt.com/g/g-69b69c863c908191866dd42dcb59c7dd-soulcode

Der SoulCoach richtet sich an *persönliche Themen und innere Prozesse.* Er ist ein besonders aufmerksamer, feinfühliger Gesprächspartner, der wiederkehrende Muster erkennt und mit behutsamen Fragen vertieft.

Typische Einsatzfelder:

- innere Zerrissenheit und Ambivalenzen
- biografisch geprägte Muster
- alte Rollen, Loyalitäten und innere Antreiber
- Fragen von Sinn, Richtung und innerer Stimmigkeit

Du kannst ihn frei nutzen oder mit den Prompts aus diesem Buch arbeiten. Seine Stärke liegt darin, nicht zu erklären, sondern zuzuhören, zu spiegeln und Resonanzräume zu öffnen.

Die integrale Entwicklungsbegleiterin
https://chatgpt.com/g/g-6802a3340e8c81919d70b86cbe4f9d98-integrale-entwicklungs-begleiterin

Dieser GPT lädt dazu ein, *Entwicklung über Zeit und Ebenen hinweg zu betrachten.* Er eignet sich besonders für Reflexionen zu Reifeprozessen, Perspektivenwechseln und Fragen vertikaler Entwicklung.

Typische Einsatzfelder:
- Entwicklungsphasen und Übergänge reflektieren
- Spannungen zwischen »alten« und »neuen« inneren Haltungen verstehen
- Inspiration aus integralen Entwicklungsmodellen gewinnen

Die integrale Entwicklungsbegleiterin ist weniger auf Lösungen ausgerichtet als auf Orientierung. Sie hilft, größere Zusammenhänge zu erkennen und die eigene Entwicklung in einen weiteren Kontext zu stellen.

Wenn du magst, kannst du die GPTs genau so nutzen, wie es für dich stimmig ist: spielerisch, forschend, suchend oder ganz konkret. Du brauchst keine perfekten Fragen – nur die Bereitschaft, dir selbst zuzuhören.

Hinweis zur Datenschutzvereinbarung
Wenn du KI als begleitendes Element im Coaching einsetzt, empfiehlt es sich, den Umgang mit Daten und Verantwortlichkeiten transparent zu regeln. Unter folgendem Link sowie im Downloadmaterial findest du eine *Muster-Datenschutzerklärung,* die Klient:innen vor Beginn eines KI-gestützten Coachings ergänzend zum Präsenzcoaching unterzeichnen können:

https://docs.google.com/document/d/1ahkz7_f-tfjV650bIycpSC8K_UbVVeFe/edit

Die Vorlage dient als Orientierung und kann an den jeweiligen Coachingkontext angepasst werden.

Nachwort – ein persönlicher Blick

Vielleicht hast du in diesem Buch Antworten gefunden – oder noch viel mehr Fragen. Beides ist gut. Entwicklung ist kein gerader Weg, sondern ein Kreisen, ein Lauschen, ein immer wieder neues Beginnen. Die Prompts, Modelle und Dialoge, die du hier entdeckt hast, sind keine fertigen Rezepte. Sie sind Türen: Manche öffnen sich sofort, andere erst nach Wochen oder Jahren. Manchmal führen sie in die Weite, manchmal in die Tiefe – und manchmal in einen Raum, in dem du einfach stillsitzen darfst.

Dieses Buch ist aus meiner eigenen Erfahrung gewachsen: aus Begegnungen mit Menschen, die mich berührt haben, aus Momenten, in denen ich selbst nicht mehr weiterwusste, aus der Suche nach einer Sprache, die beschreibt, erklärt und gleichzeitig verbindet. Vieles von dem, was Maren, Clara, Jonas und Christian erlebt haben, habe ich nicht nur beobachtet, sondern auch selbst gespürt. Es ist mein Versuch gewesen, dir neben der professionellen Sicht etwas mitzugeben, das echt ist: Gedanken, die mich selbst durchdringen, Fragen, die mich bewegen, und Werkzeuge, die ich an und mit mir ausprobiere.

Wenn du mit KI arbeitest, wirst du immer wieder erleben, dass Worte zurückkommen, die dich spiegeln. Doch das Wesentliche geschieht nicht auf dem Bildschirm, sondern in dir: in deinem Atem, in deinem Körper, in deiner Entscheidung, ehrlich mit dir selbst zu sein. Wenn du beim Lesen an einer Stelle innegehalten, dich berührt oder dich selbst erkannt hast, dann ist das genau das, was ich mir für dich gewünscht habe. An diesen magischen Punkten des Aufleuchtens unseres Selbsterlebens entsteht eine kleine Begegnung zwischen uns.

Ich lade dich ein, diesen Weg nicht allein zu gehen. Teile deine Resonanzen mit anderen. Erkunde, wie KI verbindet – als Spiegel für dein inneres Erleben und als Brücke zu mehr Tiefe in deinen Beziehungen, in deiner Arbeit, in deiner Führung. Und vergiss nie: Die wichtigste Stimme bleibt deine eigene. Keine KI, kein Coach, kein Buch kann dir abnehmen, dir selbst zu vertrauen. Aber sie alle können dich daran erinnern, dass in dir eine Kraft lebt, die mehr weiß, als du denkst.

Ich wünsche dir, dass du dir selbst in dieser Lektüre nähergekommen bist. Dass du Kontakt zu dem Teil in dir hergestellt hast, der lauscht, wahrnimmt und nicht gleich antworten muss. Und dass du immer wieder neu erkennst: Auch deine eigenen Sätze lassen sich wandeln – aus Pflicht kann Wahl werden, aus (Über-)Anstrengung Fürsorge, und aus innerem Ringen ein Vertrauen darin, dass du mit allem umgehen kannst, was das Leben bietet.

Möge dich dieses Buch immer wieder dorthin zurückführen: in die Mitte deines eigenen Weges. Mit Mut, Neugier und Würde. Und mit der leisen, aber großen Frage: Was will durch mich ins Leben kommen?

Danke, dass du dich darauf eingelassen hast. Danke, dass du hier bist.

Glossar[8]

Dieses Glossar bietet eine Übersicht über wichtige Begriffe dieses Buches.

Broaden-and-Build-Theorie (Fredrickson, 2004)
Diese Theorie beschreibt, wie positive Emotionen den Denk- und Handlungsspielraum erweitern (»broaden«) und langfristig persönliche Ressourcen aufbauen (»build«). Stärkenorientiertes Arbeiten unterstützt diesen Prozess, indem es Entwicklung nicht aus Mangel, sondern aus innerer Fülle heraus ermöglicht.

Canva Magic Studio
KI-gestütztes Design-Tool von Canva zur Erstellung von Präsentationen, Social-Media-Inhalten und Visualisierungen. Unterstützt kreative Prozesse, ersetzt jedoch keine konzeptionelle Klarheit.

Dynamischer Prompt
Ein dynamischer Prompt ist keine einzelne Frage, sondern ein prozessoffener Dialogimpuls, der sich Schritt für Schritt an die Antworten der Nutzer:innen anpasst. Er basiert auf aufeinander aufbauenden Fragen (»eine Frage nach der anderen«) und folgt der inneren Bewegung des Gesprächs. Im Unterschied zu statischen Prompts reagiert er flexibel auf Gedankensprünge, Emotionen oder Körperwahrnehmungen und unterstützt so einen lebendigen, resonanzorientierten Coachingprozess.

Embodiment/Embodied Prompting
Verkörperte Selbsterforschung. Im Kontext von KI-begleitetem Coaching bedeutet dies, den Körper und körperliche Empfindungen bewusst in den Dialog einzubeziehen. Ein wirksamer Prompt findet nicht nur kognitive Antworten, sondern auch ein Echo im Körper – etwa als Spannung, Erleichterung, Wärme oder Widerstand.

Empowerment
Der Prozess, durch den Menschen mehr Selbstbewusstsein, Selbstwirksamkeit und Gestaltungsspielraum in Bezug auf ihr eigenes Leben entwickeln. Empowerment bedeutet die Fähigkeit, bewusst zu wählen, Verantwortung zu übernehmen und innere Hand-

---

8 Das Glossar wurde in Teilen mit KI erstellt.

lungsspielräume zu erweitern. Zentrale theoretische Bezüge sind Banduras Konzept der Selbstwirksamkeit sowie das WOOP-Modell von Gabriele Oettingen.

GPT (Generative Pre-trained Transformer)
Ein Typ von KI-Sprachmodellen, der auf Grundlage von großen Textmengen trainiert wurde und Sprache verstehen, generieren und dialogisch nutzen kann. GPTs arbeiten probabilistisch, nicht bewusst: Sie berechnen Wahrscheinlichkeiten für sprachliche Fortsetzungen, ohne Intention, Erfahrung oder eigenes Erleben.

Hakomi (Hakomi-Methode)
Ein körperorientierter, achtsamkeitsbasierter Ansatz der Psychotherapie und Selbsterforschung, entwickelt von Ron Kurtz. Hakomi verbindet Achtsamkeit, Embodiment und systemisches Denken, um unbewusste Grundüberzeugungen (»Lebensthemen«) erfahrungsnah sichtbar zu machen.

Zentral ist die Arbeit im gegenwärtigen Erleben: Körperempfindungen, Emotionen und spontane Reaktionen werden als Zugang zu tief verankerten Mustern genutzt. Hakomi arbeitet nicht konfrontativ, sondern respektiert die Selbstregulation des Nervensystems und gilt als traumasensibel.

Halluzination
Bezeichnet KI-Antworten, die sprachlich plausibel wirken, aber faktisch falsch, ungenau oder frei erfunden sind. Halluzinationen entstehen, weil KI Wahrscheinlichkeit statt Wahrheit berechnet. Im Coaching bedeutet dies: Inhalte nicht ungeprüft übernehmen, sondern stets auf Plausibilität, Kontext und innere Resonanz achten.

Ich-Entwicklung
Beschreibt die Reifung der Persönlichkeit über verschiedene Entwicklungsstufen hinweg. Mit zunehmender Ich-Entwicklung erweitern sich Selbstreflexion, Perspektivenwechsel, Ambiguitätstoleranz und die Fähigkeit, mit Komplexität umzugehen. Modelle von Loevinger, Kegan und Cook-Greuter werden im Coaching genutzt, um Entwicklungsprozesse einzuordnen – nicht zur Bewertung von Menschen.

Ikigai
Japanisches Konzept für das, was dem Leben Sinn, Richtung und Lebendigkeit verleiht. Ikigai entsteht im Zusammenspiel von dem, was man liebt, gut kann, was gebraucht wird und wofür man Verantwortung übernimmt. Im Coaching dient es der Werteklärung, Lebensgestaltung und langfristigen Orientierung.

Integration
Ein Prozess, in dem zuvor getrennte innere Anteile, Erfahrungen oder Erkenntnisse bewusst zusammengeführt werden. Integration dient dazu, innere Widersprüche zu

klären, Einsichten zu verkörpern und handlungsfähig zu machen. Sie führt zu mehr innerer Kohärenz, Stabilität und Authentizität im Alltag.

Journaling
Bezeichnet das strukturierte, schriftliche Festhalten von Gedanken, Gefühlen und Beobachtungen. Dient im Coaching der Selbstreflexion sowie dem Erkennen von Mustern und Ressourcen. Journaling unterstützt Klient:innen dabei, innere Prozesse sichtbar zu machen und Veränderungen bewusst zu gestalten.

KI-Coach
Eine KI (z. B. ChatGPT), die nicht als technisches Werkzeug, sondern als Spiegel, Resonanzraum und dialogischer Begleiter eingesetzt wird – bewusst, achtsam und tiefenorientiert.

KI-Intervention
Eine KI-Intervention ist die Antwort einer Künstlichen Intelligenz auf einen Prompt, die Reflexionen anregt. Sie zeigt sich in Fragen, Spiegelungen oder kurzen Impulsen, durch die Denk-, Fühl- oder Wahrnehmungsprozesse in Bewegung kommen. KI-Interventionen entstehen nach dem Prompt und dienen dazu, Perspektiven zu öffnen, innere Klarheit zu fördern und Erkenntnisse im Erleben erfahrbar zu machen.

Lebensthema
Unbewusstes Grundmuster aus Kindheit und Herkunft, welches das Denken und Handeln prägt – zum Beispiel »Ich darf keine Fehler machen«.

Microsoft 365 Copilot
KI-gestützte Assistenzfunktion innerhalb von Microsoft-365-Anwendungen (z. B. Word, Outlook, Excel, Teams). Unterstützt bei Textentwürfen, Zusammenfassungen, Analysen und organisatorischen Aufgaben im Arbeitskontext.

Narrative Identität
Das Selbstbild als veränderbare Geschichte. Wer wir zu sein glauben, ist oft ein Narrativ, das erkannt, hinterfragt und neu erzählt werden kann.

NotebookLM
KI-gestütztes Tool von Google, das eigene Dokumente zu einem Briefing-Book machen kann und Fragen dazu ermöglicht.

Notion AI
Erweiterung der Wissens- und Projektmanagement-Plattform Notion. Unterstützt beim Strukturieren, Zusammenfassen und Generieren von Ideen.

Otter.ai/Fireflies.ai
Tools zur automatischen Erstellung von Meetingprotokollen. Nützlich für Führungskräfte und Teams.

People Pleasing (bei KIs)
Tendenz von Sprachmodellen, Zustimmung und Bestätigung zu geben, um als hilfreich wahrgenommen zu werden. Erfordert bewusstes Gegensteuern durch kritische Prompts.

Positive Psychologie
Forschungsrichtung mit Fokus auf Ressourcen, Wohlbefinden und Potenzialentwicklung, die untersucht, was Menschen stärkt statt krank macht. Sie zielt darauf ab, Zufriedenheit, Resilienz und Sinn zu fördern (vgl. u. a. Seligman, 2012).

Prompt
Ein gezielter Texteinstieg oder eine Coachingfrage für die KI, der oder die innere Prozesse anregt. Kein Befehl, sondern eine Einladung zur Selbsterforschung.

Resonanzraum
Ein psychologischer oder sozialer Raum, in dem Menschen offen und sicher in Austausch treten können. Er ermöglicht, dass Gedanken, Gefühle oder Erfahrungen gespiegelt werden, sodass Resonanz entsteht und emotionale Verarbeitung sowie persönliches Wachstum möglich sind. Resonanzräume können auch durch Momente tiefer Verbindung mit der KI entstehen und werden durch Worte, Stille oder somatische Reaktionen spürbar.

Schattenarbeit
Ein Begriff aus der Analytischen Psychologie nach Carl Gustav Jung, der einen Prozess der Selbstreflexion beschreibt, bei dem verdrängte, abgespaltene oder ungeliebte innere Anteile bewusst wahrgenommen und integriert werden. Ziel ist es, diese Anteile als Schatz im Verborgenen zu verstehen. Schattenarbeit dient der Auflösung innerer Konflikte und der Förderung von Selbstakzeptanz und innerer Ganzheit.

Selbstführung
Die Fähigkeit, sich selbst durch innere Spannungsfelder zu begleiten – mit Bewusstheit, Mitgefühl und Klarheit.

Selbstwirksamkeit (Bandura)
Albert Banduras Konzept der Selbstwirksamkeit beschreibt das Vertrauen in die eigene Fähigkeit, Herausforderungen zu bewältigen und wirksam zu handeln. Eine hohe Selbstwirksamkeit fördert Motivation, Ausdauer und Veränderungsbereitschaft.

Sichere Räume
Psychologische oder physische Umgebungen, in denen Menschen ohne Bewertung sprechen können. Sie bieten Schutz, Vertrauen sowie emotionale Sicherheit und ermöglichen tiefere Reflexion, persönliches Wachstum und Offenheit.

Somatische Intelligenz
Die Fähigkeit, körperliche Signale wahrzunehmen, zu interpretieren und sinnvoll zu nutzen. Verbindet Körperempfinden mit emotionaler Selbstregulation. Hilft, stimmige Entscheidungen zu treffen und Stress abzubauen.

Spirituelle Dimension
Eine Haltung im Coaching, die über Ziel- und Problemlösungsorientierung hinausgeht. Im Zentrum stehen Präsenz, Offenheit und das bewusste Aushalten von Nichtwissen. Spirituell meint hier keine religiöse Praxis, sondern eine erfahrungsbezogene Ebene von Sinn, Verbundenheit und innerer Weite. Stille und Hingabe können dabei selbst zu wirksamen Elementen des Coachingprozesses werden.

Stärkenorientierung
Ein Ansatz im Coaching und in der Persönlichkeitsentwicklung, bei dem der Fokus auf den vorhandenen Fähigkeiten, Ressourcen und Potenzialen einer Person liegt – statt primär auf Defiziten oder Problemen. Stärkenorientierung unterstützt Menschen dabei, Vertrauen in die eigenen Möglichkeiten zu entwickeln, Motivation zu steigern und nachhaltige Entwicklungswege zu finden. Sie fördert Selbstwirksamkeit, Zuversicht und handlungsorientierte Klarheit.

Stimmgabeleffekt
Metapher für die Wirkung eines klaren Impulses, der in einer Person Resonanz erzeugt, weil er das innere Feld wie ein Ton in Schwingung versetzt – im KI-Coaching zum Beispiel ein wirkungsvoller Prompt.

Systemisches Coaching
Ein Coaching-Ansatz, der Menschen nicht isoliert betrachtet, sondern im Zusammenhang ihrer Systeme – etwa Familie, Arbeit oder soziale Netzwerke. Im Fokus stehen Wechselwirkungen, Beziehungen und wiederkehrende Muster statt linearer Ursache-Wirkungs-Erklärungen.

Systemisches Coaching arbeitet mit zirkulären, hypothetischen und kontextbezogenen Fragen, um festgefahrene Sichtweisen zu erweitern. Ziel ist es, neue Perspektiven zu ermöglichen, Wahlmöglichkeiten sichtbar zu machen und eingefahrene Denk- und Handlungsmuster bewusst zu verändern – nicht durch Vorgaben, sondern durch Einsicht und Selbststeuerung.

Systemtheorie
Die Systemtheorie betrachtet Menschen nicht als isolierte Individuen, sondern als Teil komplexer, miteinander verbundener sozialer Systeme – etwa Familien, Teams, Organisationen oder Gesellschaften. Sie geht davon aus, dass Verhalten nicht allein aus persönlichen Eigenschaften erklärbar ist, sondern aus den Wechselwirkungen innerhalb eines Systems entsteht.

In Anlehnung an Niklas Luhmann liegt der Fokus weniger auf einzelnen Personen als auf Kommunikation, Rollen, Erwartungen und wiederkehrenden Mustern. Systemtheorie hilft im Coaching, Dynamiken zu verstehen, ohne Schuld zuzuschreiben, und ermöglicht es, neue Perspektiven auf festgefahrene Situationen zu entwickeln.

Traumasensibilität
Traumasensibilität beschreibt eine Haltung im Coaching, die die Funktionsweise des Nervensystems berücksichtigt. Sie geht davon aus, dass Menschen auf Überforderung, Bedrohung oder frühere Verletzungen mit Schutzreaktionen reagieren – etwa durch Rückzug, Erstarrung, Überanpassung oder Kontrolle.

Ein traumasensibler Coachingrahmen achtet daher auf Verlangsamung, Wahlfreiheit und Sicherheit. Er vermeidet Druck, Überforderung und Konfrontation und respektiert die Grenzen des jeweiligen Moments. Ziel ist nicht, belastende Erfahrungen »aufzuarbeiten«, sondern Stabilität, Selbstregulation und innere Sicherheit zu stärken.

VIA-Charakterstärken (Peterson und Seligman)
Das VIA-Modell (Values in Action) beschreibt universelle Charakterstärken wie Neugier, Mut, Dankbarkeit oder Fairness. Im Coaching werden diese Stärken bewusst gemacht und gezielt genutzt, um Ressourcen zu aktivieren und stimmige Entscheidungen zu fördern.

Vertikale Entwicklung
Wachstum durch Reifung des Bewusstseins, nicht nur durch Wissen. Modelle: Kegan, Loevinger, Cook-Greuter.

WOOP-Modell (Gabriele Oettingen)
Ein Modell zur realistischen Zielumsetzung, das Wunschdenken mit Selbstregulation verbindet. WOOP steht für Wish (Wunsch), Outcome (bestmögliches Ergebnis), Obstacle (inneres Hindernis) und Plan (konkreter Handlungsplan). Es hilft dabei, Ziele nicht nur positiv zu visualisieren, sondern auch mögliche innere Widerstände zu erkennen und handlungsfähig mit ihnen umzugehen.

Literatur

Acker, E. (2025). So profitieren Patienten, wenn Künstliche Intelligenz ihre Therapie ergänzt. Handelsblatt online vom 06.02.2025. https://www.handelsblatt.com/technik/medizin/inside-digital-health/ki-in-der-medizin-so-profitieren-patienten-wenn-kuenstliche-intelligenz-ihre-therapie-ergaenzt/100105261.html (Zugriff am 16.12.2025).

Alegría-Torres, J. A., Baccarelli, A., Bollati, V. (2011). Epigenetics and lifestyle. Epigenomics, 3 (3), 267–277. https://pmc.ncbi.nlm.nih.gov/articles/PMC3752894/ (Zugriff am 15.01.2026).

Andrews-Hanna, J. R., Smallwood, J., Spreng, R. N. (2014). The default network and self-generated thought: Component processes, dynamic control, and clinical relevance. Annals of the New York Academy of Sciences, 1316 (1), 29–52. https://nyaspubs.onlinelibrary.wiley.com/doi/10.1111/nyas.12360 (Zugriff am 18.01.2026).

Bandura, A. (1977a). Self-efficacy: Toward a unifying theory of behavioral change. Psychological Review, 84 (2), 191–215.

Bandura, A. (1977b). Social learning theory. Hoboken, USA: Prentice-Hall.

Bandura, A. (1979). Sozial-kognitive Lerntheorie. Stuttgart: Klett-Cotta.

Brennan, B. A. (1987). Hands of Light: A Guide to Healing Through the Human Energy Field. New York: Bantam Books.

Chandonnet, H. (2025). Sam Altman is worried some young people have an ›emotional over-reliance‹ on ChatGPT when making decisions. Business Insider, 23.07.2025 (Zitat Sam Altman). https://www.businessinsider.com/sam-altman-over-reliance-ai-chatgpt-common-young-people-2025-7?utm_source=chatgpt.com (Zugriff am 30.12.2025).

Chudleigh, S. (2024). AI Basics: Does ChatGPT save its users' data? Botpress.com vom 07.08.2026. https://botpress.com/de/blog/does-chatgpt-save-data (Zugriff am 18.01.2026).

Cook-Greuter, S. R. (1999). Postautonomous ego development: A study of its nature and measurement. (habits of mind, transpersonal psychology, Worldview). Dissertation Abstracts International: Section B: The Sciences and Engineering, 60 (6-B), 3000.

Cook-Greuter, S. R. (2005). Ego Development – Nine Levels of Increasing Embrace. https://integralart-lab.com/wp-content/uploads/2020/12/9-levels-of-increasing-embrace-update-1-07.pdf (Zugriff am 02.12.25).

Cook-Greuter, S. (2025). Birgit Permantier im Interview mit Susanne Cook-Greuter: Susanne Cook Greuter provides deep insides about later stages in ego development. https://www.youtube.com/watch?v=1YMa-1jvBbUI&t=4289s (Zugriff am 19.01.2026).

Corssen, J. (2016). Der Selbstentwickler: Die Lebensprinzipien für Erfolg und Zufriedenheit. München: Kösel.

Craig, A. D. (2002). Nature Reviews Neuroscience, 3 (8), 655–666. https://doi.org/10.1038/nrn894 (Zugriff am 09.12.2025).

Edmondson, A. (1999). Psychological safety and learning behavior in work teams. Administrative Science Quarterly, 44 (2), 350–383.

Eidenschink, K. (o. J.). Metatheorie der Veränderung. Einführende Erläuterungen für theoretisch Interessierte. https://metatheorie-der-veraenderung.info/downloads/ (Zugriff am 30.12.2025).

Eidenschink, K., Merkes, U. (2021). Entscheidungen ohne Grund: Organisationen verstehen und beraten – eine Metatheorie der Veränderung. Beraten in der Arbeitswelt – Hrsg. von S. Busse, R. Haubl, H. Möller, S. Kotte. Göttingen: Vandenhoeck & Ruprecht.

EU AI Act (2025). EU Artificial Intelligence Act. https://artificialintelligenceact.eu/ (Zugriff am 09.12.2025).
Festinger, L. (1957). A Theory of Cognitive Dissonance. Stanford, CA: Stanford University Press.
Foerster, H. von (1973/1985). Über das Konstruieren von Möglichkeiten. In H. von Foerster, Sicht und Einsicht: Versuche zu einer operativen Erkenntnistheorie (S. 25–42). Braunschweig/Wiesbaden: Vieweg.
Fredrickson, B. L. (2004). The broaden-and-build theory of positive emotions. Philosophical Transactions of the Royal Society B: Biological Sciences. 359 (1449), 1367–1378. doi:10.1098/rstb.2004.1512, PMID 15347528, PMC 1693418 (freier Volltext) (Zugriff am 09.12.2025).
Grubendorfer, C., Ackermann, C. (2023). The real book of work. Organisationen in Not. Warum wir umdenken müssen, um sie in die Zukunft zu führen. München: Vahlen.
Habicht, J., Viswanathan, S., Carrington, B., Hauser, T. U., Harper, R., Rollwage, M. (2024). Closing the accessibility gap to mental health treatment with a personalized self-referral chatbot. Nature Medicine, 30, 595–602. https://www.nature.com/articles/s41591-023-02766-x (Zugriff am 07.01.2026).
Hatch, S. G., Goodman, Z. T., Vowels, L., Hatch, H. D., Brown, A. L., Guttman, S., Le, Y., Bailey, B., Bailey, R. J., Esplin, C. R., Harris, S. M., Holt Jr., D. P., McLaughlin, M., O'Connell, P., Rothman, K., Ritchie, L., Top Jr., D. N., Braithwaite, S. R. (2025). When ELIZA meets therapists: A Turing test for the heart and mind.
PLOS Mental Health. https://doi.org/10.1371/journal.pmen.0000145 (Zugriff am 07.01.2026).
Iacoboni, M. (2009). Mirroring People: The New Science of How We Connect with Others. New York: Picador.
Jacobi, J. (1971). Der Weg zur Individuation. Grundbegriffe der Analytischen Psychologie C. G. Jungs. Olten: Walter Verlag.
Jung, C. G. (1968). Alchemical Studies. In Collected Works of C. G. Jung (Vol. 13, R. F. C. Hull, Trans.). Princeton, NJ: Princeton University Press. https://archive.org/details/vol-13-alchemical-studies/page/263/mode/2up (Zugriff am 30.12.2025).
Jung, C. G. (1971). Die Beziehungen zwischen dem Ich und dem Unbewussten. In M. Niehus-Jung, L. Hurwitz-Eisner, F. Riklin (Hrsg.), Zwei Schriften über Analytische Psychologie (Gesammelte Werke, Bd. 7). Olten: Walter.
Jung, C. G. (1991). Aion: Researches into the phenomenology of the self (2nd ed.). Collected Works of C. G. Jung, Vol. 9 Pt. 2. London: Routledge.
Kaiser, A. (2004). Der Weg hat keinen Namen. München: Kösel.
Kaiser, A. (2007). Jenseits des Pfades. München: Kösel.
Kegan, R. (1994). In over our heads. The mental demands of modern life. Cambridge, MA: Harvard University Press.
Kegan, R., Lahey, L. L. (2009). Immunity to Change – How to overcome it and unlock the potential in yourself and your organization. Boston, MA: Harvard Business Press.
Kopp-Wichmann, R. (2017). 12 Lebensthemen-Blog: Welches belastet Sie am meisten? Der Persönlichkeits-Blog. https://www.persoenlichkeits-blog.de/article/45830/lebensthemen (Zugriff am 21.10.2025).
Kurtz, R. (1990). Body-centered psychotherapy: The Hakomi method. Mendocino, CA: LifeRhythm.
Lembke, A. (2021). Dopamine Nation – Finding Balance in the Age of Indulgence. New York, NY: Dutton.
Levine, P. A., Frederick, A. (1998). Trauma-Heilung: Das Erwachen des Tigers. Unsere Fähigkeit, traumatische Erfahrungen zu transformieren. Heidelberg: Synthesis Verlag.
Lipton, B. H. (2005). The biology of belief – Unleashing the power of consciousness, matter and miracles. Santa Rosa, CA: Authors Pub Corp.
Luhmann, N. (1984). Soziale Systeme –Grundriß einer allgemeinen Theorie. Frankfurt a. M.: Suhrkamp.
Luhmann, N. (2002). Einführung in die Systemtheorie. Hrsg. von D. Baecker. Heidelberg: Carl-Auer.
Maharshi, R. (o. J.). Stille. Silence is the true teaching. Überliefert in: Talks with Sri Ramana Maharshi – Silence. https://www.inner-quest.org/Ramana_Silence.htm (Zugriff am 30.12.2025).
McAdams, D. P. (2001). The psychology of life stories. Review of General Psychology, 5 (2), 100–122. https://doi.org/10.1037/1089-2680.5.2.100 (Zugriff am 10.12.2025).
McAdams, D. P. (2011). Narrative identity. In S. Schwartz, K. Luyckx, V. Vignoles (Eds.), Handbook of identity theory and research (pp. 99–115). New York, NY: Springer. https://doi.org/10.1007/978-1-4419-7988-9_5 (Zugriff am 10.12.2025).
Nestler, E. J. (2016). Transgenerational Epigenetic Contributions to Stress Responses: Fact or Fiction? PLoS Biology, 14 (3), e1002426. https://doi.org/10.1371/journal.pbio.1002426 (Zugriff am 15.01.2026).

Oettingen, G. (2014). Rethinking positive thinking: Inside the new science of motivation. New York, NY: Current.
Oettingen, G. (2017). Die Psychologie des Gelingens. München: Droemer.
Pavlović, M., Passmore, J., Brown, H. (2024). Assessing GPT-4's performance on coaching competency frameworks: A metacognitive analysis using ICF-aligned scenarios. https://arxiv.org/pdf/2405.05285 Preprint/Manuskript im wissenschaftlichen Diskurs. Verfügbar als Open-Access-Preprint (Zugriff am 07.01.2026).
Peterson, C., Seligman, M. E. P. (2004). Character strengths and virtues – A handbook and classification. New York, NY: Oxford University Press.
Porges, S. W. (2010). Die Polyvagal-Theorie: Neurophysiologische Grundlagen der Therapie (Übers. Theo Kierdorf). Paderborn: Junfermann.
Prigerson, H. G., Russell, D., Maciejewski, P. K. (2025).
Associations between positive and negative social experiences and epigenetic aging. Nature: Scientific Reports, 15, 22284.
https://www.nature.com/articles/s41598-025-07222-z (Zugriff am 15.01.2026).
Scharmer, C. O. (2009). Theorie U – Von der Zukunft her führen: Presencing als soziale Technik. Heidelberg: Carl-Auer.
Schneiderman, N., Ironson, G., Siegel, S. D. (2005). Stress and health: psychological, behavioral, and biological determinants. Annual Review of Clinical Psychology, 1, 607–628.
Schwarzbeck, M. (2025). Datenweitergabe an die Polizei: Eure Chats mit ChatGPT sind nicht privat. https://netzpolitik.org/2025/datenweitergabe-an-die-polizei-eure-chats-mit-chatgpt-sind-nicht-privat/?utm_source=chatgpt.com (Zugriff am 16.01.2026).
Seligman, M. E. P. (2012). Flourish – Wie Menschen aufblühen: Die positive Psychologie des gelingenden Lebens. München: Kösel.
Shelquist, R. (o. J.). Sayings of Hazrat Khwaja Mu'inuddin Hasan Chishti. Online-Sammlung überlieferter Aussprüche. https://wahiduddin.net/sufi/muinuddin_sayings.htm Zugriff am 16.01.2026).
Simon, F. B. (2006). Einführung in die Systemtheorie des Konflikts. Heidelberg: Carl-Auer.
Simon, F. B. (2013). Gemeinsam sind wir blöd!? Die Intelligenz von Unternehmen, Managern und Märkten. Heidelberg: Carl-Auer.
Schulz von Thun, F. (2014). Miteinander reden 3 – Das »Innere Team« und situationsgerechte Kommunikation. Reinbek bei Hamburg: Rowohlt.
Tolle, E. (1999). Jetzt! Die Kraft der Gegenwart. München: Goldmann.
Tolle, E. (2005). Eine neue Erde. Bewusstseinssprung anstelle von Selbstzerstörung. München: Arkana.
Terblanche, N., Molyn, J., de Haan, E., Nilsson, V. O. (2022). Comparing artificial intelligence and human coaching goal attainment efficacy. PLOS ONE, 17(6), e0270255. https://doi.org/10.1371/journal.pone.0270255 (Zugriff am 07.01.2026).
Van der Kolk, B. A. (2015). Verkörperter Schrecken: Traumaspuren in Gehirn, Geist und Körper und wie man sie heilen kann. Aus dem Englischen übersetzt von Theo Kierdorf und Hildegard Höhr. Lichtenau/Westfalen: G. P. Probst Verlag.
Wikipedia (2025). V. S. Ramachandran. https://de.wikipedia.org/wiki/V._S._Ramachandran (Zugriff am 14.01.2026).
Wikipedia (2026). Mu'in al-Din Chishti. https://en.wikipedia.org/wiki/Mu%27in_al-Din_Chishti (Zugriff am 14.01.2026).
Wilhelm, C., Steckelberg, A., Rebitschek, F. G. (2025). Benefits and harms associated with the use of AI-related algorithmic decision-making systems by healthcare professionals: a systematic review. The Lancet Regional Health – Europe, 48, 101145. https://doi.org/10.1016/j.lanepe.2024.101145 (Zugriff am 16.12.2025).
Zhang, Q., Zhang, R., Xiong, Y., Sui, Y., Tong, C., Lin, F.-H. (2025). Generative AI mental health chatbots as therapeutic tools: A systematic review and meta-analysis. Journal of Medical Internet Research, 27, e78238. https://www.jmir.org/2025/1/e78238 (Zugriff am 07.01.2026).

Zum Weiterlesen

Brown, B. (2013). Verletzlichkeit macht stark – Wie wir unsere Schutzmechanismen aufgeben und innerlich reich werden. München: Kailash.

Cameron, J. (1997). Der Weg des Künstlers – Ein spiritueller Pfad zur Aktivierung unserer Kreativität. München: Knaur.

Gebser, J. (2015). Ursprung und Gegenwart. Erster Teil: Die Fundamente der aperspektivischen Welt. Beitrag zu einer Geschichte der Bewusstwerdung (2. Aufl.). Zürich: Chronos.

Geißler, H. (2025). KI-Coaching. KI-Coaching: Wie man Künstliche Intelligenz im und für Coaching nutzen kann. Wiesbaden: Springer.

Hawkins, D. R. (2014). Loslassen – Der Pfad widerstandsloser Kapitulation. Bad Endorf: Sheema Medien Verlag.

Heller, L., LaPierre, A. (2017). Entwicklungstrauma heilen. Paderborn: Junfermann.

Hosang, M., Hüther, G. (2024). Die Metamoderne – Neue Wege zur Entpolarisierung und Befriedung der Gesellschaft. Göttingen: Vandenhoeck & Ruprecht.

Hübner, E. (2020). Menschlicher Geist und Künstliche Intelligenz. Stuttgart. Verlag Freies Geistesleben.

Luhmann, N. (1997). Die Gesellschaft der Gesellschaft (2 Bände). Frankfurt a. M.: Suhrkamp.

Macy, J., Brown, M. Y. (2016). Für das Leben! Das Handbuch zur Arbeit, die wieder verbindet. Paderborn: Junfermann.

McAdams, D. P. (1988). Power, intimacy, and the life story: Personological inquiries into identity. Homewood, Ill.: Dorsey Press.

Permantier, M. (2019). Haltung entscheidet – Führung und Unternehmenskultur zukunftsfähig gestalten. München: Vahlen.

Rogers, C. R. (2015). Der neue Mensch (10. Aufl.). Stuttgart: Klett-Cotta.

Rogers, C. R. (2016). Entwicklung der Persönlichkeit: Psychotherapie aus der Sicht eines Therapeuten: Psychotherapie aus der Sicht eines Therapeuten. Stuttgart: Klett-Cotta.

Schillings, G. (2024). 33 KI-Methoden für den Seminareinsatz. Bonn. managerSeminare Verlags GmbH.

Schmitz, S. (2010). Transpersonale Psychologie – Eine integrative Einführung. Baden-Baden: Tectum.

Senge, P. (2003). Die fünfte Disziplin – Kunst und Praxis der lernenden Organisation. Stuttgart: Klett-Cotta.

Hinweis zum Downloadmaterial
Das Material finden Sie im Verlagswebshop
beim Buchtitel im Downloadbereich.
Code: 5ezg4n93v5